쉽게 풀어쓴

생명윤리의 이해

머리말

내 자신이 드론이 되어 천리 창공에서 아래를 내려다봅니다. 바다는 작은 저수지만 하고, 산과 들도 한가락 실타래로 보입니다. 바람은 한 갈래 연기처럼 수만리를 오갑니다. 해안가 방파제나 건물들이 아주 작고 아슬아슬해 보입니다. 맘만 먹으면 큰 파도가 훌쩍 넘어가 모두 쓸어버릴 듯 합니다.

상공으로 올라가면 갈수록 자연에 맞선다는 고집이 더욱 어리석어 보입니다. 가공할 그 힘을 인정하고 잘 활용하는 자세가 순리입니다. 혹시, 우리가 기린처럼 큰 키에 독수리 같은 넓은 날개가 있었다면 이 이치를 더 빨리 깨달았을까요?

현대인의 삶은 무척 고단합니다. 삶의 목적이나 가치들이 급변하는 시대흐름 속에서 현대인들은 날마다 무엇인가를 고민하며 살아가고 있습니다. 성별과 노소는 물론 사회문화적 · 경제적 · 종교적 가치나 조건에 관계없이 많은 스트레스를 받으며 살아가고 있는 것입니다. 물론, 이처럼 정신건강을 위협받는 상황은 오늘에만 있는 건 아니었습니다. 전통시대에도 스트레스의 종류와 원천은 달랐지만 그 환경과 상황에 의해 많은 스트레스가 유발되었으며, 그로 인해 많은 이들이 상당한 압박을 받았음에 틀림이 없습니다. 생명의 소중함과 삶의 가치를 인식하기도 전에 오는 스트레스가 삶의 질을 좌우한다는 사실은 오늘에 이르러 부각되었습니다. 즉, 생명과 생명윤리, 가치에 대한 도전입니다.

생명은 절대적인 가치로서 이해됩니다. 태어나면서 죽을 때까지의 과정이 삶이라면, 삶을 지탱해주는 가치가 생명입니다. 생명보다 소중한 가치는 없습니다. 물론, 가치의 높낮이로 따진다면, 보다 높은 가치와 낮은 가치의 구분이 가능하지만, 생명자체의 가치는 고저나 장단으로 따질 수 없는 그 무엇이 있습니다. 고귀함입니다. 숭고함입니다.

그러나, 생명의 본질적인 가치가 훼손되거나 평가절하되는 일이 늘어나고 있습니다. 큰 문제입니다. 과학과 의학기술의 발전은 우리의 생명의 과정에 개입하여 큰 기여를 하였지만, 동시에 생명의 근원에 대한 근본적인 질문을 양산하고 있습니다. 갈등은 커지고 윤리의 문제도 늘었습니다. 쟁점은 나날이 늘어가고, 신의 영역에 도전하는 일들이 발생하였습니다.

본 교재는 생명의 가치, 생명윤리에 대한 쟁점을 중심으로 윤리학, 간호학, 보건학, 심리학에 대한 선행연구를 참조하여 기술하였습니다.

1부에서는 생명윤리를 이해하기 위해 특별히 퇴계선생의『성학십도』와 지허스님의『선방일기』및 한국기독교 생명윤리단체협의회의『기독교 생명선언문』중 생명에 대한 부분을 삽입하였습니다. 이를 통해 유교와 불교, 기독교의 생명관을 주요자료를 통해 제시하여 '생명'의 근원에 대한 이해를 높이고자 하였습니다. 이어 한국전통사회의 가정교육의 모습을 통해 생명윤리를 일면을 이해하고자 하였습니다.

2부에서는 생명윤리와 관련하여 갈등과 문제가 되는 쟁점들을 통해서 예비 보건의료인으로서의 자세와 윤리에 대한 각오와 다짐을 하는 목표로 구성하였습니다. 전체적으로 쟁점에 대한 갈등보다는 해결을 위한 미래적 과제에 초점을 두었습니다.

이 책이 나오기까지 많은 격려와 가르침을 주신 동료 교수님, 그리고 묵묵히 인내해주신 대광의학 홍성용 대표님께 진심으로 감사의 마음을 전합니다.

2020년 7월

복호등 교정에서 저자

목차

머리말 2

제1부 생명윤리의 이해 7

Ⅰ. 유교와 불교, 기독교의 생명윤리 8

제1절 유교의 생명윤리 8

제2절 불교의 생명윤리 10

제3절 기독교와 생명윤리 29

Ⅱ. 한국전통사회교육과 생명윤리 31

제1절 가정의 변화와 교육 31

제2절 전통사회와 인성교육 40

제2부 생명윤리의 쟁점 51

1. 뇌사와 장기이식 52

Ⅰ. 뇌사 52

Ⅱ. 장기이식 56

Ⅲ. 뇌사자의 장기이식 쟁점 65

2. 안락사와 의사조력자살 68

Ⅰ. 안락사 68

Ⅱ. 의사조력자살 73

Ⅲ. 안락사의 의사조력자살의 쟁점 77

3. 인공임신중절 80

Ⅰ. 인공임신중절 80

Ⅱ. 찬성과 반대 85

Ⅲ. 인공임신중절 예방 87

4. 대리모와 보조생식술 89

Ⅰ. 대리모 89

Ⅱ. 대안으로서의 보조생식술 93

Ⅲ. 보조생식술의 현황 및 실태 97
Ⅳ. 보조생식술과 생명윤리문제 100

5. 무의미한 연명치료의 중단 102
Ⅰ. 연명치료와 중단 102
Ⅱ. 연명치료 중단의 문제와 한계 104
Ⅲ. 무의미한 연명치료의 중단 쟁점 107

6. 유전자검사 114
Ⅰ. 유전자검사 114
Ⅱ. 유전자검사 주요 사례와 의미 분석 120
Ⅲ. 유전자 검사의 쟁점 122

7. 유전자치료 126
Ⅰ. 유전자치료 126
Ⅱ. 유전자치료 주요사례와 의미분석 130
Ⅲ. 유전자 치료의 쟁점 132

8. 유전자변형생물체 135
Ⅰ. 유전자변형생물체 135
Ⅱ. 유전자변형생물체의 활용과 사례 137
Ⅲ. 유전자변형생물체의 찬반 144

9. 동물실험 147
Ⅰ. 동물실험 147
Ⅱ. 동물실험의 실태 152
Ⅲ. 동물실험의 찬반 156

10. 줄기세포와 복제 160
Ⅰ. 줄기세포와 복제 160
Ⅱ. 세포복제의 발전과 위험성 163
Ⅲ. 줄기세포실험의 논쟁 167

제3부 생명윤리 및 안전에 관한 법률, 시행령 ______ 173

제4부 장기등 이식에 관한 법률(약칭: 장기이식법) ______ 229

제1부

생명윤리의 이해

Ⅰ. 유교와 불교, 기독교의 생명윤리

Ⅱ. 한국전통사회교육과 생명윤리

Ⅰ. 유교와 불교, 기독교의 생명윤리

제 1절 유교의 생명윤리(퇴계의 성학십도 중)

1. 심학도(心學圖)설

갓난아이(赤子)의 마음은 인욕(人慾)으로 흐려지지 않은 양심(良心)이지만, 세속적인 사람의 마음은 사욕(私慾)에 눈이 뜨인 마음이다. 도덕적인 인간〈大人〉의 마음은 의리(義理)가 충분히 갖추어진 본래의 마음이며, 진리의 마음〈道心〉은 의리(義理)를 깨달은 마음이다. 이와 같은 인심(人心)과 도심(道心)은 인간에게 있는 두 가지 형태의 마음이 아니라, 실은 마음이 형기(形氣)에서 나오게 되면 사욕(私慾)에 가리워진 마음(人心)으로 나타나게 되고, 성명(性命)에 근원을 두게 되면 진실 된 마음〈道心〉이 나오게 되는 것이다.

심학도(心學圖)에 그려져 있는 「정일(精一)」과 「택집(擇執)」의 아랫부분은 인간의 사욕을 막고 천리(天理)를 보존하도록 하는 공부가 아닌 것이 없다. 「신독(愼獨)」의 아랫부분도 인간의 사욕을 막는 공부이니, 반드시 어떠한 유혹에도 본래의 마음이 움직이지 않는데 이르게 되어야 부귀가 마음을 음란하게 할 수 없고, 빈천이 본래의 마음에서 다른 마음으로 변하게 할 수 없으며, 어떠한 권위와 압력이 마음을 굴복시킬 수 없게 되어 진리가 선명하게 밝아지고 덕망이 이루어진다는 것을 알 수 있게 된다.

그리고 「계구(戒懼)」의 아랫부분은 천리(天理)를 보존하는 공부이니, 반드시 종심(從心)에까지 이르러야 마음은 본체가 되고 욕망에는 절용(節用)이 있게 되어서 본체는 진리로, 정용은 의리로 되는 것이며 음성(音聲)은 음률(音律)에 맞게 되고 몸은 절도에 알맞게 되어서 생각하지 아니하고도 얻을 수 있고 노력하지 아니하고도 사리에 적중할 수 있다는 것을 알게 될 것이다. 요약하여 망하면, 봉부하는 요점은 모두 한결같이 경(敬)의 자세에서 떠나지 않는다는 것이다.

대체로 마음이라고 하는 것은 하나의 몸을 주재하는 것이며, 경(敬)은 다시 하나의 마음을 주재하는 것이다. 따라서 배우는 사람이 「주일무적(主 一無適)」의 학설과 「정제엄숙(整 齊 嚴肅」의 학설과 「마음을 수렴(收斂)하고 항상 깨닫고 깨달아야 한다」는 학설들을 충분히 익히고 구궁하면, 공부가 충분하게 진척이 되어서 성인(聖人)의 경지에 충분히 들어가는 것도 그렇게 어렵지 아니할 것이다.

2. 숙흥야매잠도(夙興夜寐箴)설

닭이 우는 새벽녘에 깨어나면 생각이 차츰 일어나기 시작한다. 어찌 그 사이에 고요하게 마음을 안정시키지 아니할 수 있겠는가! 때로는 지난날의 허물을 반성하고, 때로는 새롭게 얻은 어떤 것들을 추려내어 차례에 맞게 조리를 세워 뚜렷하게 그리고 묵묵히 알도록 하여야 한다.

근본이 서게 되면 이른 새벽에 일어나서 세수하고 머리를 단정하게 빗고 외관을 단정하게 하고 조용히 앉아 자신의 몸가짐을 가다듬는다. 그리고 마름을 이끌기를 마치 떠오르는 햇살같이 환하게 한다. 엄숙하고 가지런하며 그저 밝고 고요해진다. 바로 이때에 책을 펼치고 성현(聖賢)을 대하게 되면, 공자께서 자리에 계시고 안자(顔子)와 증자(曾子)가 앞과 뒤에 자리하고 있다.

성현(聖賢)이 말씀한 것을 고맙고 고맙게 귀담아 듣고, 제자들이 질문하는 것을 몇 번이고 참고하여 바르게 한다. 여기서 얻은 지식을 사물에 비추어 보고 실지로 징험하여 본다. 이렇게 되면 천리(天理)의 환한 밝음이 눈에 들어온다. 지식을 사물에 비추어 보고 나면 나는 그저 나일뿐이니, 마음을 고요하게 하고 사념에서 벗어난다.

움직임과 고요함이 순환하는 때를 오직 마음만이 보게 되는 것이니, 고요할 때에는 보존하고 움직일 때에는 잘 살펴서 둘이나 셋으로 갈라지는 일을 아니한다. 책을 읽다가 여가를 이용하여 간간이 피로를 풀고 정신을 가다듬어 정(情)과 성(性)을 편안하게 한다. 날이 어두워지고 사람이 짜증스러워지면 어두운 나쁜 기운이 쉽게 타고 들어오게 되니, 재계하고 가다듬어 정선을 밝게 이끈다. 밤이 깊어 잠을 잘 때에는 손을 가지런히 하고 발을 모으며 아무런 생각을 하지 말고 심신(心神)을 푹 잠들게 한다. 야기(夜氣)를 잘 기르게 되면 정(貞)이 다시 원(元)으로 돌아오니, 생각을 계속 여기에 두고 끊임없이 계속 노력한다.

제 2절 불교의 생명윤리(지허스님[1]의 선방일기(1973) 중)

1. 결제(結制)

결제를 하루 앞둔 날이다. 결제란 안거가 시작되는 날을 말한다. 안거란 일년 네 철 중에서 여름과 겨울철에 산문(절) 출입을 금하고 수도에 전력함을 말한다.

하안거는 음력 4월 15일에 시작되어 7월 15일에 끝나고 동안거는 10월 15일에 시작되어 다음해 1월 15일에 끝나는데 이 때 쓰이는 용어가 해제다. 흔히 여름과 겨울은 공부 철이라 하고 봄과 가을은 산(散)철이라 하는데, 공부 철에는 출입이 엄금되고 산철에는 미리 해야 한다.선방 생활과 병영 생활은 피상적인 면에서 극히 유사한 점이 많다. 출진을 앞둔 임전태세의 점검이 무인武人의 소치라면 결제에 임하기 위한 제반 준비는 선객이 할 일 이다.

선방에 입방하면 침식은 제공받지만 의류나 그 밖의 필수품은 개인이 담당이다. 월동을 위한 개인 장비의 점검이 행해진다. 개인 장비라야 의류와 세면도구, 몇 권의 불서등일 뿐이다. 바랑을 열고 내의와 양말 등속을 꺼내어 보수하면 끝난다. 삭발을 하고 목욕을 마치면 물적인 것은 점검이 완료된다.

오후에 바람이 일더니 해질녘부터는 눈발이 날렸다. 첫눈이어서 정감이 다사롭다. 오늘도 선객이 여러 분당도 했다. 어둠이 짙어갔다. 결제를 앞두고 좌선에 든 스님들은 동안거에 임할 마음의 준비를 마지막 점검해 본다. 밖은 초설(初雪)이 분분한다.

---

1. 지허스님은 1957-1958년 사이 출가한 것으로 추정되나, 그 이후 행적이 기록되지 않다가 1973년에 월간 신동아에 연재된 글에 의해 세상에 알려지게 됨. 생명에 대한 이해가 높은 글로 알려져 있어 삽입함

2. 소임

삼동결제(三冬結制)에 임하는 대중이 36명이다. 아침 공양이 끝나자 공사가 열렸고 결제방(榜)이 짜여졌다. 결제 방이란 결제 기간에 각자가 맡은 소임이다. 36명의 대중을 소임별로 적어보면,

조실祖室 — 산문의 총사격總師格으로 선리禪理 강화 및 참선지도 1인

유나維那 — 포살(계행과 율의) 담당 1인

병법秉法 — 제반 시식 담당 1인

입승立繩 — 대중 통솔 1인

주지住持 — 사무 총괄 1인

원주院主 — 사중寺中 살림살이 담당 1인

지전持殿 — 불공(객전각客殿閣) 담당 3인

자객知客 — 객 안내 1인

시자侍者 — 조실 및 주지 시봉 2인

다각茶角 — 차 담당 2인

종두鐘頭 — 타종 담당 1인

헌식獻食 — 귀객 식물 시여鬼客食物施與 담당 1인

원두圓頭 — 채소밭 담당 2인

화대火臺 — 화력관리(군불 때기) 2인

수두水頭 — 식수 관리 2인

욕두浴頭 — 목욕탕 관리 2인

간병看病 — 환자 간호 1인

별좌別座 — 후원 관리 1인

서기書記 — 사무 서류 담당 1인

공사供司 — 공식(共食, 주식) 담당 2인

채두菜頭 — 부식 담당 2인

부목負木 — 신탄(薪炭, 땔감)담당 4인

소지掃地 — 청소 대중 일동

나의 소임은 부목負木이다. 소임에 대한 불만도 없지만 그렇다고 만족도 없다. 단체 생활이 강요하는 질서와 규율이기 때문이다.

결제 불공이 끝나고 조실 스님의 법문이 시작되었다. "영원한 것은 하나도 없다. 그러나 모든 것은 영원하다. 물질의 형태에서 보면 영원성을 부인함은 본성에서 보면 영원성이 긍정된다. 영원성을 부인함은 인간의 한계 상황 때문이요, 영원성을 시인함은 인간의 가능 상황 때문이다. 영원성을 불신함은 중생의 고집(苦集) 때문이요, 영원성을 확신함은 불타의 열반 때문이다. 인간의 한계성을 배제하고 가능성을 최대한으로 개발하여 저 눈 속에서 탄생의 기쁨을 위해 조용히 배자(胚子)를 어루만지는 동물처럼, 얼어붙은 땅 속에서 배아(胚芽)를 키우는 식물처럼 우리도 이삼동에 불성을 계발하여 초춘(初春)엔 기필코 견성(見性)하도록 하자. 끝내 불성은 나의 안에 있으면서 영원할 뿐이다."

법문의 요지 였다. 법문을 하는 스님이나 듣는 스님들이나 견성을 위해 이번 삼동에는 배척 간두에 서서 진일보하겠다는 결단과 의지가 충만해 있다. 다혈질인 몇몇 스님들은 이를 악물면서 주먹을 굳게 쥐기도 했다. 법문이 끝나고 차담(茶啖)이 주어지면서 입승 스님에 의해 시간표가 게시되었다.

오전 2시 30분 기침起寢

오전 3시 ~ 6시 참선(입선 및 방선)

오전 6시 ~ 8시 청소, 조공(朝拱, 아침 공양), 휴게

오전 8시 ~ 11시 참선

오전 11시 ~ 오후 1시 오공(午供, 점심 공양), 휴게

오후 1시 ~ 4시 참선

오후 4시 ~ 6시 약석(藥石, 저녁 공양), 휴게

오후 6시 ~ 9시 참선

오후 9시 취침

※ 단 망회일 妄晦日에는 오전에 포살이 있음

오후 1시가 되자 시간표에 의해 동안거의 첫 입선을 알리는 죽비(불사佛事의 처음과 끝을 알리는 대쪽으로 만든 물건) 소리가 큰방을 울렸다. 각기 벽을 향해 결가부좌를 취했다. 고요했다. 숨소리마저 들리지 않았다. 이 삼동에 견성하겠다는 소이에서일까. 그 외양은 문자 그대로 면벽불처럼 미동도 없다. 그러나 그 내양은 어떠할까.

무장하고 출진하는 무사와 같다. 우열은 전쟁터에서 용장과 패장으로 구분되듯이 시간이 지나야 각자의 자량(資糧)과 분수가 노출되면서 공부가 익어가는 모습이 비치리라.

3. 유물(唯物)과 유심(唯心)의 논쟁

견성은 육체적인 자학에서만 가능할까. 가끔 생각해 보는 문제다. 우리 대중 가운데 특이한 방법으로 정진하는 스님들이 있다. 흔히들 선객을 괴객怪客이라고 하는데 이 선객들이 괴객이라고 불리는 스님들이다.

처음 방부를 받을 때 논란의 대상이 된 스님은 명등明燈 스님이다. 이 스님은 생식을 하기 때문이다. 시비와 논란의 우여곡절 끝에 방부가 결정되어 공양 시간에 뒷방에서 생식을 하기로 합의되었다. 그래서 소임이 간편한 명등이 주어졌다.

수두水頭 스님은 일종식(하루에 한 끼만 먹음)을 하고 원두園頭 스님은 오후 불식을 한다. 그

리고 간병看病 스님은 장좌불와長座不臥를 한다. 욕두浴頭 스님은 묵언 言을 취한다. 개구성開口聲이란 기침뿐이다. 일체의 의사는 종이에 글을 써서 소통한다.

그 초라한 선객의 식생활에서 더욱 절제를 하려는 스님들이다. 하루 열두 시간의 결과부좌로 곤혹을 당하는 다리를 끝내 혹사하려는 스님이다. 스스로 벙어리가 된 스님을 대할 때마다 공부하려는 그 의지가 가상을 지나 측은하기까지 하다. 이유가 있단다. 남보다 두터운 업장을 소멸하기 위하여 또는 무복중생無福衆生이라 하루 세끼의 식사는 과분해서라고.

뒷방에서 색다른 시비가 벌어졌다. 도대체 인간이란 육제가 우위냐? 정신이 우위냐? 하는 앙케이트를 던진 스님은 지전持殿 스님이다. 언제나 선방의 괴객들을 백안시하는 이과 출신의 스님이다.

"단연코 정신이 우위지요. 선객답지 않게 그런 설문을 던지시오. 입이 궁하면 염불이나 할 일이지."

문과 출신인 부목負木 스님이 면박했다. 선객들은 대부분 불교 의식佛教儀式 특히 불공시식을 외면한다. 평소에 지전 스님이 의식의 권위자처럼 으스대고, 중이 탁자밥拂供食物은 내려 먹을 줄 알아야 한다는 주장에 못마땅하게 생각하던 부목 스님이고 보니 비꼬는 투로 나왔다.

"정신은 지탱하는 것은 뭐요?"

지전 스님이 물었다. 드디어 지전 스님理科과 부목스님文科 이 시비의 포문 열었다.

"그거냐 육체지요."

"뿌리 없는 나무가 잎을 피우지 못하듯이 구름 없는 하늘에서 비가 내리지는 않을 게요. 육체를 무시한 정신이 있을 수 있겠소?"

"육체가 있으니 정신은 있는 게 아니겠소. 어찌 상식 이하의 말을 하오. 정신과 육체의 우열을 가늠하자고 하면서 말이오."

"논리적인 상식에 충실하시오. 우리는 지금 논리를 떠난 화두를 문제 삼은 것이 아니고 논리에 입각해서 정신과 육체의 우열을 가름하는 시비를 가리고 있는 거요. 결국은 유물唯物이냐 유심唯心이냐라는 문제가 되겠소만."

"유심의 종가격인 선방에서 유물론을 들춘다는 것이 상식 이하란 말이오. 육체는 시한성時限性

이고 정신은 영원성이란 것은 유물론자들이 아닌 한 상식으로 되어 있는 사실이오. 시간에 따라 소멸되는 육체의 덧없음에 비해 정신의 승화를 생각해 보시오."

"본래적인 것과 결말적인 것은 차치해 두고 실제적인 것에 충실하여 논리를 비약시켜 보도록 합시다. 건전한 육체에 건전한 정신이 깃든다는 생리학적인 상식을 바탕으로 보면 육체가 단연 우위일 뿐이오. 병든 육체에서 신선한 정신을 바란다는 것은 고목에서 잎이 피기를 바라는 것과 같을 뿐이오."

"육체적인 외면이 많을수록 정신적인 승화가 가능했다는 진리는, 동서고금의 사실들을 들어 예증할 필요도 없이 지금 우리 주의에서도 실증되고 있소. 나는 근기가 약해 감히 염두도 못 내고 있지만, 일종식이다 오후 불식이다 생식이다 장좌불와다 묵언이다 하면서 육체가 추구하는 안일을 버리고 정신이 추구하는 견성을 위해 애쓰는 스님들을 잘 살펴보시오. 이 얼마나 가증스러운 육체에 대한 사랑스러운 정신의 도전이며 승화 인가를…."

"그것은 작위며 위선이요. 내가 구도자임을 표방하는 수단일 뿐이오. 참된 구도자일수록 성명性命을 온전히 해야 할 것이오. 양생養生 이후에 양지良知가 있고 양지 이후에 견성이 가능할 뿐이오."

"노장학파 무위無爲에 현혹되지 마시오. 그들은 다만 세상을 기피하면서 육체를 오롯이 하는 일에만 급급했지, 끝내 그들이 내세운 지인至人이 되지 모했기에 제세안민濟世安民을 하려 하지 않았고 할 수도 없었소. 그러나 우리는 언젠가는 소멸될 숙명에 놓여 있는 육체를 무시하면서 구경 목적究竟目的인 견성을 향해 나아갈 뿐이오. 견성은 곧 중생 제도를 위해서니까요."

"육체가 제 기능을 상실했을 때 정신이 자유로울 수 있으며 또 승화될 수 있겠소? 업고業苦 속에서 윤회를 벗어나지 못한 우리 중생이 말이오?"

"가능하지요. 그 가능성 때문에 여기 이 산속에 있지 않소. 거의 지옥 같은 생활을 하면서 말이오."

"중생에게 절망을 주는 말을 삼가시오. 스스로 병신이 되어야 견성이 가능하다는 결론인데 우리 불가佛家 에서는 육체적인 불구자는 중이 되지 못하도록 규정짓고 있소. 이 규정은 건전한 육체에 건전한 정신이 깃든다는 진리를 웅변으로 대변해 주고 있소. 고장을 모르고 조화된 육체야말로 우리 선객에게는 필요 불가열의 요소지요. 견성見性·열반悅般·피안彼岸·적멸寂滅이 있기까지엔 밀이오."

"끝내 스님은 그 간사한 육체의 포로가 되어 등신불처럼 안온한 양지쪽에 서서 업보 중생을 바라보려고만 하는군요."

"나는 등신불이 되지 않기 위해 육체를 건전히 하며, 업보 중생을 느끼기 위해 극악한 업보 중생의 표본 같은 이 선방 생활을 하고 있소. 결론에 도달해 봅시다. 나는 스님 말마따나 그 간사한 육체가 좋아서 다스리는 게 아니라 육체가 너무 싫어서 육체를 다스리고 있소. 육체는 바라볼 수 있는 게 아니라 느껴야 하기 때문이오. 마치 우리가 세상이 싫어서 세상을 멀리한 것이 아니라. 세상이 너무 좋아서 그래서 세상을 올바로 느끼지도 바라보지도 못할까봐 세상을 멀리 하면서, 세상은 온전히 하기 위해 견성하려고 몸부림치는 것과 같을 뿐이오. 아무리 우리가 세상을 멀리 했다 하어다도 세상이 불완전하더라도, 최소한 현재 상태라도 유지하고 있어야지, 근본적으로 와해되어 버린다면 우리가 견성을 해도 어쩔 수 없을 뿐이오. 이해가 되는지요? 그만합시다. 입선 시간입니다.

시비는 가려지지 못한 채 끝이 났다. 중생이 사는 세상에서 시비란 가릴 수가 없다. 왜냐하면 중생이 바로 시是와 비非로 구성된 양면적인 존재니까.

4. '올깨끼'와 '늦깨끼'

조실 스님 시자는 열여섯 살이요, 주지 스님 시자는 열아홉 살이다. 스무 살 미만의 스님은 이들 두 사람 뿐이다. 나이도 어리지만 나이에 비해 체구도 작은 편이어서 꼬마 스님들로 통한다. 조실 스님 시자가 작은 꼬마요, 주지 스님 시자가 큰 꼬마다.

작은 꼬마 스님은 다섯 살 때 날품팔이 양친이 죽자 이웃 불교 신도가 절에 데려다 주어서 절밥을 먹게 되었고, 큰 꼬마 스님은 불교 재단에서 운영하는 동해안 낙산보육원에서 간신히 중학을 마치고 곧장 절밥을 먹었다고 한다. 모두가 고아다. 작은 꼬마는 12년 먹었고 큰 꼬마는 4년째 먹는다.

꼬마 스님들은 대중들의 귀여움을 받는다. 측은해서도 그렇고 가상해서도 그렇다. 그런데 꼬마 스님들의 사이는 여름날씨 같은 것이어서 변덕이 심하다. 때로는 혀를 서로 물 정도로 다정한 사이인가 하면 때로는 원수 대하듯 한다. 다정多情과 앙숙怏宿이 오락가락하는 사이다.

다정한 사이일 때는 서로 법명 밑에 스님이라는 호칭을 붙지만 앙숙지간일 때는 작은 꼬마가 큰 꼬마를 '늦깨끼'라고 부르고, 큰 꼬마는 작은 꼬마를 '절밥 도둑놈 올깨끼'라고 부른다. 예로부터 성욕의 발동기를 10세 전후로 보았기 때문에 10세 전후에 입산한 스님을 동진 출가 또는 '늦깨끼'라고 부른다. 그 이후에 입산한 스님을 '늦깨끼' 라고 부른다. '올깨기'는 '늦깨끼'에 대해서 항상 자기의 순결무구한 동진을 내세우고 관록과 선취득권을 주장하면서 '늦깨끼'를 경멸하는 버릇이 있다.

'늦깨끼'는 입산 초기에는 갓 나온 송아지 격이어서 그저 죽으라면 죽는 시늉까지 내면서 '올깨끼'에게 순종하나, 절밥 밥그릇 수를 더해 가면서 절 생활에 익숙하게 되면 저나 내나 견성 못하고 중생으로 머물러 있는 바에야 절밥만 더 손해 보이게 한 것 이외 무엇이 다르냐는 결론에 도달하게 되고, 그 때부터는 '절밥 도둑놈 올깨끼'라고 반격하기 시작한다. 잘 따지고 보면 서로 서로가 어서 빨리 공부해서 견성하자는 탁마琢磨의 소리다. '늦깨끼'는 늦게 들어왔으니 어서 공부하라는 의미고, '절밥 도둑놈 올깨끼'는 절밥만 오래먹고 공부하지 않아 아직 중생에 머물러 있으니 부지런히 공부하라는 의미이다.

'올깨끼'는 정신과 육체가 함께 생성 과정을 절간에서 겪기 때문에 혼탁한 사회생활은 전연 백지여서 순진하기도 하고 특히 산술에 어두운 것은 사실이다. 절풍속이 몸에 젖어 있어서 가람 수호와 예불 헌공에 능숙하고 계율을 무척이나 중요시한다. 그러나 대부분 타의에 의한 입산 길이었지 자의에 의한 입산 길이 아니어서 뚜렷한 입산 동기가 없고 보니, 절 생활이 타성화 되었고 자립심이 결여되어 있음을 볼 수 있다.

반면 '늦깨끼'의 입산 길은 뚜렷한 동기가 있다. 흔히 세상 사람들이 비웃으면서 인생의 패배자나 낙오자들이 자살할 용기마저 없어 찾아가는 곳이 절간이라고 한다. 그런 사람들도 있다. 그러나 그럼 삶들이라 할지라도 절 밖에서 머뭇거리다가 일달 절 안으로 들어와 절밥을 먹게 되면 상황이 달라진다. 오욕칠정이 용납되지 않고 3부족(三不足)에서 살아야 한다. 피안의 길이 열려서 있지도 않고 열반이 눈앞에 있지도 않다. 깊이 살펴보지 못하고 겉만 보고 입산 했다가 실상을 알고 보면, 세상에서 느낀 절망보다 더 큰 절망이 절간에 도사리고 있음을 알게 된다. 문제는 여기에 있다. 그래도 머무느냐, 하산하느냐이다. 대부분 하산하고 만다. 하산을 포기하고 머물기를 결심한 사람은 생사를 걸어 놓고 결단에 임한다. 이것이 바로 발심이라는 것이다.

또 흔히 세상 사람들이 깜짝 놀라면서 왜 그 사람이 절로 갔을까, 그렇게 유능하고 유족한 사람이 왜 절로 갔을까, 아까워라, 이렇게들 지껄인다. 그런 사람들도 있다. 그들은 절대로 절 밖에서 머뭇거리지 않고 곧장 들어와서 절밥을 먹는다. 그 피눈물 나는 절밥을 절 밖에서는 금지옥엽이지만 절 안에서는 '늦깨끼'로 불려지면서 온갖 수모가 던져진다.

그러나 그들에게서는 불평과 불만과 반항을 찾아볼 수 없다. 그들은 이미 어떤 기연에 의해 입산 길에 올랐고 절 안에 몸이 던져진 것만을 감사히 생각할 뿐이다. 그들은 이미 가연을 포착했을 때 발심이 되어 있었다. 절간에는 열반도 피안도 없으며 인간을 육체적으로 거의 박제화 시키려는 고통뿐이라는 걸 잘 알고 있으면 서도 끝내는 피안의 길을 자기 자신이 열 수 있다는 가능성을 확신하면서 즐거이 수고할 뿐이다.

불가에서는 발심과 기연을 매우 중요시 한다. 그래서 법성게는 초발심시변정각(初發心時便正覺)이라고 잘 표현해 주고 있고, 부처님은 분명히 '나로서도 인연 없는 중생은 제도하지 못한다.'고 했다. 기연과 발심이 없는 수도 생활은 불가능하고 또 무익하기 때문이다.

발심은 날로 거듭해야 하고 기연은 수시로 더욱 힘차게 붙잡아야 한다. 입산 초기의 혼신적인 구도열이 자꾸 쇠퇴해지는 이유는 발심과 기연을 망각하기 때문이다. 불자는 모름지기 행주좌와(行住座臥)에 있어서 발심을 오른손에, 기연을 왼손에 꼭 붙들어야 할 뿐이다.

이렇게 쓰다 보니 '늦깨끼'만이 발심과 기연이 있고 '올깨끼'에게는 없다는 결론인데, 천하의 '올깨끼' 스님들이 이 '늦깨끼'를 잡아 치도곤을 줄까 봐 변명 아닌 사실을 써야겠다. 옛날의 '올깨끼' 스님들을 어떻게 발심했는지 현재의 나로서는 보지 못했으니 알 수 없지만, 요즈음 '올깨끼' 스님들은 대부분 수돗물을 먹은 뒤에야 비로소 발심하는 경향이 뚜렷하다. 하기야 20대가 발심하는 확률이 제일 많으니 연령 탓이기도 하겠지만.

'올깨끼' 스님들이 바라보는 사회는 절대로 지옥일 수 없다. 관광객들의 표정에서는 이지러진 것을 볼 수 없고 건강하고 행복해 보이기 때문이다. 그들은 세상에서 살면서 세상을 느껴보지 못하고 담나 경전이나 연상의 스님들의 입을 통해서 인생 고해니 사바세계니 업보 중생이니 하는 말만 들었지 실제로 경험해 보지 못했기 때문이다. 우리가 열반(悅般), 극락(極樂), 피안(彼岸), 적멸(寂滅)을 동경하고 거기에 도달하기위해 견성하고 몸부림치는 것은 우리가 거기에 들어 느껴보기 위해서이다.

요즈음 승려 교육 기관은 불교 전문 강원이 몇몇 본사(本寺)에 있긴 있지만 내전(內典)인 불경만 가르치고 있기 때문에, 강원을 졸업한 스님들은 외전(外典)을 공부하기 위해서 갖은 방법으로 도회지를 침투한다. 종립대학인 동국대학교 내에 불교대학이 있고, 마산대학과 이리 원광대학이 있어서 다소 외전을 익힐 수 있는 문화가 개방되어 있기는 하지만, 승가 위주의 대학이 아니고 일반 학생 위주의 대학이고 보니 여기 드나드는 스님들은 수적 물적 열세 때문인지, 아니면 신심이 퇴락해서인지 속화(俗化)의 길을 걷기 십중팔구다. 도시의 무슨 학원이다, 강습소다 하는 곳에서도 '올깨끼' 스님들이 때로는 승복, 때로는 속복(俗服)을 걸친 채 드나들면서 외전의 열세를 만회하려는 몸부림친다.

도시에 진출하여 면학하는 '올깨끼' 스님들의 학자금도 문제다. 은사 스님이나 본사(本寺)의 보조를 받아 기숙사나 등록 사찰에서 기거하면서 통학하는 스님들도 있지만 극히 소수이고, 대부분 영리 위주의 사설불당에서 '부전살이'(불당을 맡아서 볼보는 일)나 해 주고 몇 푼 얻어 학업을 이어가고 있는 실정이다.

그런가 하면, 외전이나 도시로 외면하고 '올깨끼' 스님답게 산간에서 청정하게 수도 생활을 계속하고 있는 스님들은 국방부가 그대로 보아 넘겨주지 않는다. 스물한 살만 되면 틀림없이 입대 영장이 나온다. 어쩔 수 없이 승복을 벗고 군복을 입으면 군대에서는 고문관 취급을 받는다. 좋은 의미에서도 받고 불쌍한 의미에서도 받는다. 그 복잡다단하고 음담패설이 상용어로 되어 있는 사병 생활을 삼 년 간 마치고, 다시 절간을 찾아 돌아오는 '올깨끼' 스님들은 군진(軍塵)을 털고 위대한 발심과 함께 선방으로 돌아온다. 몇 할이나 돌아올까.

대학을 졸업하고 학원을 마치고 돌아오는 '올깨끼' 스님들은, 속진(俗塵)을 씻고 위대한 발심과 함께 돌아온다. 얼마나 돌아올까. 강원을 마치고 책장을 던지고 선방을 향해 돌아오는 '올깨끼' 스님들은 얼마나 될까. 모든 대답은 '극히 소수지요.' 다. 불교의 윤회설 때문일까. 경제학 수요 공급 법칙 때문일까. 공기의 대류 작용 원리 때문일까. 남방 소승 불교를 닮아 가는지 알 수 없지만 어쩔 수 없이 행해지고 있는 세간과 출세간의 교류 현상이다.

우리 상원사 대중은, '올깨끼' 의 바로미터를 15세로 잡는다면 3할은 '올깨끼' 고 7할은 '늦깨끼' 다. 바로미터 20세로 잡는다면 7할은 '올깨끼' 고 3할은 '늦깨끼' 가 된다. 20대 전후에서 발심하는 확률이 많다는 것이 증명된다.

꼬마 스님들이 오후부터 앙숙지간이 되었다. 발단은 걸레 때문이다. 작은 꼬마 스님은 책임감이 강하고 자기 생활에 질서를 유지한다. 그러므로 무척 개인적이어서, 우직하고 내향성이고 정결한다. 절밥을 일찍부터 먹은 명실상부한 '올깨끼'의 생활 태도다. 반면에 큰 꼬마 스님은 이유가 많고 눈치가 비상하다. '적당히'를 요령 있게 요리하면서 약육강식에 철저하고 이해탄산이 예리하다. 모든 것에 사시斜視적이어서 절밥을 4년이나 먹었지만 아직도 보육원 출신의 명분에 투철한 편이다.

작은 꼬마 스님이 조실 스님 방 청소 전용으로 사용하는 걸레는 언제나 깨끗하고 제자리에 놓여 있다. 방을 닦고 깨끗이 빨아 두기 때문이다. 그러나 큰 꼬마 스님은 자기 책임인 주지실의 전용 걸레가 없다. 주지 스님은 출타가 잦아 가끔 청소를 하는데, 그 때마다 이방 저방 걸레를 갖다 쓰고서는 제자리에 두지 않고 기분대로 팽개쳐 버린다. 여러 차례 주의를 받고도 고치지 못한 습성이다.

오늘도 걸레 때문에 입승 스님으로부터 호된 책망을 들었다. 작은 꼬마 스님의 고자질로 간주했다. 작은 꼬마 스님 방전용 걸레를 쓰고 제자리에 갖다 두지 않았기 때문이다. 입승 스님의 훈계에서 풀려나온 큰 꼬마 스님의 눈초리가 작은 꼬마 스님의 눈초리와 마주쳤다. 이때부터 앙숙지간을 알리는 저기압이 무섭게 깔리기 시작했다.

오후의 뒷방에서다. 저기압은 끝내 먹장구름을 불러온다. 먹장구름은 천둥과 번개를 동반한다. 드디어 번개가 치며 천둥이 울린다. 그리곤 비가 쏟아지게 마련이다. 뒷방에서 이제 막 방선放禪한 스님들이 편한 자세로 각자가 아랫도리를 달래면서 잡담이 한창이다. 큰 꼬마 스님이 복수의 집념이 가득한 표정으로 누워 있는데 작은 꼬마 스님이 선반에 있는 자기 바랑을 내리다가 큰 꼬마 스님을 발을 건드렸다. 큰 꼬마 스님에게는 요행이요, 작은 꼬마 스님에게는 불행이었다. 시비가 시작되고 '늦깨끼' '올깨끼'로 수작하다가 욕설을 주고받고 마주 앉아 서로 꼬집고 발길질이 오가더니, 드디어 큰 꼬마 스님의 일격이 작은 꼬마 스님의 면상에 가해지자 작은 꼬마 스님이 저돌적으로 혼신의 힘을 다한 박치기로 응수했다. 큰 코와 작은 코에서 선지피가 흘러 옷과 방바닥에 갖가지 수를 놓았다. 대중들에 의해 혈전은 곧 제지되고 꼬마 스님들은 입승 스님 앞에 꿇어앉아 훈화조의 경책을 들은 다음에 불전(佛前)의 108참회로 들어갔다.

9시에 취침을 알리는 인경 소리가 끝나자 탁자 밑의 꼬마 스님들의 잠자리에서는 오손도손한 얘기 소리가 들렸다. 그들 사이는 틀림없이 여름날씨 같은 것이어서, 날이 바뀌기도 전에 벌써 다정지간(多情之間)이 되어 있었다.

5. 화두(話頭)

달포가 지나니 선객의 우열이 드러났다. 선객은 화두와 함께 살아간다. 화두란 참선할 때 정신적 통일을 기하기 위해 붙드는 하나의 공안公案인데 철학의 명제命題, 논리학의 제재題材라고 말할 수 있다.

화두는 처음 선방에 입방할 때 조실 스님으로부터 받게 되는데 그 종류가 무한량이다. 흔히들 세상에 화두 아닌 것이 없다고 한다. 그러나 그 많은 화두 가운데 자기에게 필요한 화두는 단 하나이다. 단 하나일 때 비로소 화두라는 결론이다. 대부분 선객들이 붙드는 화두는 시심마(是心 : 이게 무엇이냐) 이다. 예로부터 경상도 출신의 스님들이 가장 많아서 강원도 절간에서도 경상도 사투리가 판을 친다. 그래서 시심마가 불교에서는 '이뭐꼬' 로 통한다.

화두는 철학적인 명제가 아니라 종교적인 신앙이다. 그러니까 분석적인 것이 아니고 맹목적이라고 할 수 있다. 화두는 견성의 목표가 아니라 방편이다. 여하한 수단도 목적이 달성되면 정당화되는 것처럼, 여하한 화두도 견성하고 보면 정당해진다. 화두가 좋으니 나쁘니, 화두나 아니다 하고 시비를 함은 미망일 뿐이다. 훌륭한 선객은 화두에 끌려 다닌다. 절대로 끌어서는 안 된다.

처음 선방에 앉은 선객이 유식하면 유식할수록 화두에 대해서 분석적이다. 유무가 단절된 절대무의 관조에서 견성이 가능하다는 선리禪理를 납득하려고 하면 할수록, 현존재인 육체의 유무에 얽매이게 되기 때문이다. 그러나 선방의 연륜을 더해 가면 자기도 모르는 사이에 유식과 함께 분석이 떠나가고 그 자리에 무식과 함께 화두가 들어있음을 알게 된다. 이때 비로소 선객이 되는 것이다.

어느 절을 가더라도 입구에서 다음과 같은 글귀를 볼 수 있다.

'입차문내 막존지해 (入此門內 莫存知解') 유무에 얽매인 세간의 지식은 무용하다는 뜻이다. 선객을 끌고 가던 화두는 마침내 선객을 백치가 아니면 천재 쪽으로 끌어놓는다. 백치는 백치성 때문에 고통에서 해방되고 천재는 천재성 때문에 번뇌에 얽매인다. 그래서 대우大愚는 대현大賢이 되고 대고大苦는 대탈大脫이 된다. 선객의 우열은 화두에 끌리느냐 끄느냐가 결정한다. 화두에 끌린 선객은 한한(閑閑)하나 화두를 끄는 선객은 간간(間間) 하다.

우리 상원사 대중 스님은 우열이 반반이다. 아무래도 상판 쪽이 한가롭고 하판 쪽이 분망하다. 상판과 하판은 비구계 받은 순으로 결정된다. 좌선의 몸가짐이 상판 쪽은 태산처럼 여여부동이나 하판 쪽은 여름 날씨처럼 변화무쌍하다.

헛기침을 하는가 하면 마른기침을 하고, 가부좌의 고통을 달래보느라 발을 바꾸어 보기도 하고 허리에 힘을 줘보기도 하고, 몸을 좌우로 혹은 앞뒤로 흔들어 보기도 하고 눈을 감았다가 떴다가 하는가 하면, 포개어진 손을 위아래로 바꾸어 보기도 한다. 화두에 끌리지 않고 끌려고 하기 때문에 이런 현상이 빚어지는 것이다. 이들에게는 방선의 죽비소리가 틀림없이 복음성으로 들린다. 그러나 이들도 선방을 떠나지 않으면 시간이 흐름에 따라 죽비소리가 아쉬워지다가 들리지 않을 때가 있게 된다.

스님이라면 누구나가 선방 밥을 먹지 않은 스님이 없다. 왜냐 하면 선이 불교의 요체이고 견성의 지름길이기 때문이다. 그러나 선방의 외면한 이유는 이 초기의 고통을 넘기지 못하기 때문이다.

우리 대중 가운데 신경통을 몹시 앓은 스님이 있다. 이 스님을 화두에 끌려다니는 스님인데 신경통의 고통이 너무 심하니까 매 세 시간의 좌선 시간 중에서 한 시간 정도 앉고 나머지 두 시간은 도량에서 보행하면서 행선을 한다. 새벽 시간이나 밤 시간에도 누더기를 의지하여 설한 풍 속에서 행선하면서 대중 스님과 꼭 같이 참선 시간을 지키는 열의는 대단하다. 화두에 끌리지 않고는 도저히 할 수 없는 행위다.

6. 용맹정진(勇猛精進)

섣달이다. 동안거의 반살림을 끝내고 반살림을 시작할 때는, 어느 선방에서나 용맹정진을 한다. 용맹정진이란, 수면을 거부하고 장좌불와長座不臥함을 말한다. 주야로 일주일 동안 정진한다.

저녁 9시가 되자 습관성 수마睡魔가 몰려왔다. 첫날 첫 고비다. 경책 스님의 장군 죽비 소리가 간단없이 들리지만, 자꾸만 눈꺼풀이 맞닿으면서 고개가 숙여진다. 장군 죽비 소리가 자장가처럼 들린다. 눈을 떴다가 감았다가 하기를 삼십 분 가량하면 수마가 물러간다. 밖에 나가 찬물로 세수하니 심기일전이다. 자정이 되면 차담이 나오고 잠깐 휴식이다. 보행으로 하체를 달랜 후 다시다 앉는다. 밤은 길기도 하다. 그러나 틀림없이 아침은 왔다.

하루가 지나자 몸이 약한 스님 두 분이 탈락했다. 이틀이 지나자 세 분이 탈락했다. 사흘이 왔다. 용맹정진의 마지막 고비다. 저녁이 되니 뼈마디가 저려오고 신경이 없는 머리카락과 발톱까지도 고통스럽다. 수마는 전신의 땀구멍으로 쳐들어온다. 화두는 여우처럼 놀리면서 달아나려 한다. 입맛은 소태 같고 속은 쓰리다 못해 아프기까지 하다. 정신이 몽롱해진다. 큰 대자로 누우면 이 고통에서 해방된다. 그러나 그렇게 되면 만사휴의萬事休矣다.

고행의 극한 상황들을 연상해 본다.

'설산에서 6년 간.'

눈이 떠지고 허리가 펴진다. 얼마가 지나면 또 눈이 감겨지고 허리가 굽어진다.

'골고다의 십자가.'

눈이 떠지고 허리가 펴진다. 그러나 얼마가 지나면 다시 눈이 감겨지고 허리가 굽어진다.그러다가 비몽사몽간에 뒷방에서 잠자는 스님의 코고는 소리가 들려왔다. 눈이 번쩍 뜨인다. 수마도 고통도 물러갔다. 화두가 앞장서며 빨리 가잔다. 길은 멀고 험하지만 쉬지 않고 가면 된다면서. 부처님은 가르치고 있다.

"분명히 열반은 있고 또 열반에 가는 길도 있고 또 그것을 교설하는 나도 있건만, 사람들 가운데는 바로 열반에 이르는 이도 있고 못 이르는 이도 있다. 그것은 나로서도 어떻게 할 도리가 없다. 나(如來)는 다만 길을 가리킬 뿐이다."

불교의 인간적임을, 그리고 인간의 자업자득을 교시하신 극치다. 중생이 고뇌에서 해방되는 것은 엉뚱한 기연機緣 때문이다. 잡다하고 평범해서 무심히 대하던 제 현상 가운에서 어느 하나가 기연이 되어 한 인간을 해탈시켜 준다. 불타는 효성曉星에 기연하여 대각大覺에 이르렀고, 원효 대사는 촉루觸淚에, 서산대사는 계명鷄鳴에 기연하여 견성했다고 한다.

그러나 인간을 해탈시키는 그 기연이 기적처럼 오는 것은 아니다. 고뇌의 절망적인 상황에 이르러 끝내 좌절하지 않고 고뇌할 때 비로소 기연을 체득하여 해탈 하는 것이다. 극악한 고뇌의 절망적인 상황은 틀림없이 평안이다. 왜냐 하면 극악한 고뇌의 절망적인 상황은 두 번 오지 않기 때문이다. 마치 죽음을 이긴 사람에게 죽음이 문제가 되지 않는 것과 같다. 죽음은 결코 두 번 오지 않는다.

나는 뒷방에서 들려오는 코고는 소리에 인해 수마를 쫓을 수가 있었다. 평소에는 코고는 소리를 들으면 나도 잠이 왔었는데. 사흘을 넘기지 못하고 다섯 스님이 또 탈락했다. 사흘을 넘긴 스님들은 끝까지 잘 버티고 견디었다. 납월臘月 8일은 부처님 성도일이다. 우리도 새벽에 용맹정진을 마쳤다.

아침 공양은 찰밥이다. 전 대중이 배불리 먹고 산행 길에 나섰다. 몸을 풀기 위해서다. 중대中臺를 거쳐 돌아 왔다. 눈길이라 힘은 들었지만 무척이나 재미있었다.

7. 열반(涅槃)에 이르는 길

뒷방에서는 바랑 꾸리기에 바쁘다. 내일이면 동안거가 끝나기 때문이다. 나도 바랑을 꾸려 놓았다. 봄이 밀려오는 탓인지 양광陽光이 따사로운 오후다. 지객 스님과 같이 빨래터에서 내의를 빨아 널고 양지쪽에 앉았다. 내일 헤어진다고 생각하니 아쉬움이 앞선다. 앉을 때도 잠자리라도 바로 이웃이었고, 며칠 만큼씩 얘기도 나누었던 사이인 탓이다.

지객 스님이 먼저 입을 열었다.

"인간은 자기 스스로를 완성시켜야 한다는데 선방에서의 햇수를 더할수록 알 수 없는 어떤 타의에, 그리고 신비에 끌려가는 기분이 가끔 드는데 그게 정상일까요."

"어려운 질문이군요. 그러나 선객에게 가끔씩 찾아오는 극히 자연스러운 감정이기도 합니다. 그래서 부처님은 아함경을 통해 가르치고 있습니다.

'여기 한 사람이 독이 묻은 화살을 맞아서 쓰러져 있다고 하자. 친구들은 의사를 부르려고 하였으나 그 사람은 먼저 화살은 누가 쏘았는지, 이 화살을 쏜 활은 어떤 모양인지, 그리도 독은 어떤 종류의 것인지 등을 알지 전에는 그 화살을 자기의 몸에서 빼내서 치료해 서는 안 된다고 했다 하자. 그렇게 되면 그 사람은 어떻게 되겠는가. 그는 그 사실들을 미처 알기 전에 죽고 말 것이다.'

형이상학적 문제만 붙잡고 공론空論에 시간을 보내는 동안 그 사람은 죽어가고 있다는 말입니다. 이 세상은 유한한가, 무한한가, 또 신이 있는가, 없는가 하는 문제가 해결되었다고 해서 지금 괴로워하고 있는 인생의 문제가 해결되지는 않는다는 것이 부처님 교설의 의취意趣입니다. 극히 실존적이라 할 수 있습니다. '인간이란 자기 존재에 있어서 자기의 존재가 문제가 되는 존재'라고 '샤르트르'가 말했습니다. 그러면서 그는 '나는 타인에 대하여 필요 이상의 존재'라고도 했습니다. 그러면서 결론을 내립니다. '원죄란 타인이 있는 세계 중에 내가 태어난 것' 이라고. 비정하나마 인간 실존의 참된 표현입니다.

인간은 자기의 존재를 문제 삼아야 하고 또 자기 자신이 그 문제를 풀지 않을 수 없는 존재입니다. 이것이 불교의 출발점이며 실존주의의 출발점이기도 합니다. 현대의 지식인들이 불교에 귀를 기울이는 이유는, 실존주의가 배후 세계 망상神學을 거뜬히 파괴하기도 하고 타기했다면서도, 신의 율법 밑에서 사는 인간을 인간의 율법 밑에서 살 수 있도록 인간의 율법을 제정하지 못하고 인간은 무책임하게 던져진 단독자라고 하기 때문이며, 또 하나의 보다 큰 이유는 단위화함으로써 인간 실존을 위협하기 때문입니다. 그러나 불교는 108번뇌를 지적하면서 열반의 길을 가르치고 있기 때문입니다."

"그러나 스님, 인간은 초월될 수가 없습니다. 그러나 완성될 수 있고 인간의 조건은 조화될 수가 있습니다. 불교는 인간의 완성을 위해 선禪을 내세웠고, 인간은 선을 통하여 완성을 가능케 하고 있습니다. 선은 신비가 아니고 절대자의 조종을 받는 그 어떤 것도 아닙니다. 인간 완성을 위한 길입니다. 즉 열반으로 이르는 길입니다."

"인간 완성을 열반에 귀결시키는데 그렇다면 열반은 현실태(現實態) 입니까? 가능태(可能態) 입니까?"

"실존주의는 말하고 있습니다. '모든 것은 현실태로 있는 것이지 가능태로 있는 것을 없다.' 즉 일원론적인 현상인 현실밖에 없다고 하면서, 현상 뒤의 어떤 실재, 어떤 영원한 세계를 말하는 것을 잠꼬대하고 합니다. 그러면서 현실에서 인간이 완성될 수 있는 길을 열지는 못하고 있습니다. 이것이 바로 실존주의의 함정입니다.

불교에서 말하는 열반은 생명이 단절된 죽음의 저편에 따로 존재하는 세계를 말함이 아니고, 부조리하고 무분별함 실재(백팔번뇌)를 받아들이고 그것을 조화시킨 생명력을 말하는 것입니다. 무(無)의 인식에서 반야(般若)를 밝히는 힘이 열반인 것입니다.

이 무여열반(無餘悅槃)은 아집의 색상(色相)에서 해방된 세계를 말합니다. 그러므로 진제(眞諦)는 열반이고 속제(俗諦)는 유무(有無)입니다. 유무에 얽매임은 현실적인 생사이나, 열반에 들어옴은 영겁에 의해 해탈된 것입니다.

'열반이란 신 없는 신의 세계이며 시여(施輿)함이 없는 신의 시여(施輿)' 라고 '하일러'는 말했습니다. 신 없는 세계의 신 , 이것은 곧 완성된 인간을 의미함이요, 주는자 없이 주어지는 것은 완성된 인간의 내용을 의미합니다."

"완성된 인간이 곧 신이 아닐까요. 그래서 인간의 의식이 가능했던 고대로부터 현대에 이르기까지 갖가지 신이 창조되고 군림했던 게 아닐까요?"

"전지전능하다는 신을 동경하고 메시아 재림의 날을 기다리는 사람들이 있습니다. 만일 그런 시일이 미리 결정되어 있다면 인간은 자유없는 꼭두각시에 불과합니다. 절대자의 괴뢰傀儡, 신의 노예, 그러한 천국이 있다면 나는 차라리 고통스러워도 자유로운 지옥을 택하겠습니다. 그러한 극락이 있다면 나는 차라리 도망쳐 나와 끝없는 업고의 길을 을 배회하렵니다."

"극히 인간적이군요"

"불교인이기 때문입니다. 불교는 처음부터 끝까지 인간(衆生)으로 시작해서 인간(道人)으로 끝납니다. 부조리한 백팔번뇌의 인간이 조화된 열반에 이르기까지의 길을 닦아놓고 가르치는 것이 바로 불교니까요"

"좀더 화두에 충실해야 하겠군요."

"그렇지요. 순간의 생명도 보장받지 못한 채 살아가는 것이 바로 인간입니다. 어찌 순간인들 화두를 놓을 수가 있습니까. 화두를 놓으면 중생이요, 화두를 잡고 있는 한 열반의 길에 서 있는 것인데…."

저녁 공양을 알리는 목탁소리가 들렸다. 우리는 일어섰다. 그리고 천천히 걸었다. 천천히 걸어가지만 선객은 내심 그렇게도 무서운 절박감 속에서 살아간다.

8. 해제(解制), 그리고 회자정리(會者定離)

해제 날이다. 새벽 두시다. 모두들 들뜬 기분이어서 벌써들 일어났다. 도량석을 하는 지전 스님의 염불소리가 무척이나 청아하다. 산울림도 청아하다. 신라 대종이 울린다. 무겁고도 은은하다. 산울림도 은은하다.

아침 공양이 끝나자 곧 조실 스님의 해체 법문이 시작되었다. 법상에 앉아 주장자를 짚은 조실 스님은 언제나처럼 자비롭다.

"일즉다 다즉일(一卽多 多卽一) 색즉시공 공즉시색(色卽是空 空卽是色)은 불교의 중도(中道)를 표현한 극치다. 중도란 가치의 변증법적인 종합이요 통일이다. 대소와 고저의 가치를 분간하여 자타를 넘어서 크고 높은 가치를 실현하는 일이다. 여기에 대승의 진리가 잠겨져 있다. 양극에 부딪쳐 상극분(相剋分)에 그치지 않고 더 높고 큰 가치로 지양 종합하여 나아간다. 중도란 단순한 중간이나 중립을 의미하는 것이 아니다. 무궁무진한 불교의 정신에서 다즉일(多卽一)의 진리를 선양하는데 그 본의가 있다. 일즉다(一卽多)이다."

법문의 요지다. 불교의 중도는 역(易)의 태극이나 자사(子思)의 중용(中庸)이다 아리스토텔레스의 중용에도 상통한다. 상극의 초극이야말로 진실로 인간의 가장 긴요한 일이 아닐 수 없다. 여기에 비로소 인간의 순화, 지상의 정화가 이루어질 것이기 때문이다. 그러나 그것은 개개인의 마음에 달려 있을 뿐이다. 개인의 순정한 마음없이 사회의 복지가 성립될 수 없기 때문이다.

점심 공양을 일찍 마친 스님들은 가사와 발우를 바랑 속에 넣고 꾸렸다. 사중에서 떠나는 스님들에게 여비조로 천원씩 주어졌다. 회자정리(會者定離)다. 그러나 이자정회(離者定會)를 기약한 이별이기도 하다. 선객은 어느 선방에서든지 또 만나게 된다. 선객으로 있는 한. 나도 바랑을 걸머졌다. 황금색 낙엽길을 밟고 올라왔었는데 은색의 눈길을 밟으며 내려가고 있다. 지객 스님과 나란히. 갈 곳이 무척이나 멀어서일까. 갈 길이 무척이나 바빠서일까. 반가이 맞이해 줄 사람도 곳도 없는데, 대부분의 스님들이 걸음발을 빨리하여 우리들을 앞질러 갔다.

지객 스님이 물어 왔다. "스님, 어디로 가시렵니까?"

"설악산으로 가렵니다. 그리고 토굴 생활을 하렵니다. 권태와 나태로부터 해방되기 위해서입니다. 나태로부터 도피하기 위해 나태의 온상 같은 토굴로 들어가서, 권태로부터 해방되기 위해 권태의 표본 같은 기계적인 생활을 하렵니다. 견성은 대중처소에서보다 토굴 쪽에서 가능하다는 것을 저는 믿고 있기 때문입니다."

나는 지객스님에게 물었다. "스님은 어디로 가시렵니까?"

"저는 남방으로 가렵니다. 그리고 선방으로 가렵니다. 내가 나태해질 때마다 탁마(琢磨)가 필요했고 권태로 울 때는 뒷방이 필요했습니다. 뒷방을 들여다 볼 때마다 공부하지 않고는 견딜 수가 없으니까요."

우리는 월정사 층층계 밑에서 헤어졌다.

"성불하십시오."

"성불하십시오."

남방행인 그 스님은 월정사로 들어갔고 나는 월정사를 뒤로 한 채 강릉을 향해 갔다.

제 3절 기독교와 생명윤리(한국기독교생명윤리단체협의회, 2001)

기독교 생명선언문

천하보다 귀하고 존엄한 인간의 생명은 위기에 처해 있다. 우리나라에서 연간 150만 건 가량의 낙태가 이루어진다고 하며 이 비극적 현실은 개선되지 않고 있다. 최근에는 인터넷 자살사이트가 사회적 문제가 되고 있으며 네덜란드의 안락사 합법화 소식을 계기로 우리나라에서도 안락사 문제가 점차 사회적 이슈가 될 것으로 예상된다. 곳곳의 불임클리닉과 생명공학연구소는 인간복제실험을 경쟁적으로 시도하고 있다.

복제 송아지를 만들어낸 수의학자는 3년 전부터 비공개적으로 인간배아복제실험을 해왔다고 공표하고 15개국에 인간배아실험 특허출원을 했다고 발표하였다. 세계각국이 인간배아복제실험에 경쟁적으로 뛰어들고 있으며 우리나라도 생명공학의 발전, 국가경쟁력을 이유로 실험을 허용하려고 하고 있다. 인간게놈프로젝트의 완성은 비윤리적이고 위험한 유전자 조작과 맞춤아이 생산을 예고하고 있다.

의학의 급속한 발전은 생명을 지키기보다는 오히려 생명을 위협하고 있으며, 생명의 신성함보다 삶의 질을 강조하는 사회 분위기도 생명을 위협하고 있다. 인간복제라는 생명의 바벨탑까지 쌓으려는 시대에 그리스도인은 성경적 생명관을 가지고 이 사회에서 생명의 청지기로 마땅히 해야 할 일은 무엇인지 심각하게 고민하고 행동해야 한다. 하나님의 형상으로 창조된 생명은 천하보다 귀하고 존엄하다고 성경은 분명히 말하고 있다.

예수님께서는 인간의 생명을 구원하시기 위해 십자가에 달리시기까지 고난을 당하셨다. 생명은 어떠한 이유로든지 수단으로 이용되어서는 안된다. 생명의 가치는 하나님 앞에서 누구나 동일하며 인간이 생명의 가치를 결정할 수는 없다. 우리의 몸은 우리의 것이 아니며 생명의 주권은 하나님께 있다. 이 시대에 우리에게 필요한 것은 하나님의 섭리를 벗어나 질병을 치료하거나 생명을 연장하고 삶의 질을 향상시키는 것이 아니다. 삶과 죽음의 모든 권한이 하나님께 있음을 고백하고, 하나님께서 허락하신 생명을 어떻게 지키고 유지할 것인가를 고민해야 한다. 허락하신

생명의 대한 책임을 다시 한 번 분명히 해야 할 것이다.

그리스도인으로 생명의 청지기의 삶을 살아야 하나 세상사람들과 다르지 않았음을 회개하며 때늦은 감이 없지 않지만 우리 한국 기독교계에서도 위기에 처한 생명의 문제에 신앙적으로 대처하기 위하여 4월 중의 한 주일을 '생명주일'로 제정하고자 한다. 하나님의 형상을 따라 창조된 생명, 천하보다 귀한 생명에 대해 다시 한번 고민하고 '생육하고 번성하며 땅에 충만하라'는 명령을 따라 인간의 생명은 물론 동물과 식물 등 인간이 다스리고 유지하여야 할 모든 생명에 대한 책임을 다하여야 할 것이다.

1. 우리는 인간생명이 하나님의 형상을 따라 창조되었음을 인정하며, 생명은 수정과 동시에 시작되며, 삶과 죽음의 모든 권한은 생명의 주인이신 하나님께 있음을 고백한다.

2. 우리는 나와 우리 가족, 교회, 사회가 부딪치는 삶과 죽음의 다양한 생명윤리의 문제에 대해 성경적인 생명관에 근거하여 판단하고 결정할 것이며 이 사회에 생명을 존중하는 법과 정책이 시행되도록 최선을 다할 것을 다짐한다.

3. 우리는 '네 마음을 다하고 목숨을 다하고 뜻을 다하여 주 너희 하나님을 사랑하고 네 이웃을 네 몸과 같이 사랑하라'(마 22:37-39)는 말씀에 순종하여 주님께서 다시 오시는 날까지 주님의 자비와 사랑으로 고귀한 생명을 지키는 선한 청지기의 역할을 하기로 다짐한다.

Ⅱ. 한국전통사회교육과 생명윤리

제 1절 가정의 변화와 교육

최근 한국 사회는 급격한 사회, 경제, 문화적 변화로 인해 정체성의 위기를 맞고 있다. 이전에 중시되던 가치와 신념은 한낱 미신이나 구습처럼 여겨지고 있으며, 찰나적이고 감각적이며 과거에는 눈총을 받았던 많은 문화적 상품이나 가치들이 사회구성원들의 시각과 관심을 한껏 받는 '가치의 일대 전환기'에 처해 있다.

이러한 변화는 인간의 정신과 생활의 조건에 많은 영향을 미쳤으며, 특히 가정생활에 큰 변화를 가져왔다. 가족구조는 확대가족에서 핵가족으로 바뀌었으며 새로운 생활조건에 적응하기 위한 가족기능의 분화가 이루어지고 있다. 그 결과로 점차 가족의 역할도 분화되고 있으며, 현대 산업자본주의 사회에서 요청되는 새로운 가치관과 신념을 갖는 '현대적 가족주체로서의 역할'이 요구되어지고 있다.

1. 가정의 역할구조 변화: '일체성'에서 '연계성'으로

현대사회에서는 대체로 부분적인 인간관계로 인해 전인격적인 접촉이 점차 어려워지고 있다. 이웃, 향리 및 향촌 공동체 구성원의 인적사항은 물론 그 집 식솔이며 밥그릇 숫자까지 헤아렸던 전통사회의 인간적 관심이 점차 약화되고 있는 것이다.

따라서 현대에는 가정의 기능이 과거보다 오히려 강화되는 역기능적 양태가 일어나고 있다.

즉 가정을 긴밀한 가족관계와 자유로운 애정의 교환을 통한 고독감이나 소외감을 해소할 수 있는 공간으로 인식하는 경향이 나타나고 있다. 또한 개인과 사회의 완충지로서 긴장을 해소하고, 경쟁 속에서 시달린 심신의 피로를 풀고 다음날 필요한 노동력을 재생산하며 자녀의 사회화를 담당하는 곳으로 역할을 부여하고 있는 것이다.

기실, 가정을 멀리하고 가정불화로 인한 파탄이 많이 발생하고 있는 현대사회에서 이러한 '가정중심적 인식전환의식'은 놀랍고 이상하기까지 한 까닭은 무엇일까? 이는 진정한 가정중심사고인가? 전통적인 우리 가정의 모습은 어떠했을까? 하는 의문이 들지 않을 수 없다.

전통적인 우리의 가정은 이와는 대조적인 의미를 가지고 있다. 전통사회에서의 가정은 노동력을 제공하고 생산의 본말을 담당하는 가족구성원의 휴식 터이자 생산 터이며 이웃 공동체와 언제라도 협조하고, 한점 주춧돌의 역할을 할 수 있는 가교적 성격을 띠고 있었다. 즉, 노동력이 주된 생산동력이었으므로 심신의 안위를 위한 휴식공간으로서의 역할을 비롯하여 헛간이나 곳간을 이용한 베짜기, 길쌈하기, 가마니 짜기, 새끼꼬기 등의 언제나 마음먹으면 할 수 있는 기본적인 생산공장으로서의 기능을 담당할 수 있는 공간적 배려가 준비되었던 것이다.

이보다 더 중요한 것은 가정의 사회적 공간으로서의 가교성이다. 전통사회에서의 향촌공동체의 연락은 주로 도보를 통해서 이루어졌으며, 이 때 이루어지는 촌락 구성원과의 접촉은 직접 면식이 없이는 도저히 불가능하였다. 촌락의 애경사를 전하려 옆집이나 이웃 마을에 가는 이들에게 있어 옆집에 있는 이웃은 단순한 연락대상이 아닌 '우리자신'이었다. 그러기에 그들은 먼 곳, 두메마을의 이웃에게 밤길을 마다하지 않고 가서 애경사를 알렸던 것이다. 필자는 이를 '공동체의 일체성'이라 부르고 싶다. (전통가정)의 경우, 가정은 공통체의 한 부분이요, 부분적 집합이었다. 따라서 전통가정과 현대가정의 비교는 얼핏보면 별다른 점이 없는 듯 보인다.

하지만 전통교육의 방침, 이웃과의 유대 등도 촌락 공동체의 공통분모 속에 포함되어 질 수 밖에 없었다. 촌락에서 행해지는 모든 행사 및 협조사항은 개개 가정에 신속히 전파되고, 각 가정은 가부장적 질서 아래 가장 → 어른 → 자녀의 순으로 협조사항을 숙의, 조치하는 형태였다. 이와 같이 전통교육의 신속한 가족구성원들의 합의 및 조치는 공동체의 일체성을 주요한 기제로 삼았으며, 여기에서 공동체는 각 가정과 분리된 유기체가 아닌 그 자체였다는 점에 의미가 있다. 즉, 공동체와 개개 가정이 분리되어 있는 듯 하나 사실은 하나이며, 또한 하나인 동시에 각각의 역할구조를 가지고 있는 양태를 보이고 있는 것이다.

한편, 현대가정의 경우는 이와는 다른 모습이다. 즉, 현대가정은 공동체와의 연계성을 중요시하고 있다. 개개 가정은 공동체와 서로 다른 '호주'이다. 이는 마치 한집에서 아버지와 결혼한 아들이 각각의 세대를 이루고 살고 있는 것과 같은 것이다. 따라서 현대사회에서의 가정은 사회라는 공동체 속에 분자로서 존재하고 대상이 아니라, 가정 나름대로의 '얼굴과 성격'을 지니고 있는 독립체라고 할 수 있다.

그러나, 이들 가정은 공동체에서 추구하는 절대적 목표 즉, 진, 선, 미 의 추구, 이성의 연마, 진리 등을 항상 존중하며 중시한다. 다만 공동체의 목표와 반한 경우라 할지라도 개별 가정의 요구와 필요상황이면 언제나 변화 가능한 '개별적 자유의지'를 강조하고 있다. 따라서 현대가정은 전통가정과는 달리 '공동체와의 연계성'을 훨씬 더 중요시하고 있는 것이다. 결론적으로 전통사회가 공동체와의 일체성 통한 집단적 사고를 중시한다면 현대사회는 공동체와의 연계성을 통한 개인적 사고를 강조하는 역할구조의 변화모습을 보여주고 있는 것이다.

2. 훈도와 훈육의 정신수련

일반적으로 교육행위는 사회구성원의 묵시적 합의에 의해 이루어진다. 그 협의의 근원을 살펴보면 크게 두 가지의 원칙이 있음을 알 수 있다. 하나는 교육행위의 주체(교사)에 대한 신뢰가 그것이며, 다른 하나는 교육주체로부터 교육받는 교육수혜자(학생)에 대한 변화가능성에 대한 믿음이다.

즉, 사회구성원들에게는 교사의 교육철학, 가치 및 신념에 대한 신뢰 및 교육목표에 대한 합리적 추구 등이 사회적 요구나 기대에 반하지 않을 것이라는 기본 인식이 깔려있다. 또한 이들로부터 교육을 받을 학생들은 이러한 교사의 내재적 철학에 의해서 자연스럽게 변화되며, 나아가 학습의 성취와 학생으로서의 내재적 철학, 가치를 가진 '새 인간'으로 성장할 것이라는 믿음이 놓여있는 것이다.

이처럼 성숙한 교사에 의해 미숙한 학생이 날로 변화되고 성장되는 과정은 교육의 본질에 비추어 보면 매우 다양한 귀결이라 할 수 있다. 다만 주목할 점은 학생들을 변화시키는 교사의 가치, 철학이 외형적으로 크게 그 모습을 보이지 않는다는 사실이다. 다만 교사의 언행, 복장, 태도

등 외형적 모습 등이 경우에 따라 학습환경이나 학습의 질을 고양시키는 경우가 있을 수 있고, 이는 저학년 학생들의 경우나 사춘기 청소년 혹은 개방적 분위기의 교육현장에서 그 효과를 드러내기도 한다.

그렇지만, 교육의 질을 고양하고 학습의 목표를 공고히 하며 교육객체인 학생이 주체인 교사에게 보다 놓은 신뢰를 갖게 되며 그와 '전(全) 인간적인' 관계 속에서 변화되는 과정은 이와는 다른 경우라 할 것이다. 필자는 이를 '훈도를 통한 훈육'에서 찾고자 한다.

먼저, 훈도(薰陶)에 대해 살펴보자. 훈도의 훈(薰)은 향기로운 풀, 향내를 뜻하며, 陶는 질그릇을 뜻하며 다른 의미로는 '수행하는 모양' 즉, 따라감을 뜻하기도 한다. 따라서 훈도란 남의 교화를 받아 감화되는 것으로는 덕의(德義)로써 사람을 교화(敎化)함을 말하는 것이다. 선생님의 가르침을 받아 학생이 새롭게 자라남도 훈도라 할 수 있으며, 서예, 무예 및 기타 가르침의 현장에서 미성숙자가 성숙자로부터 은연중에 배우게 되는 가치, 철학, 예의, 태도, 말씨 등이 전부 훈도와 관련 있는 것이라고 할 수 있다. 따라서, '나는 선생님으로부터 많은 것을 배웠다'라든지 '선생님으로부터 무엇 무엇을 배웠다.'라는 주체화된 학습결과에 대한 평가보다는 '나는 누구 선생님으로부터 훈도 받았다'라든가 '누구 선생님의 훈도 아래'식의 교육표현이 보다 의미를 가질 수 있는 것이다.

이처럼 알게 모르게 받게 되는, 마치 연기처럼 자연스럽게 내면화되는 과정을 훈도라 할 때, 훈도는 교육현장에서 교육의 주체인 교사가 학생에게 행하는 교육행위 가운데 가치, 철학 방법 중 으뜸으로 꼽을 수 있는 기제인 것이다. 훈도의 가르침과 더불어 훈육이 있다.

훈육은 한자로 訓育, 薰育으로 표기된다. 訓育은 품성이나 도덕 따위를 가르치어 기름을 말한다. 또는 학생의 감정과 의지를 도야하여 성격을 완성시키는 교육을 말하고 있다. 이는 올바른 인간, 교육목표에 맞는 인간으로 키워내기 위한 과정 및 절차를 중시하는 교육방법으로 교육의 수단성을 어느 정도 인정하는 교육방식인 것이다. 즉, 학생의 행동이 목적하는 바에 맞지 않으면 교사는 이를 교육적이라는 입장으로 통제 또는 지도할 수 있는 것이다. 따라서 교사는 그들의 교수방식에 일탈된 학생이나 학생공동체에게 어느 정도나 훈계와 더불어 체벌까지도 용납함을 당연시하기도 한다. 훈육주임이 그 한 예이다.

전통적으로 우리나라에서의 훈육은 당연시되었고 학교뿐만 아니라 가정에서도 이를 인정하고 묵인하는 분위기였다. 학교에서 이루어지는 수업의 형태도 학생들의 인격이나 품성의 도야

보다는 교육 외재적 목표, 즉, 진학이나 성적의 향상, 교우관계의 원만, 학생으로서의 행동거지에 주된 관심을 가졌다. 이런 상황에서 많은 학생들의 욕구나 행동은 당연히 통제화·일원화되지 않으면 안되었다, 따라서 교육의 방식도 '보다 교육적이다'라든지 '교육적이라면...'의 목표 중심의 형식을 띨 수 밖에 없었던 것이다. 이런 상황에서 학습은 교사보다는 학생자신에게 더 큰 부담으로 남을 수 밖에 없었으며, 교육 역시 상대주의적이고 이타적인 경쟁방식으로 흐르지 않을 수 없게 되었다.

반면, 훈육(薰育)은 훈도화육(薰陶化育)의 준말로서 훈도로 키우는 것을 말한다. 훈도로 키운다함은 교육대상에게 직접적인 교육을 행하는 것이 아닌 인격적·감화적 방식을 수반한 내면적 교육방법을 말하는 것이다. 잘못된 행동을 한 학생에게 체벌을 통한 가르침을 보이기보다는 잘못된 행동의 표본을 보이고 그의 결과를 부각시킴으로써 결과를 통한 과정의 중요성을 부각시키는 방식이 그 예라 할 수 있다.

그렇다면 가정에서 훈육이 훈도를 통해 이루어질 수 있을까? 부모는 자식에게 자신의 허물을 닮지 못하게 하는 기본적인 두려움이 있다. 따라서 부모가 자식에게 행하는 교육의 방법은 매우 직선적이고 직접적이다. 그들은 자녀들의 행위나 언어·태도 등이 부모자신의 규준이나 방식 또는 사회에서 인정하는 '주관적 객관성'에 불일치되거나 일탈하는 것이라고 판단되면 가차없이 이를 저지하거나 제재한다.

이러한 상황에서 자녀들은 그들의 부모가 그들에게 취하는 행위의 방식을 쉽게 모방하게 되고, 그 방식을 자신의 규준으로 내재화하며 종국에는 대인이나 대물에 대한 가치, 신념, 태도의 행위방식으로 이를 이용하거나 판단, 행위하게 되는 것이다. 따라서 부모로부터 받게되는 이러한 직접적인 교육방식은 훈육(薰育)보다는 훈육(訓育)일 가능성이 매우 높은 것이다.

자녀들은 자신의 입장을 부모에게 호소하고 부모가 문제를 잘 해결해주는 해결사이며 판단자라고 믿기 이전에 이미 부모의 訓育으로부터 쉽게 생활방식이나 일의 처리방식을 배워버린다. 따라서 부모가 행하는 행위는 자녀들이 고민하거나 부딪혀있는 문제해결방식과는 먼저 시간적인 면에서 갈등을 빚을 수밖에 없게 된다. 즉, 자녀들의 문제해결 방식의 과정이 부모에게 알려지는(혹은 발견되는) 순간 자녀들의 사고과정이나 해결방안을 부모의 문제해결 패러다임에 의해 쉽게 부서지거나 무시될 가능성이 높아지는 것이다.

전통적인 우리의 가정에서 가부장적으로 운영된 모든 가정의 생활방식들은 이를 잘 대변해주고 있으며, 따라서 이런 상황에서 부모의 '인격적, 감화적 행동의 자녀에의 내면화'란 매우 어려운 것이었다. 필자가 훈육(薰育)을 위한 훈도(薰陶)의 생활화를 강조함도 여기에 있는 것이다. 우리말의 '내리사랑'은 계속해서 태어나는 자식들에 대한 부모의 사랑이 변함없이, 오히려 늦게 낳은 자녀에게 더욱 애정을 쏟는다는 의미이다. 그러나, 실제로 '내리사랑'은 사랑의 강도나 서열을 의미하는 것은 아니며, 자녀에 대한 부모의(어머니의) 변함없는 '가족공동체 인식의 확인'이라는 점에 주목해야 한다.

부모는 인간이며 신이 아니다. 그들은 무조건적으로 수용해야만 한다든지 혹은 언제나 일관성있게 수용해야만 하는 것은 아니다. 또한 수용하지 않으면서 수용하는 체 할 필요도 없다. 자녀들은 수용되기를 더 바라겠지만, 부모가 자신의 진솔한 감정에 맞는 분명하고 정직한 의사를 전달하기만 하면 자녀들은 부모가 수용하지 못하는 감정들을 오히려 잘 처리할 수도 있는 것이다.

3. 가정의 인성교육과 생명윤리

가정은 사회생활의 기본단위이다. 어린이는 태어나면서 어버이와의 관계로부터 주는 자와 받는 자로의 행위를 익히게 됨으로써 그의 대인관계가 시작된다. 또 성장하면서 어린이는 그의 대인관계의 폭을 넓혀서 그의 가정 내의 가족 전부와의 관계로 확대되어 나간다.

그리고 그는 학교와 사회 등에 접촉하면서 사회와의 과정이 시작된다. 그가 아무리 사회화가 되더라도 사회를 보는 눈은 자신의 눈이 아닌 그의 가정의 눈을 통하여 이해하게 된다. 따라서 학교의 교훈이나 사회의 윤리관보다 더 우선하는 것이 가정의 가훈이며, 이 가훈에는 현대교육에서 기대할 수 없는 강한 힘이 있었던 것이다.

가훈은 그 집안의 어른(주로 가장)이 가정의 화목이나 평화, 발전, 자녀의 건강과 입신출세 및 재산의 흥복을 기원하며 정립하였다. 큰 붓으로 일필휘지하여 별채의 마루 위나 서재에 걸어놓기도 하였으나, 대부분은 '마음에 새긴 교육의 결정물(結晶物)'이라고 할 것이다. 따라서 가훈은 밖으로 걸어놓고 그 집안의 가풍을 과시하기 위한 '도구'의 역할을 한 것이 아니라 오히려 자신들의 내적정체성을 강화하기 위한'내부결속체'로서의 성격이 훨씬 짙었던 이념체였던 것이다.

또한 가훈은 지켜지는데서 비로소 효과를 나타내는 것이므로, 어버이의 일방적인 의사에 의한 것은 그만큼 실천력이 희박할 수 밖에 없다. 오늘날 각 가정에서 부모와 그 자녀가 함께 가훈을 생각하여 정하는 것은 까닭에 중요한 의미를 갖게 되는 것이다.

전통사회의 가훈은 유교적인 이념을 가르치는 것으로 일관되어 있다. 그러나 현대사회에서는 이념보다는 성실, 용기 등의 단일덕목을 강조했던 이념중심의 가훈보다는 '효도하는 자녀가 되자', '성실한 사람이 되자', '용기있는 사람이 되자' 등의 실천적이고 적극성이 많이 요구되는 덕목을 중시하고 있다. 이는 도덕적 판단을 평가하는 유일한 기준은 시대에 따라 변하고 있으며 가훈 또한 이러한 시대적 요청에 응하지 않으면 안 될 '내적변화체'이기 때문일 것이다.

가정교육의 발전방향을 모색할 때, 또 하나 주목할 만한 기제는 '가훈'외에도 '보깨뚜껑'문화를 들 수 있다. '보깨'는 국어사전에 의하면 ❶(함경도 방언으로) 바리뚜껑 ❷주발뚜껑이라고 할 수 있다. 이는 쉬운 말로 말하면 밥그릇을 덮는 뚜껑인 '밥뚜껑'을 말하는 것이다. 과거의 가정은 오늘날과 같이 온난하고 일정한 온도와 습도가 유지될 수 있는 환경이 아니었다. 여름철이나 겨울철이나 똑같이 음식을 만들거나 보관하기 위해서는 일정한 보온과 냉온을 유지하기 위한 노력이 요구되었다. 보깨는 이런 상황에서 보온과 부패방지를 위해 상용된 식생활의 가장 기본 도구였던 것이다.

보깨는 흔히 '보깨뚜껑'이라고 표현되는데 앞서 언급했듯이 보깨의 의미는 '뚜껑'이라는 말이므로 보깨 뚜껑은 첩어라고 할 수 있지만, 전통적으로 이를 통용하였다. 다음 서술에 주목해 보자.

『아침 일찍 도시락을 지참하고 삶의 현장으로 출근하는 아버지의 자전거 짐 좌석에 아들은 그의 무거운 가방을 얹히고는 천천히 아버지와 같이 그날의 계획과 숙제, 방과후에 관한 대화를 하며 학교에 간다. 학교에서 돌아온 아들은 숙제를 하고 어머니와 밀린 농사일을 거든다. 모자는 일을 마치고 집에 돌아와서 형제들과 함께 아버지를 기다린다. 저녁이 되어서야 아버지는 퇴근하시고 어머니는 아버지의 저녁밥을 아래목(온돌방의 가장 따뜻한 부분)에 깔아놓았던 이불 속에서 꺼낸다. 밥그릇은 아직까지 따뜻하다. 아버지의 보깨뚜껑을 큰아들이 열어드리자, 아버지는 시원한 동치미국물을 한 숟갈 드시며 '자! 밥 먹자'하신다. 이내 가족들은 맛있게 식사를 한다.』

위의 서술은 전통사회 아니 70년대까지만 해도 우리나라 보통가정에서 일상적으로 행해져 온 가정문화의 한 일면이라 할 수 있다. 다시 말하면, 이때까지의 가정 식생활 문화는 '보깨뚜껑'에 담긴 철학 때문이었다. 그렇다면 '보깨뚜껑 철학'이란 무엇일까? 필자는 이를 '인내의 교육', '예절의 교육', '선후의 교육으로서의 철학'이라고 말하고 싶다.

첫째, 밥상 위의 음식을 보고 시장끼에 따라 급하게 음식을 손을 대지 않음이 인내의 교육이다. 핵가족 중심인 요즘의 각 가정의 식사시간은 가족구성원의 직업형태, 출・퇴근시간의 차이, 음식 기호의 다양성 때문에 매우 다르다. 따라서 동일한 시간에, 같은 음식을 가족 모두가 함께 한다는 것은 매우 어려운 일이 되었다. 이러한 일상생활의 상황으로 인해 식사에 대한 전통적인 기본인식은 서서히 무너져가고 있다. 아버지의 보깨뚜껑이 열릴 때까지 시장끼를 참으며 음식에 손을 대지 않았던 아들과 딸의 절제가 무너지고 있는 것이다.

둘째, 맛있는 음식에 먼저 손대지 않음이 예의의 교육이다. 이와 관련한 이야기가 있다.

『어느 가난한 농부 집에서 부친의 제삿날이 되어 친척들이 찾아왔다. 워낙 가난한지라 별로 차린 것이 없는 제사상이었지만 성심껏 제를 지내고 친척들과 아침을 먹는 시간이 되었다. 마침 밥상 한 가운데 잘 구어진 조기 한 마리가 접시에 놓여 있었다. 그것을 본 모두는 군침을 흘렸지만 젓가락으로 이리 만지고 저리 만질 뿐 아무도 하나 밖에 없는 생선을 입으로 가져가지 못했다. 결국 그 생선은 막 구운 상태처럼 부엌으로 다시 나갔다.』

위의 얘기에서는 생선이 밖으로 다시 나갈 수 밖에 없었던 구성원들의 '절제된 예의'에 주목하지 않을 수 없다. 생선을 좋아하지 않아서 남긴 것이 아니라 하나밖에 없는 생선을 감히 남의 입장을 무시하고 먹을 수 있는 '만용에 대한 두려움'이 곧 절제된 예의인 것이다. 보깨뚜껑을 여는 순간 감사하는 마음을 갖게 되며, 간혹 돌이라도 씹을 양이면 상위에다 탁탁 뱉는 것이 아니라 보깨뚜껑에 이를 처리하며 상 밑으로 가만히 처리할 수 있었던 것도 이와 다름없다.

셋째, 가정의 식사문화를 통한 어른공경, 가정사(家庭事)의 절도를 배워 이를 사회로 확대해 나갔단 점이 선후의 교육이다. 선후란 앞과 뒤라는 말이니, 이는 개인이 해야 할 일과 사회구성원과의 일, 나아가 국가공동체와의 일을 구분하는 중요한 기제가 된다. 보깨뚜껑 문화를 통해 습득된 가장 기초적인 가정질서가 국가공동체에 이르러 공평하고 정대함을 얻을 수 있었던 점을 가히 높게 평가하지 않을 수 없는 일이다.

삶의 모습은 예나 오늘이나 닮아 있고 닮을 수 밖에 없다. 인간을 인간답게 한다는 교육의 목적이 시대가 변하여도 전혀 다르지 않음과 같다. 교육을 행하는 교사나 교육을 받는 학생들간에 갖게 되는 갈등과 고민 또한 그 근원을 보면 개인의 의식에 달려있다. 필자가 보기엔 그 개인의식의 근원은 곧 가정이라고 할 수 있다.

가정에서 배웠던 삶의 철학이 곧 그 개인에게 은연중 내재되어 가훈으로 고착되고 그 가훈 속에서 훈육(薰育)되어진 개인이 그 삶을 개척하게 되는 것이다. 그러나, 인생에서 개인이나 공동체의 삶은 그다지 순탄하지만은 않다. 그 이유중의 하나는 개인과 공동체라는 또 다른 '관계' 속에서의 삶을 구가해야만 하는 부담 때문이다.

교육이 추구해야할 근본 목표도 알고 보면 그리 거창한 것은 아니다. 그 이유는 교육은 행하고, 교육을 받는 구성체들의 삶 자체가 교육의 핵심이기 때문이다. 우리는 매일 새로운 것을 배우고 새로운 것을 창조하기를 애쓰지만, 이러한 개인의 노력이나 교육내부의 자정도 알고 보면 한 개인이 속한 가정으로부터 출발했음을 인식하지 못할 때는 어려움을 겪을 수도 있다.

가정교육이 개인뿐만 아니라 미래 한국을 헤쳐나갈 중요한 기제가 되는 것은 이런 까닭이며 따라서 '가훈'이나 '보깨뚜껑'의 문화가 오늘의 우리교육에서 더욱 중요성을 가질 수 있는 개연성이 보다 높아지는 것이다.

제 2절 전통사회와 인성교육

최근 들어 한국사회는 가치에 대한 새로운 인식이 대두되고 있다. 그 하나는 지금까지의 '우리'를 있게 한 근원적인 가치로서 역사적 질곡과 수난으로부터 끈끈히 이어져 온 전통적 정신문화에 대한 논의이며, 다른 하나는 이들 전통정신문화가 외래의 철학, 가치와 혼융하여 새로운 가치로 화(化)함으로써 그 성격도 다분히 '자본주의화 된' 것이라는 자본주의적 정신문화에 대한 논의로 대별된다.

1. 유교와 서당교육

오늘의 우리는 조상들이 쌓아 온 과거와 접속된 상태로 살아가고 있다. 우리는 결코 동시대의 사람들과 전혀 별개인 원자적 유기체로 살아갈 수 없다. 과거는 우리와 전혀 다른 삼차원에 존재하는 허상이 아니다. 과거는 현재를 있게 하고 현재를 더욱 현재로서 이름짓게 하는 투영체이며 미래를 예견하고 결정지을 본바탕이기 때문이다. 따라서 과거라는 유기체의 몸체를 잘 살피고 이를 잘 해부하여 그 안에 담겨 있는 진실을 발견하고 이를 현재의 모습에 잘 연계할 수 있게 될 때 비로소 역사의 연속성은 그 의의를 갖게 된다고 할 수 있다.

그렇다면 우리 한국인에게 과거와 현재를 이어주며 과거로부터 현재를 보다 현재로서 이름짓게 하는 가치나 덕목이 있는가? 있다면 그것은 무엇인가? 또한 과거라는 시간적·공간적 상황차원으로부터 구애됨이 없이 언제나 자유롭고 同공감적이며 초월적인 그리고 이상적인 내재적 가치 등은 과연 존재하고 있는가? 라는 의문이 들지 않을 수 없다. 필자는 이를 유교에서 찾고자 한다.

우리 역사에서 유교는 종교이고 신앙이기 이전에 우리의 삶 자체였다. 어린이가 어른을 존중하여 先後의 예를 지켜 인사를 하고 공경하는 것, 자식이 어버이의 말씀에 순종하여 일상생활에서 정성으로 섬기다가 돌아가신 뒤에도 지성으로 제례를 행했던 모습, 모든 일을 우주의 질서(天理)에 따라 행하며 인간은 최선을 다하는 존재일 뿐 결과는 철저히 天命에 맡겼던 것은 유교의 외형적인 모습을 보이는 것이라고 할 수 있다. 그러나, 이들 외형적인 모습, 부연하면 어른 앞에서 옷을 함부로 벗는다든지 정면에서 담배를 피는 행위 혹은 상소리를 하는 것 등 기본적인 예의의 흐트러짐을 방지하고자 함이 유교의 근본정신은 아니었다. 그것보다는 오히려 옷을 바르게 입는 과정 중에 갖게 되는 마음의 수양과 담배를 피우는 공간의 구별과 예의, 상하를 가려 행하는 언행 등을 가르치고 고려하고자 했던 점에 그 근본정신이 있었던 것이다.

이처럼 유교는 실천적인 교육과정으로 우리의 삶 가운데 일상화되고 당연시 된 생활의 재료를 자연주의 교육적 성격으로 승화했던 생활 종교적 일면이 있었던 것이다. 소년은 한 해 한 해 커감에 따라 수염이 돋아나고 장딴지에 체모가 일기 시작할 즈음 혼례를 치르고, 가장으로서 호구의 책(責)을 면하기 위한 노동을 하고 동시에 기본품위를 잃지 않으려는 노력을 경주하지 않으면 안되었다. 孝를 가정질서를 유지하고 가풍을 진작시키는 기본실천 원리로 삼았던 것도 이의 단면이라 할 수 있다.

21세기를 목전에 둔 오늘, 전 세계는 국제화, 세계화, 정보화에 매진하고 있다. 이념과 국경은 무너지고 자본주의식 무한경쟁과 더불어 새로운 가치와 사상이 정신문화를 전도하고 있다. 몇 해 전에 풍미했던 논리와 이론도 새로운 학설이나 유행에 의해 쉽게 퇴색하거나 바뀔 수 있는 가히 가치폭발의 시대에 현대인은 살고 있는 것이다. 그러한 현 시점에서 유교를 들고 나오는 이유는 무엇인가? 그저 어지러운 현실과 불확실한 미래를 직시함으로써 보다 과거를 낭만화 시키면서 위안을 찾으려는 지적인 도피행각은 아닌가? 라고 필자에게 묻는 이들이 있을지 모른다.

그러나 현시점에서 유교문제를 제기하는 것은 분명 국내적으로나 세계사적으로 매우 중요한 의미를 지닌다고 본다. 그 이유는 국내적으로 우리는 민족화와 산업화를 이룩한 후 겪고 있는 '성공의 위기'를 극복하고 통일과 21세기를 향한 새로운 도약의 발판을 마련하여야 하는 시기에 와 있기 때문이다. 그러기 위해서는 현재 우리가 처해 있는 상황, 우리의 정체성과 지속성에 대한 이해를 새롭게 하여야 한다. 구체적으로 서당교육을 예로 들어 유교의 실체를 전개하고자 한다.

서당은 고대시대에 출현한 향촌의 서인자제를 가르치기 위한 사설교육기관이다. 이는 오늘날의 초등교육의 시발체라고 할 수 있지만 학제사적으로는 초등교육에서 중등교육에 이르는 과정으로 추단하고 있다. 그 이유는 서당교육의 교육과정과 교육대상 및 교육수준 등이 오늘날의 초등과정에서부터 중등과정 수준정도로 매우 정교하며 그 발전 잠재력 또한 대단히 광범위했던 점을 들 수 있다.

교육과정을 통해 이를 확인해 보자. 처음 서당에 입문한 학동은 『천자문』을 거쳐 『사자소학』, 명심보감』을 읽게 되고, 점차 『소학』과 『격몽요결』 및 『사서』(논어 · 맹자 · 중용 · 대학)의 순으로 그 수준을 높이며 넓혀 나간다. 이는 현대교육이론가중 한 사람인 Bruner가 학습모형으로 제시한 나선형 교육방법의 의도와 유사한 점이 있는 부분이며, 낮은 단계에서 높은 단계의 학습단계로 나아가고자 한 점은 학습의 발전단계를 고려한 학습위계방법이라는 점에서 주목할 만한 점이다.

둘째, 교육대상이 매우 넓었다는 점이다. 당시 유교에서 요구하는 '참다운 삶'의 실천자인 '군자' 즉, 유학자(선비)를 꿈꾸기 위해서는 '태어나서 죽을 때까지' 긴장하여 실천하지 않으면 안될 절대명언적 인생과제가 요구되었을 것이다. 따라서 유교의 교육적 실천장인 서당 역시 그러하였기에 교육 대상의 연령과 신분에 대한 제한은 극히 적을 수 밖에 없었을 것이다.

이는 오늘날 정규교육을 받지 못하고 소위 '교육의 기회를 놓친' 많은 이들이 두려워하는 '제도권 교육에서의 이탈로 인한 불안감'과는 전혀 다른 의미를 가지고 있는 것이다. 즉, 오늘날 갖게 되는 불안감의 실체는 배우지 못했기 때문에 얻지 못할 기회 즉, 상급학교로의 진학, 승진, 보수의 향상 및 지식인이나 명예인 대접 등 배움의 기회일탈로 인한 개인의 경제적 · 사회적 지위의 약화가 그 주된 두려움을 분석되어진다.

반면 전통 유교사회에서 갖게 된 교육기회의 일탈은, 오늘날과는 달리, 교육을 받지 못해 안게 되는 본질적 허기에 그 주된 의미가 있었다. 그 본질적 허기는 결코 경제적 지위의 상승이나 신분에 대한 흠모 및 역할 기대의 전환에 있었던 것은 아니었으며 '인간다움 삶'을 추구하고자 하는 전형체인 '선비'의 모습을 닮아가지 못함에 대한 두려움이 본 뜻이었을 것이라고 판단된다. 그렇다면 유교사회에서의 교육적 상징체이며 이상적 인간상으로서의 선비는 어떠한 존재였을까? 그리고 선비가 되지 못한 이들이 정신적 허기를 느낄 정도의 '이상적'이란 어느 의미였을까? 의문이 들지 않을 수 없다.

선비는 한자로 '士'로 표현하는데 국어사전에는 ❶ 학식은 있으나 벼슬하지 않는 사람 ❷ 학문을 닦은 사람으로 밝히고 있다. 이를 통해 볼 때 조선시대의 선비란 '벼슬이나 관록에 치우치지 않고 오직 학문의 길에 매진하고 있는 사람'이라고 정형화할 수 있다. 이를 통해 볼 때 선비의 위인됨은 '벼슬은 하지 않았지만(예비 벼슬자) 학문의 깊이가 깊고 그 사람됨이 곧아 질곡되거나 은폐되지 않을 위인'이라는 像으로 우리에게 각인되어지고 있지 않는가 하는 생각이 든다.

실제로 조선왕조실록이나 야사를 통해 보더라도, 유교사회에서의 선비는 강직한 자였음을 알 수 있다. 그는 '외풍에 흔들리지 않고, 법도에 벗어나지 않으며, 오직 가고자 하는 바를 쫓아 행하는' 매우 직선적이고 곧은 성품의 소유자였다. 또한 선비는 참다운 삶을 추구하고자 하는 본뜻을 가지고 물질적 소유, 명예, 권력에 관심을 두기보다는 이들로부터 가질 수 있는 탐욕, 시기, 부정을 두려워하는 삶을 지키고자 하였다.

따라서 '일정한 소득이 있어야 (흔들림 없는)일정한 마음이 유지된다'라고 했던 그 시대에도 '일정한 소득이 없이도 마음의 평정을 잃지 않았던 자는 오직 선비'였던 점은 주목할 만하다. 결국 선비됨을 탐했던 유교사회에서의 서당교육에서 그 교육대상의 폭이 매우 넓었던 점은 지극히 당연하며, 이런 까닭에 나이 먹어도 입학하여 아들뻘, 조카뻘의 동학 앞에서 머리를 긁적이며 종아리를 걷고 회초리를 맞았던 것이다.

셋째, 교육수준과 교육방법에 주목하자. 서당의 교육이 낮은 단계에서부터 보다 높은 단계로 학습이 진행해 갔음은 앞서 잠깐 언급하였다. 서당에 입문한 순간 학동의 아비는 자식이 학문적인 성공과 함께 훈장으로부터의 뜨거운 사랑과 훈도를 배워 오길 기대하며 배움의 상징체인 회초리를 베어다 시렁에 얹혀 놓고 배움을 격려하였다. 보통 회초리마다 그 주인(학동)의 이름이 붙여져 있었으며 회초리 한 다발은 대략 낱개로 100여 안팎이었으며, 대개 한 코스를 마치는데 서너 다발의 회초리, 즉 갯수로 보면 삼사백개의 회초리를 사용한 것으로 추정되니 그 얼마나 엄격하고 곧은 교육분위기 속의 수련이었을까 짐작이 간다.

교육의 수준이나 향상이 뚜렷한 자는 바로 다음 단계로 진급하고 시험을 통해 자신의 입지를 확대해 나가도록 단계교육과정을 통한 교육적 성취에 따른 희열을 느낄 수 있는 운영을 하였다. 반면, 열등한 자는 접장에게 다시 기초부터 재심받아 배우도록 한 점도 흥미로운 부분이다. 이처럼 서당은 군자(선비)의 길을 추구하면서도 한편 놓칠 수 없는 입신양면의 길인 '유교적 자본주의'의 꿈을 배태하는 이중적 모습을 갖춘 유교적 교육전통의 한 귀퉁이였던 것이다.

2. 전통적 가치와 철학

앞서 우리는 한국인의 의식을 지배하는 중요기제로서 유교정신을 들고 이러한 잠재적 정신이 오늘의 우리교육 안에 한 부분으로 깊이 관여하고 있는 가능성을 서당의 예를 들어 살펴보았다.

사실 한국인이 갖고 있는 교육관의 근원적 탐색을 시도하는 일은 매우 어려운 작업이다. 그 이유중의 하나가 교육관이라는 용어자체가 가지고 있는 '철학적 인식체로서의 정의'라는 점과 시대와 공간을 떠나 영원히 항재할 수 있는 가치관이란 도저히 있을 수 없다는 '자본주의식 두려움' 때문이기도 하다.

현대교육이 과학적인 추구에 너무 열중한 나머지 철학부정의 경향을 나타내고 있는 것은 매우 유감된 일이다. 물론 과학적인 절차에 따른 과학적 지식은 교육문제 해결에 필요한 것이다. 우리가 교육학연구에서 철학적인 면을 강조한다고 해서 그것이 바로 교육에서 과학성을 부정하거나 현실성을 무시함으로 사실에 굶주리는 주먹구구식을 옹호하는 뜻은 결코 아니다. 그러나 과학적 노력은 부분에 대한 정확한 지식을 얻으려는 탐구이다.

이 부분적인 과학적 지식은 철학적 기준 아래 종합되고 일관성 있고 장기적인 철학적 안목에서 해석되어지지 않으면 한낱 단편적인 사실의 집합에 불과한 것이다. 또한 철학적 명상이나 분석이나 비판이 마치 반 과학적이거나 비과학적인 것처럼 오해되어서도 안 된다. 교육에 있어서 지적·과학적 수단은 철학적인 목적설정 속에 포함되어져야 한다. 따라서 교육에 있어서 과학적인 측면과 철학적인 측면은 동시에 필요하지만 교육의 철학적 고려는 과학적 고려보다 그 순위에 있어 우위에 있다. 유교정신이 강조되는 이유가 여기에 있다.

이처럼 한국적 전통은'나'와 '너'의 구분이 없는 '우리'의 세계 속에서 천지, 자연과 인간이 또한 하나인 전체를 항상 강조해 왔다. 이러한 전통에서 공과 사를 구분한다는 것은 매우 어려운 일이었다. 특히 인간이 법 그 자체이며 인간으로부터 사물이 구별되지 않은 분위기에서 감정과 이성을 구분하는 일은 매우 어려운 일이었을 것이다. 더욱이 서구 근대의 합리주의가 한국에 들어와 공사의 구분의 양식을 적응하기에는 더욱 어려움이 있었을 것이다.

현대 한국인은 아직 모든 것을 공유하고자 하는 원시적인 심성에 사로잡혀 있다. 시간과 공간과 감정과 이성을 모든 사람이 모두 공유하고 남도 나와 같은 마음이려니 하는 주체와 객체가 구분되지 않은 세계에서 우리는 살고 있다. 이러한 상황에서는 개인의 시간, 개인의 공간, 개인의 감정, 개인의 권리는 침해 또는 침투되게 마련이고 나와 너의 경계는 극히 얇고 약할 수 밖에 없다. 이심전심의 전통적이고 비언어적인 소통은 종종 나의 마음의 연장으로서 또는 눈치라는 투사적 판단으로 인식되어버리기도 한다.

그리하여 '정실'은 해방 후 공적 사회의 암적 존재로서 우리사회에 만연되어 왔으며, 청탁배제운동이나 정화운동 등도 그다지 좋은 효과를 보지 못하여 왔다. 공적인 신청서류를 내도 사람이 가서 직접 만나지 않으면 그것이 정당하게 처리되지 않은 경우가 있고, 같은 말도 사람이 직접 가서 말을 하면 마음이 약해져서 판단이 수정되거나 일이 수월해지고 이것을 안하면 괘씸하다는 기분에 일의 결재가 더디거나 전혀 개인 사정을 무시한 방향으로 처리되는 경우가 있다.

학술강연을 해달라는 청을 서면으로 하여 상대방이 응낙해도 다시 한 번 전화를 걸지 않으면 안 나오는 경우는 한국인이 공문과 서류를 인간의 존재보다 열등하게 여기는 한 예라고 볼 수 있는 것이다. 따라서 이런 사회적 분위기에서는 '사무적'이라는 말은 냉정하다는 말과 같은 의미로 받아지기도 한다. 그러므로 전화 한 통으로 거액의 돈을 은행장이 꾸어주고는 문제가 발생하는 경우도 생긴다.

이처럼 법이 인간보다 아래에 있다고 여기는 분위기에선 아무리 좋은 법도 지키지 않는가 하면 때로는 법이 초 합리적이어서 현실적으로 지키기 어려운 것도 있고, 법의 준수가 일관성이 결여되므로 행동에 일정한 규범이 없는 일이 발생 할 수 있다. 법은 이성과 현실감각의 표현인데 우리에게는 이 두 가지가 다 빈약하다. 그래서 법이 효과성 없는 철학이 되거나 지킬 수 없는 법이 생겨 이것은 의식의 이중성을 조장하기도 한다.

즉, 사적인 감정이 강하고 이성이 빈약하니 외국의 중요한 평가 기준인 추천서가 한국에서는 천편일률의 형식이 되고 만다. 사적인 감정은 공적인 판단을 삼켜 버리고 여기서 오는 불안감은 또한 감정을 극도로 억제하고 열등한 사고에 매달리게 하여 더욱 형식적이고 비본질적인 사물의 처리를 하게 되고 일이 안되면 화를 내고 권위를 내세워 강행하게 되는 것이다. 때로는 이런 이성과 감정의 실조에서 오는 이 두 감정을 법과 현실의 이중구조설정의 형식으로 처리하기도 한다. 즉 불가능한 조건을 제시하고 이를 지키라고 하는 일방적 의사소통방식이 등장하기도 한다.

문제는 이러한 사고나 가치들이 우리 교육현장에서도 행해지고 있다는 점이다. 우리 학생들이 행하는 도덕적인 행위, 태도, 인성 등은 모두 위의 예와 접해 있다. 가정에서 부모를 모델로 하여 교육을 받고 자란 그들은 마치 정원의 화초처럼 순수하고, 사회적으로 보면 아직 '때가 털 탄' 상태이다. 이들은 학교교육을 받고 인지영역을 확대해가면서 심한 갈등구조를 겪게된다. 성적을 통해서 평가되는 '나'와 '개인'의 분할이라든지, 집단에 적응하기 위해 '나'를 버리던지 아니면 철저히 희생해야 하는 학습적응으로 인한 '나의 포기'를 경험하게 되는 것이다. 그리하여 가정에서 배운 생활교육의 패러다임은 학교에서 배운 사회인식의 가치에 비해 별로 보잘 것 없으며 비가시적이며 장기적인 전략이라는 것을 깨닫게 된다.

그럼에도 불구하고 우리사회에서의 유교가 갖고 있는 정신철학적 무게는 쉽게 변화되지 않을 듯 보인다. '망건 쓰다 장 파한다'라는 속담에서 보여주는 망건은 결코 웃지 못할 존재로서 유교의 의식이 우리 안에 내재함을 인정하는 것이다. 무엇 때문에 망건을 그다지 오랫동안 고치고 고쳐 바로 쓰려고 했던가가 중요한 것이 아니고, 사흘에 혹은 오일, 칠일에 한번 있을 귀중한 장날도 결코 망건 앞에서는 아무런 의미를 갖지 못할 시대적, 공간적 의식체에 주목하여야 한다.

가족이 전부 모인 날, 옻칠을 한 사각형 밥상에 한 사람이 앉을 정도의 자리가 남아 충분히 한 켠 겸상을 해도 되건만 부자(父子)들에게 슬며시 자리를 내준 채 애기 상에 걸터 앉아 식사를 하시는 어미의 마음은 유교가 우리생활에 아직도 살아있음을 느끼게 하는 것이다. 이럴 때의 유교는 우리의 정신세계와는 전혀 멀고 먼 것이 아닌 생활 그 자체의 존재로서 다가오는 현실이다.

3. 지식교육인가 인격교육인가?

최근 한국사회는 교육에 있어 중대한 위기를 맞고 있다. 그 위기의 요체는 세계화, 미래화를 지향하는 현 시점에서의 교육과정과 교수방법의 변화에 대한 요구, 잦은 입시제도의 변경에 따른 혼란 및 학교와 학습의 자율성에 대한 인식 등 교육근본에 대한 기본반성에 기초하고 있다. 이 중 교육이 지향하는 두 가지 목표인 지식습득의 문제(이하 지식교육) 및 올바른 인간을 만들려는 궁극적 목적으로서의 인격함양의 문제가 그 논의의 한 영역이 되고 있다.

교육에 있어 지식만을 강조하다 보면 인격교육에 소홀해 져 많은 부작용을 가져올 수 있고, 반대로 인성교육만을 강조하여 교육목표의 한 영역인 지식습득을 무시할 수도 없는 실정이다. 따라서 현 단계에서는 이 두 목표의 본질을 어떻게 보느냐가 교육의 成敗를 좌우할 수 있는 주요 준거가 될 수 있다. 따라서 교육목표를 설정할 때는, '효과 있게 가르치려면 어떻게 해야 하는가?'라는 敎授-學習의 인식과 더불어 '어떠한 인간을 만들어야 하는가?'라는 인격완성인의 추구라는 양자의 목표를 고려하지 않으면 안 될 단계에 이르렀다.

그러나 현실적으로 이 두 목표를 조화하고 실천하는 것은 매우 어려운 문제이다. 이에 대해 정범모는 "교육은 인간이 관심이며, 모든 인간 외적인 것에 관한 사고도 인간에 귀결시킬려고 하는 작업이다. 따라서 어떤 인간관을 가지고 있느냐는, 교육작업의 기초를 든든하게도 만들고 흔들흔들하게도 한다. 인간관이라는 문제 자체도 퍽 광범한 문제다."라고 밝히고 있다.

위의 주장은 얼핏 지식교육의 성패가 곧 인격교육(인성교육)의 문제에 귀결되어 있고, 나아가 인생관을 확정짓는 문제와 지식교육의 문제는 자연스럽게 관계한다고 하는 논리로 받아들일 수가 있다. 또한 교육은 인간을 대상으로 하고 있기 때문에 지식을 얻는 일과 실천하는 일도 결국 인간을 인간답게 만들기 위한 학습(인격교육)이 그 기저를 이룰 수 밖에 없고 이 둘은 항상 함께 할 수 밖에 없다는 주장으로 받아들여질 수도 있다. 그러나, 이 주장을 온전히 받아들이기엔 크게 두 가지 한계가 있다. 하나는, 교육목표의 가치순위를 논할 수 있느냐의 문제이고, 다른 하나는 '지식'과 '인격'의 의미를 고찰해 볼 때 그 현상학적인 의미가 지향하는 바가 크게 다르다는 사실이다.

먼저, 교육목표의 가치를 논할 때 두는 준거로 교육의 '가치지향성'을 생각해 보자. 이는 교육이 지향하는 바가 교육 본래의 의미에 맞지 않더라도 사회적으로 바람직하고 수용력이 있다면 '교육적이다'라고 볼 수 있는 것인가의 견해와 사회구성원들의 입장과는 다르더라도 '교육적으로 의미가 있다'라고 판명이 된 경우로써, 그 가치의 순위는 어떻게 규정할 수 있는가의 문제이다.

둘째로, '지식'과 '인격'의 의미를 정의하기가 쉽지 않다는 점이다. 이는 현상학적 인식론과 지식과의 관계라든지, 지식과 지식교육 또는 지성 등의 용어가 매우 애매하게 사용되고 있다는 점이다. 실제로 지식과 인격의 의미는 교육학적 의미보다 철학적인 경우가 훨씬 많다. 따라서 이를 한마디로 정의하기는 어렵다. 만일 데까르뜨처럼 우리가 실제로 얼마만큼 인식하고 있는가를 스스로 묻는다고 하더라도 '무엇이 지식이고 무엇이 인격인가'를 인식할 때까지는 그 물음에 대답하기가 어려울 것이다.

4. 전통문화와 윤리의 과제

교육의 문제로 국한하여, 한국교육에 대하여 두 가지 요청이 있다. 하나는 시대적 변화와 요청에 따라 교육을 현대화하지 않으면 안 된다는 것이다. 이와 같은 노력이 없이는 교육은 현실적인 것이 되지 못하고 우리들의 실생활과 유리된 채 부적합한 것이 되어질 우려가 있다. 한국교육에 대한 또 하나의 요청은 우리 문화의 고유한 전통을 보존하고 이를 이어가지 않으면 안 된다는 것이다.

이와 같은 노력이 없이는 우리는 교육발전을 위한 기초 즉, 뿌리를 결여한 채 문화적 연속성과 자기동일성을 갖지 못하고 한국인 자체에 대한 자아상을 상실할 우려가 있다. 즉, 서구문명이 한계에 도달했다고 해서 우리가 공연히 우쭐대거나 좋아하는 것은 어리석은 것이다. 신과학론자들은 고전물리학과 패러다임을 달리 하는 현대물리학이 없는 것임을 경고하고 있다.

우리는 그 동안의 놀라운 성취에도 불구하고 최근 IMF한파에 따른 경제위기와 더불어 한국적 가치관의 혼란과 정치적 이상의 상실 속에서 방황하고 있다. 물질만능주의, 무질서와 이기주의가 팽배한 가운데 전통윤리가 붕괴하고 유교적 참 삶을 꿈꾸는 '선비'의 상이 점차 자본주의 빛에 퇴색하고 바래져 가고 있다.

꼿꼿했던 꼰대의 정신과 훈도(薰陶)의 회초리는 '자율과 자유' 속에 점차 수그러지고 '망건'보다는 '장날'이 훨씬 높은 기대로 부활하고 있다. 전통보다는 창조가, 인내보다는 적극성이 교육현장에 요구되고 있다. 교육과정에 있어서도 수요자 중심, 열린학습 및 자발적 학습이 주된 교육 방침으로 등장하고 있다.

이러한 상황에서 유교정신, 유교교육의 부활은 마치 앉은뱅이책상에 앉아 고전문학을 읽고 있는 '팔자 좋은 고3학생'으로 간주되기 딱 좋은 것이 되었다. 또한 전통정신에서 요구하였던 교육과정, 교육대상, 교육수준의 논의와 전통사회에서 행해졌던 교육의 실천방식은 오늘에 와서 전혀 다른 존재로서 인식되어지기도 한다. 따라서 '전통'이라는 단어를 입에 올리는 순간 '가장 비전통적'이라는 인식이 우리 뇌리를 감싸는 이상한 분위기에 휩싸이기도 한다.

그러나, 전통교육에서 추구하고자 했던 인간됨의 실천의지는 결코 쉽게 퇴색되어서는 안된다. 회초리감을 바지게에 담아 지고는 아들의 손을 잡고 서당을 향했던 아비의 마음과, 조카뻘

되는 동학(同學) 앞에서 종아리를 걷고 회초리를 맞았던 '초보어른'의 두려움이 우리 교육에서 사라지는 것을 무관심하게 방치해서는 안된다. 나아가 '전통적'인 것은 '보다 우리 것'이라는 기본 관념에서 벗어난 '전통적인 것은 퇴보적, 인습적, 관념적'이라는 시류편승적이고 감각적인 인식에 일대의 전환이 이루어져야 한다.

한국인 생명교육관의 근원적 탐색을 유교에서만 찾아 그 모양과 색을 감별하고 판정하는 것은 매우 성급한 일이다. 이는 포도를 보고 곧장 포도주만을 생각하는 단견에 지나지 않는 것이다. 기실 철학을 하여 관(觀)을 갖는다는 사실은 그 자체부터가 한정됨과 왜곡, 은폐, 질곡으로부터 벗어나고자 함이기 때문이다.

필자가 본 절에서 논의하고자 했던 섣부른 '유교관의 부활'은 현대적 시각으론 부정되고 또한 소극적 시각화가 될 수도 있는 인식이다. 하지만 결코 놓칠 수 없는 것은 유교가 됐던 무속이 됐던 불교와 기타의 것이든 이들은 우리 안에 내재된 새로운 철학으로의 가능성을 담은 '우리정신의 소산체'라는 점이다. 우리 교육에서 추구해야 할 근본적인 교육적 과제와 대안도 모두 여기에 있으며, 여기로부터 흘러나오며 종국에는 이곳으로 모두 회귀하게 될 것이기 때문이다.

참고문헌

- 노희선 외, 쉽게 풀어쓴 교육학개론, 양서원, 2013.
- 노희선 · 류동수, 현대사회와 정신건강, 양서원, 2013.
- 퇴계, 『성학십도』
- 지허스님, 선방일기, 여시아문, 2000.
- 한국기독교생명윤리단체협의회, 기독교 생명선언문, 2001.
- L.S. Vygotsky, 조희숙·황해익 외 편, 비고츠키의 사회속의 정신, 양서원, 2000.

제2부

생명윤리의 쟁점

1. 뇌사와 장기이식
2. 안락사와 의사조력자살
3. 인공임신중절
4. 대리모와 보조생식술
5. 무의미한 연명치료의 중단
6. 유전자검사
7. 유전자치료
8. 유전자변형생물체
9. 동물실험
10. 줄기세포와 복제

1. 뇌사와 장기이식

Ⅰ. 뇌사

1. 뇌사의 개념

뇌사(腦死, brain death)는 외상과 같은 심각한 사고를 당해 뇌간을 포함한 전반적인 뇌 기능이 완전히 정지된 상태를 말한다. 즉 "뇌가 완전히 파괴되어 다른 모든 장기의 기능적 중지가 절박하고 불가피한 상태"이다. 대뇌, 소뇌, 뇌간을 포함한 뇌 전부분이 정지된 상태인 것이다.

물론 호흡을 유지시켜 주기만 한다면 완전히 사망하지는 않으나 아무런 인지도 할 수 없다는 점에서 사실상 죽은 것이나 다름이 없다. 뇌사상태가 되면 개체로서의 통일성을 상실하며 인공호흡기를 부착하지 않는 한 곧장 호흡정지와 함께 혈액순환도 장애를 일으킨다. 또한 인공호흡이나 식도 위관에 의한 영양공급이 이루어지더라도 뇌사상태에 빠진 순간부터 2주 이내로 심장사하는 것으로 알려져 있다.

뇌사상태에 들어서게 되면, 인공호흡기에 의하여 호흡이 유지되고 심장의 자동능력에 의하여 당분간은 심장박동과 맥박, 혈압 및 체온이 유지되지만 정신기능은 완전히 소실되어 깊은 혼수상태가 되고, 운동기능과 감각기능도 전혀 할 수 없는 상태가 된다. 이처럼 뇌의 모든 기능이 정지되어 어떤 의학적인 치료수단을 동원하더라도 회복시킬 수 없는 상태를 '뇌사'라고 한다.

2. 뇌사와 식물인간의 차이점

각종 사고나 뇌질환으로 전체 뇌의 기능이 손상되어 호흡 및 순환중추기능까지 상실하여 회복이 불가하며, 인공호흡기를 부착하더라도 결국에는 심장박동이 정지되는 상태를 뇌사라고 한다. 또한 정밀한 의학 검사를 통해 최종적으로 뇌사판정을 받았을 때 장기를 기증하는 것을 뇌사 기증이라고 한다.

반면, 식물인간상태란 중증의 뇌외상이나 질환에서 회복 소생되었으나 대뇌의 광범위한 조직 손상 혹은 대뇌와 뇌간 사이의 연락단절로 대뇌의 기능은 정지되었으면서도 하위 뇌간 즉 연수의 생명중추기능은 살아있는 상태이다. 즉, 인공호흡기를 부착하지 않고도 호흡, 맥박, 체온, 혈압의 유지가 지속되는 경우이다. 이 상태는 생물학적으로 엄연히 살아있는 상태이므로 논쟁이 되고 있다.

3. 뇌사의 원인, 증상, 경과

뇌사가 일어나면 뇌 중추의 손상으로부터 오는 증상들이 나타난다. 교통사고 등 외상에 의한 뇌출혈이나 고혈압 등 뇌졸중 등에 의한 뇌손상이 주이며 뇌종양, 질식사 등이 주요 원인이다.

■ 식물인간과 뇌사의 차이

	식물인간 상태	뇌사 상태
손상부위	대뇌	뇌 전체(뇌간 포함)
호흡	가능	불가능
순환	가능	불가능
운동	가능	불가능
예후	장기 생존 가능	
장기기증	불가능	사망
뇌손상 부위	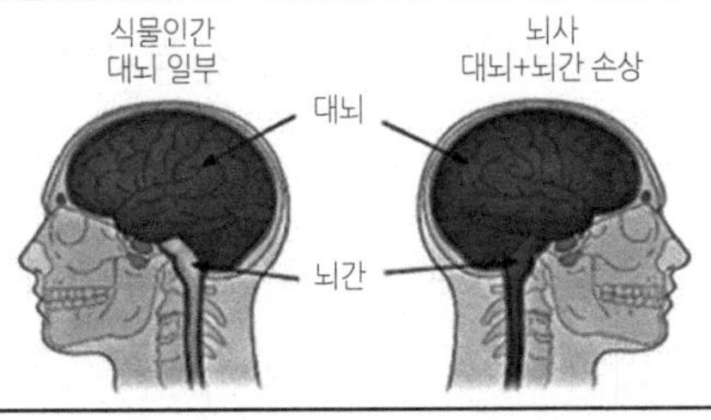	

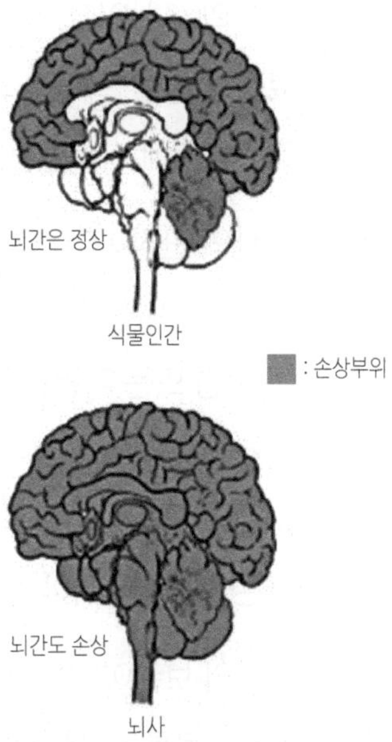

〈자료: 서울아산병원〉

보통, 외부자극에 전혀 반응이 없는 깊은 혼수상태이며 자발호흡이 되살아날 수 없는 상태로 소실되어 있다. 두 눈의 동공이 확대, 고정되어 있으며 뇌간반사가 완전히 소실되어 있다. 여러 가지 호르몬의 분비 이상도 동반되어 요붕증, 저체온증, 전해질 이상, 심부정맥 등이 일어난다. 또한 몸의 각 장기에도 여러 가지 손상이 진행된다.

환자가 뇌사판정을 받았다는 것은 뇌의 기능이 회복될 수 없으므로 심장은 뛰고 있지만 길지 않은 시간내 사망한다는 뜻이다. 뇌사판정위원회의 정식판정이 나올 경우 보호자는 환자의 장기기증여부를 결정할 수 있다. 보호자가 없는 경우에도 환자가 생전에 장기기증의사가 있었음을 증명하는 장기기증 스티커가 있다면 기증이 가능하다.

4. 뇌사 판정 절차와 기준

뇌사 판정 절차는 매우 신중하기에 오진이거나 뇌사자가 의식을 되찾을 확률은 매우 낮다. 뇌사에 대하여는 그 판정요건을 엄격하게 규정하고 있다.

첫째, 뇌사판정의 신청이다. 뇌사로 추정되는 자의 장기 등의 기증을 위한 뇌사판정을 받고자 하는 자는 뇌사판정대상자에 대한 검사기록 및 진료를 담당한 의사의 소견서를 첨부하여 뇌사판정기관의 장에게 뇌사판정의 신청을 하여야 한다.

둘째, 뇌사의 조사이다. 뇌사판정의 요청을 받은 뇌사판정위원회는 전문의사 2인 이상과 진료를 담당한 의사가 뇌사판정기준에 따라 함께 작성한 뇌사조사서를 첨부하여 뇌사판정위원회에 뇌사판정을 요청하여야 한다.

셋째, 뇌사의 판정이다. 뇌사판정의 요청을 받은 뇌사판정위원회는 전문의사 3인 이상을 포함한 6인 이상 10인 이하의 전문위원으로 구성, 뇌사판정을 한 경우에는 출석위원 전원이 서명 또는 기명날인한 뇌사판정서 및 회의록을 작성하고 이를 뇌사 판정위원회의 장에게 제출하여야 한다. 뇌사판정서 및 회의록을 제출 받은 뇌사 판정기관의 장은 그 사본 등을 국립장기이식기관의 장에게 송부하고, 뇌사판정신청자에 대하여 뇌사판정서의 사본을 송부하여야 한다.

넷째, 기록의 보존이다. 뇌사판정기관의 장은 뇌사판정서 및 회의록 기타 뇌사판정과 관련된 검사자료를 15년간 보존하여야 한다.

가. 뇌사 판정 절차

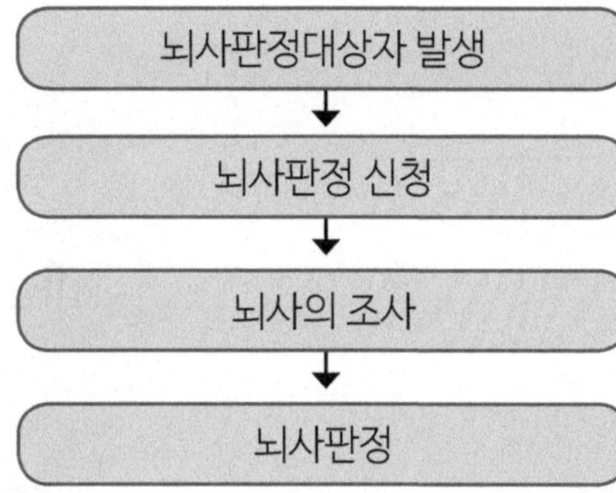

① 뇌사 판정의 신청

② 뇌사의 조사

③ 뇌사의 판정

④ 기록의 보존 - 15년 간 보존

나. 뇌사 판정 기준

1) 선행조건

① 원인질환이 확실하고 치료될 가능성이 없는 기질적인 뇌병변이 있어야 할 것

② 깊은 혼수상태로서 자발호흡이 없고 인공호흡기로 호흡이 유지되고 있어야 할 것

③ 치료 가능한 약물중독(마취제, 수면제, 진정제, 근육이완제 또는 독극물 등에 의한 중독)이나 대사성 또는 내분비성 장애(간성혼수, 요독성혼수 또는 저혈당성뇌증 등)의 가능성이 없어야 할 것

④ 저체온상태(직장온도가 섭씨 32도 이하)가 아니어야 할 것

⑤ 쇼크상태가 아니어야 할 것

2) 판정기준

① 외부자극에 전혀 반응이 없는 깊은 혼수상태일 것

② 자발호흡이 되살아날 수 없는 상태로 소실되었을 것

③ 두 눈의 동공이 확대, 고정되어 있을 것

④ 뇌간반사가 완전히 소실되어 있을 것. (광반사, 각막반사, 안구두부반사, 전정안구반사, 모양체척수반사, 구역반사, 기침반사 등)

⑤ 자발운동, 제뇌강직, 제피질강직 및 경련 등이 나타나지 아니할 것

⑥ 무호흡검사 결과 자발호흡이 유발되지 아니하여 자발호흡이 되살아날 수 없다고 판정될 것

⑦ 재확인: 1~6에 의한 판정결과를 6시간이 경과한 후 재확인해도 그 결과가 동일할 것

⑧ 뇌파검사: 7에 의한 재확인 후 뇌파검사를 실시하여 평탄뇌파가 30가 30분 이상 지속될 것, 기타 필요하다고 인정되는 대통령령이 정하는 검사에 적합할 것

Ⅱ. 장기이식

1. 장기이식의 개념

장기이식이란 질병이나 사고로 인해 손상이 생겨 기능이 떨어지거나 소실된 장기를 대신하기 위해서, 신체 내의 장기를 다른 부위로 옮기거나 타인에게서 받은 장기를 병든 장기 대신 옮겨 넣는 일련의 과정을 말한다.

기존의 치료법으로 회복하기 힘든 각종 말기질환자의 장기를 뇌사자 및 생체에서 기증된 건강한 장기로 대체하는 수술로서 현재 신장, 간, 췌장, 심장, 폐 등의 고형 장기와 각막, 골수, 뼈, 인대, 연골, 심장 판막 등의 조직이 이식되고 있다.

자신의 장기를 자기 자신에게 이식하는 경우를 자가 이식(자가조혈모세포 이식)이라고 하며, 타인의 장기를 이식하는 경우는 동종 이식이라고 한다. 또한 살아 있는 사람이 기증하는 경우를 생체 이식이라고 부르며, 뇌사자가 기증하는 장기인 경우는 뇌사자 이식이라고 표현한다.

일반적으로 장기나 조직을 주는 쪽을 공급자(Donor)라고 부르며 공급자가 생체(生體)일 때를 '생체 공급자'(Living Donor), 그리고 사체(死體)일 때를 '사체 공급자'(Cadaver Donor)라고 부른다. 반면에 장기를 받는 쪽을 '수령자'(Recipient)라고 부른다.

2. 장기이식의 과정

장기 이식이 이루어지는 장기로서는 신장, 간장, 췌장, 췌도, 소장, 심장, 폐, 조혈모세포 등이 있으며 골, 인대, 피부, 혈관 등의 조직들도 가공 후 재사용이 가능하다. 이 중 기증자가 살아 있을 때 제공할 수 있는 경우와 뇌사 상태 혹은 사후에 기증할 수 있는 것으로 분류할 수 있다.

가. 살아 있을 때에 기증이 가능한 장기

- 신장: 정상 신장 2개 중 1개
- 간: 기증자의 의학적 허용이 가능한 범위 내
- 조혈모세포: 기증자의 의학적 허용이 가능한 범위 내

나. 뇌사 상태에서 기증이 가능한 장기

- 신장, 간장, 췌장, 심장, 췌도, 소장, 폐, 각막

다. 사후 기증이 가능한 장기

- 각막 및 인체조직

3. 장기이식 판정절차와 기준

가. 장기 등 기증자와 이식대상자의 혈액형은 동일하거나 장기등기증자의 혈액형이 이식대상자에게 수혈가능한 혈액형이어야 한다. 다만, 각막·골수 등 수혈가능 여부와 관계없이 의학적으로 이식수술이 가능한 경우에는 그러하지 아니하다. 장기등기증자가 살아있는 자인 경우를 제외하고는 다음 각목의 순위에 따라 이식대상자를 선정하여야 한다.

1) 1순위: 당해 뇌사자의 배우자, 직계존 · 비속, 형제자매 또는 4촌 이내의 친족 중 장기 등 이식대기자로 등록된 자

2) 2순위: 당해 뇌사자를 관리하고 있는 법 제16조의2의 규정에 의한 뇌사판정대상자관리 전문기관에 등록된 신장 이식대상자 1인

3) 3순위: 다음 항목의 권역구분에 따라 장기 등 기증자와 동일권역 안에 있는 장기 등 이식대기자. 다만, 장기별 기준에서 권역구분 없이 이식대상자를 선정할 수 있는 요건

을 별도로 정한 경우 또는 장기별 기준 제3호의 경우에는 권역구분 없이 전국의 장기등 이식대기자 중에서 이식대상자를 선정하여야 한다.

① 제1권역: 서울특별시 · 인천광역시 · 경기도 · 강원도 및 제주도

② 제2권역: 대전광역시 · 광주광역시 · 충청북도 · 충청남도 · 전라북도 · 전라남도

③ 제3권역: 부산광역시 · 대구광역시 · 울산광역시 · 경상북도 및 경상남도

4) 4순위: 전국의 장기 등 이식대기자. 장기별 기준에 따라 이식대상자를 선정한 결과 동일 순위에 속하는 자가 2인 이상인 경우에는 다음의 각목의 순위에 따라 이식대상자를 선정하여야 한다.

① 1순위: 과거에 장기 등을 기증한 사실이 있는 자 또는 배우자, 직계존·비속, 형제자매 또는 4촌 이내 친족중에 뇌사자 장기기증을 한 사실이 있는 자

② 2순위: 나이가 어린 자

③ 3순위: 장기등 이식대기자로 등록한 기간이 오래된 자

나. 간장 · 심장 또는 폐의 이식대상자로 이미 선정된 자가 신장 또는 췌장을 동시에 이식받을 수 있는 대상자로 되는 경우에 있어서 다음 각목의 요건을 모두 충족하는 때에는 신장 또는 췌장의 이식대상자(이하 이호에서 "다장기 이식대상자"라 한다)로 우선 선정한다. 또한 이에 해당하는 자가 2인 이상인 경우에는 장기별 기준 제1호 가목에 해당하는 자, 제3호의 규정에 해당하는 자의 순위로 선정하여야 한다.

다만, 다장기 이식대상자는 장기별 기준 제1호 가목에 해당되지 아니하나 신장 또는 췌장만을 이식받고자 하는 장기등 이식대기자중에서 장기별 기준 제1호 가목에 해당하는 자가 있는 경우에는 이에 해당하는 자를 우선 선정 하여야 한다.

1) 장기등 기증자와 이식대상자의 사람백혈구항원 교차검사(Human Leukocyte Antigen Cross Match) 결과가 음성일 것

2) 장기등기증자와 혈액형이 동일할 것

다. 간장의 이식대상자로 이미 선정된 자가 심장 또는 폐를 동시에 이식받을 수 있는 대상자로 되거나, 심장 또는 폐의 이식대상자로 이미 선정된 자가 간장을 동시에 이식받을 수 있

는 대상자로 되는 경우에 있어서 다음 각목의 요건을 충족하는 때에는 심장이나 폐 또는 간장의 이식대상자로 우선 선정하되, 이에 해당하는 자가 2인 이상인 경우에는 제3호의 규정에 따라 선정하여야 한다.

1) 해당 장기별로 장기별 기준 제2호 가목 또는 제3호 가목의 요건에 적합할 것

2) 동시에 이식받아야 하는 심장이나 폐 또는 간장을 기준으로 측정한 제18조제2항의 규정에 의한 의학적 응급도(이하 "응급도"라 한다)가 심장이나 폐 또는 간장 중 1개만을 이식받고자 하는 장기 등 이식대기자 보다 높거나 같을 것

4. 장기이식 관련 법률

➜ 인체조직안전 및 관리 등에 관한 법률 시행규칙(약칭: 인체조직법 시행규칙)

[시행 2018. 8. 9] [보건복지부령 제575호, 2018. 5. 8, 타법개정]

보건복지부(생명윤리정책과) 044-202-2945

제1조(목적) 이 규칙은「인체조직안전 및 관리 등에 관한 법률」및 같은 법 시행령에서 위임된 사항과 그 시행에 필요한 사항을 규정함을 목적으로 한다.

제2조(조직 기증에 관한 동의) 「인체조직안전 및 관리 등에 관한 법률」(이하 "법"이라 한다) 제7조 제2항 제4호에서 "보건복지부령이 정하는 사항"이란 기증된 인체조직

(이하 "조직"이라 한다)이 이식에 적합하지 아니할 경우 그 처리에 관한 사항을 말한다.

1999년 2월 8일 「장기이식등에 관한 법률」(이하 장기이식법)이 제정되면서 민간단체나 의료계에서만 연구, 논의되어오던 장기기증과 이식이 사회적 관심을 끌게 되었다. 장기이식법은 1년 후인 2000년 2월 9일부터 시행됐으며 이 법률에 따라 국립의료원 산하에 국립장기이식관리센터(이하KONOS)가 설립돼 민간단체가 주도했던 장기이식 관련 업무를 국가가 관리 통제하기 시작하였다.

법을 제정한 이유는 생명의 존엄성에 비추어 장기이식이 현실적으로 필요한 사람은 많으나, 장기의 공급은 항상 부족하고 장기이식관리체계가 구축되어 있지 않은 등 장기이식의 공정성과 투명성의 확립이 필요하였기 때문이라고 할 수 있다.

즉 의학의 발달로 점점 증가하고 있는 장기이식을 공정하고 효율적으로 관리하고 장기매매 등 비윤리적인 행위를 근절할 수 있는 제도적 장치를 마련함으로써 인도적인 차원의 장기이식을 보호하고 나아가 국민보건의 향상에 기여하기 위한 것이다.

장기이식에 관한 법률의 제정은 그 동안 논란이 되어 왔던 뇌사자 장기적출의 법률적 문제를 해소하고 사회문제로 제기되어 온 장기매매행위를 차단할 수 있는 제도적 장치를 마련하는 한편 장기이식 관련 정보의 통합관리를 통해 이식대상자를 공정하고 투명하게 탐색할 수 있게 되었다는 점에 그 의의가 있다고 볼 수 있다.

장기등 이식대기자 추이(장기별) : 2000-2016

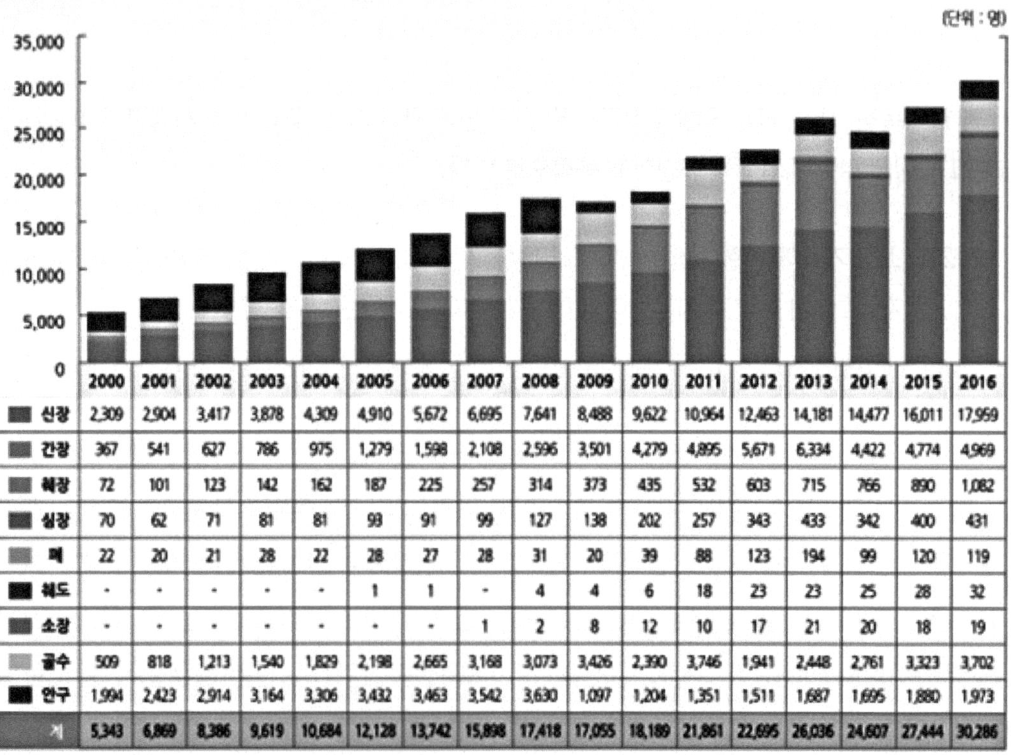

	2000	2001	2002	2003	2004	2005	2006	2007	2008	2009	2010	2011	2012	2013	2014	2015	2016
신장	2,309	2,904	3,417	3,878	4,309	4,910	5,672	6,695	7,641	8,488	9,622	10,964	12,463	14,181	14,477	16,011	17,959
간장	367	541	627	786	975	1,279	1,598	2,108	2,596	3,501	4,279	4,895	5,671	6,334	4,422	4,774	4,969
췌장	72	101	123	142	162	187	225	257	314	373	435	532	603	715	766	890	1,082
심장	70	62	71	81	81	93	91	99	127	138	202	257	343	433	342	400	431
폐	22	20	21	28	22	28	27	28	31	20	39	88	123	194	99	120	119
췌도	-	-	-	-	-	1	1	-	4	4	6	18	23	23	25	28	32
소장	-	-	-	-	-	-	-	1	2	8	12	10	17	21	20	18	19
골수	509	818	1,213	1,540	1,829	2,198	2,665	3,168	3,073	3,426	2,390	3,746	1,941	2,448	2,761	3,323	3,702
안구	1,994	2,423	2,914	3,164	3,306	3,432	3,463	3,542	3,630	1,097	1,204	1,351	1,511	1,687	1,695	1,880	1,973
계	5,343	6,869	8,386	9,619	10,684	12,128	13,742	15,898	17,418	17,055	18,189	21,861	22,695	26,036	24,607	27,444	30,286

세계 각국은 장기이식에 관한 법률을 제정하여 이에 관한 사항을 명문으로 규정하고 있다. 예컨대, 「미국의 통일사체제공법」(Uniform Anatomical Gift Act, 1987), 독일의 「장기 등의 기증, 적출 및 이식에 관한 법률」(Gesetz ber die Spende, Entnahme und bertragung von Organen, 1997) 및 일본의 「장기의 이식에 관한 법률」(臟器の移植に關する法律, 1997) 등이 그것이다.

장기이식관련기관 업무관리체계	2000~2017년 장기 기증·이식 현황
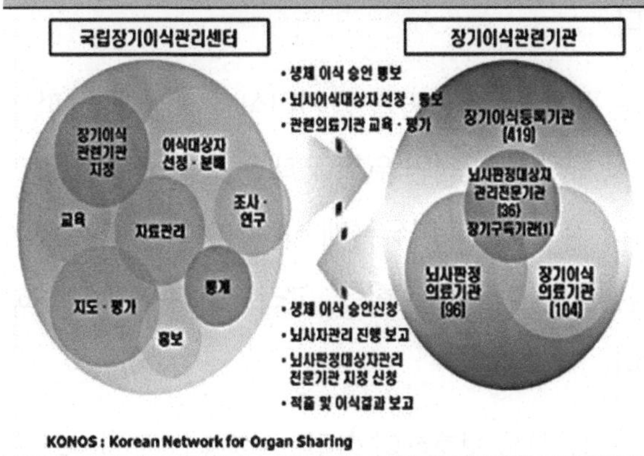	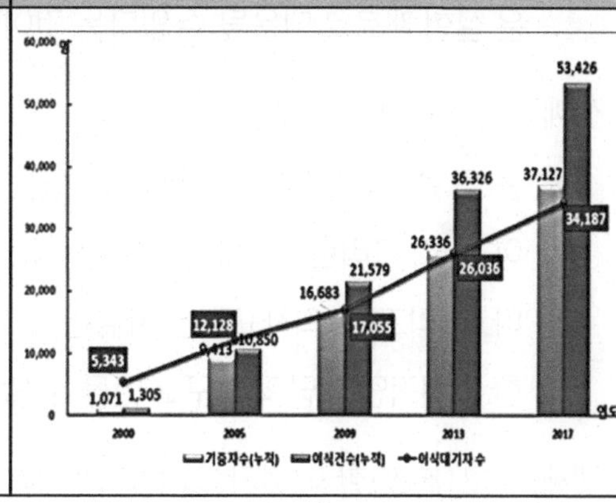

(출처 : 질병관리본부, 장기기증·이식 관리실태 현장점검)

5. 장기이식의 부작용과 후유증

장기이식 후 부작용 및 후유증은 이식 장기별로 다양하다. 환자의 이식 수술 후 사망의 원인은 수술 초기에 발생하는 초기 문제점과 수술 이후에 발생하는 후기 합병증으로 크게 나눌 수 있다.

수술 초기는 각 장기별 수술 특징과 환자가 가진 질환의 심한 정도에 따라서 이식 받은 장기의 생존율과 환자의 생존율 등이 다르다. 하지만, 수술기법의 발전, 면역학의 성장, 여러 면역억제제의 개발 등에 힘입어 최근에는 이식성공률은 매우 향상되었다. 그러나 이식 환자의 생존이 길어지면서 면역억제제를 지속적으로 복용해야 하고, 이로 인해 여러 가지 만성질환, 감염이나 암 등이 발생한다는 새로운 문제점이 생겨나고 있다.

넬슨(James Nelson)은 이런 까닭에 어떤 특정한 신체 기관을 이식하는 것이 합법적인가의 여부를 판단할 수 있는 다섯 가지 기준을 제시하였다.

첫째, 장기이식이 환자를 치료하는 데 최후의 수단이 되어야 한다. 이는 다른 어떤 치료 방법도 효과적이지 않고 오직 신체 기관의 이식만이 성공할 수 있다는 것에 대해 상당한 희망이 있어야만 한다는 것을 의미한다.

둘째, 신체 기관의 이식은 의학적인 지식의 수준을 향상시키기 위한 실험일 뿐만 아니라 그 환자의 복지(福祉)가 중요한 의도가 되어야 한다. 즉 의학의 발전도 합법적인 목적이 되지만 그 환자의 건강 회복이 일차적 목적이 되어야 한다. 이를 구체적으로 말한다면 인간은 실험 재료로 대용될 수 없다는 것이다.

셋째, 자유의사에 따른 동의가 있어야 한다는 것이다. 즉 환자가 장기이식 수술을 받을 때에는 그 수술의 성격과 거기에 수반되는 육체적, 심리적인 위험에 대해 충분히 알고 있어야 하고, 그러한 사실을 알고 나서 수술이 진행되도록 자유롭게 허락하여야 한다는 것이다. 그리고 그 의사표명은 자유롭게 취소할 수도 있어야 한다. 그러므로 여기에는 어떠한 강제적인 대답의 요구도 있을 수 없다.

넷째, 무고(無故)한자(환자, 그 환자의 가족, 기증자)를 보호해야 한다는 것이다. 그 환자와 가족의 의사(意思)결정을 돕는데 있어서, 의료 전문인들은 그 수술이 가져다 줄 수 있는 결과 이상의 과장된 약속을 해 잘못된 희망을 심어주어서는 안된다. 그리고 관련 당사자들은 그 수술이 일상 치료 요법의 수단인지, 아니면 특수 치료 요법의 수단인지를 신중하게 생각해야 하며, 나아가 그러한 수술을 받는 것이 의무인지도 신중하게 고려해야 한다.

다섯째, 균형(均衡)이라는 기준이다. 이것은 비례(proportionality)의 원칙이 지켜져야 한다는 것인데, 환자가 치료를 받는데 있어서 드는 비용보다 능가하는 유익을 얻을 수 있어야 한다는 것이다. 즉, 신체 기관의 이식에는 많은 비용이 들어가므로, 수술을 통해 얻어질 결과와 감수해야하는 경제적 어려움 사이에 어떤 균형이 유지 되어야만 한다는 것이다.

한국인이 콩팥·간을 이식 받은 나라

2000~2016년 단위: 명

국내	생존 이식	2만4548
	뇌사 이식	1만1336
중국		2147
미국		33
필리핀		10
인도		4
싱가포르		4
기타		8

자료: 안형준 경희대병원 이식혈관외과 교수·질병관리본부

장기이식의 절차

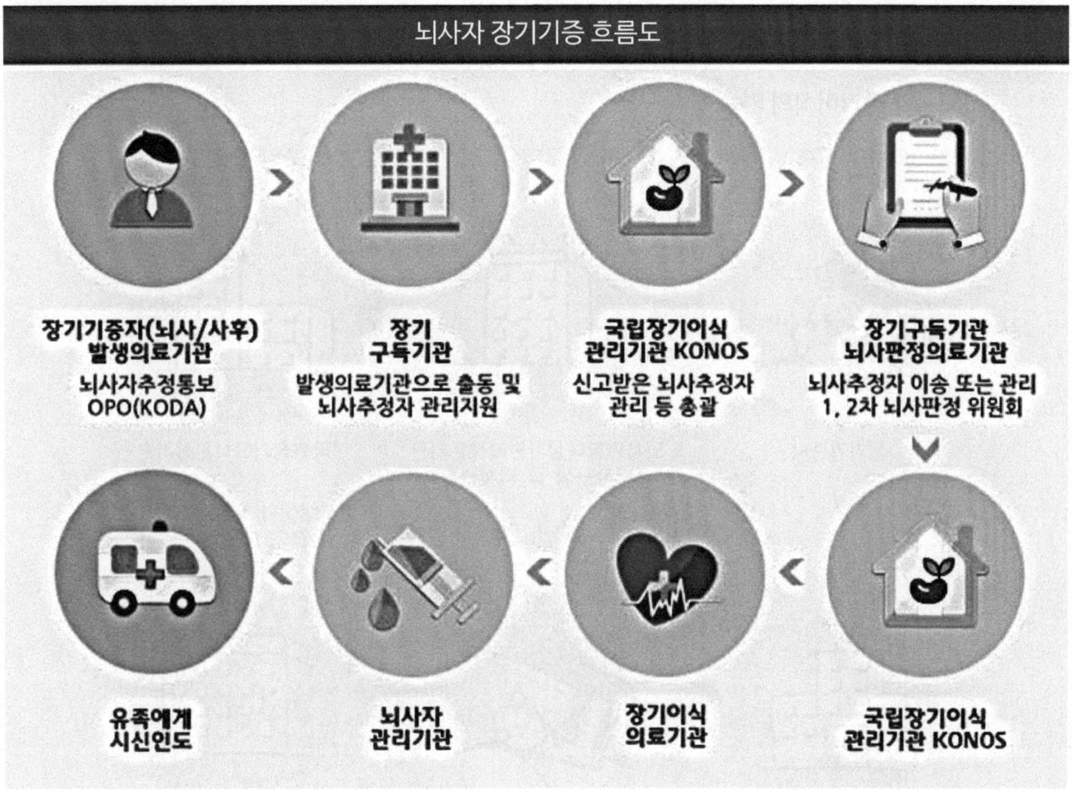
뇌사자 장기기증 흐름도
장기기증자(뇌사/사후) 발생의료기관
뇌사자추정통보 OPO(KODA)
장기 구득기관
발생의료기관으로 출동 및 뇌사추정자 관리지원
국립장기이식 관리기관 KONOS
신고받은 뇌사추정자 관리 등 총괄
장기구득기관 뇌사판정의료기관
뇌사추정자 이송 또는 관리 1, 2차 뇌사판정 위원회
국립장기이식 관리기관 KONOS
장기이식 의료기관
뇌사자 관리기관
유족에게 시신인도

(출처 : 질병관리본부(KCDC) 장기이식관리센터)

6. 장기이식에서의 간호사의 역할

간호사는 뇌사자의 장기이식이 진행되는 경우, 뇌사판정의 엄정성과 정확성 기준에 대해서 알고 있어야 한다. 아울러 장기기증자의 의사결정 기준도 명백히 알고 있어야 한다. 또한 간호사는 위기에 있는 가족을 도와줄 수 있는 가장 좋은 위치에 있기에 공여자 가족에게 연락을 취하거나 임상적 관리를 제공해야 한다.

뇌사자 장기이식의 기증 절차 구조

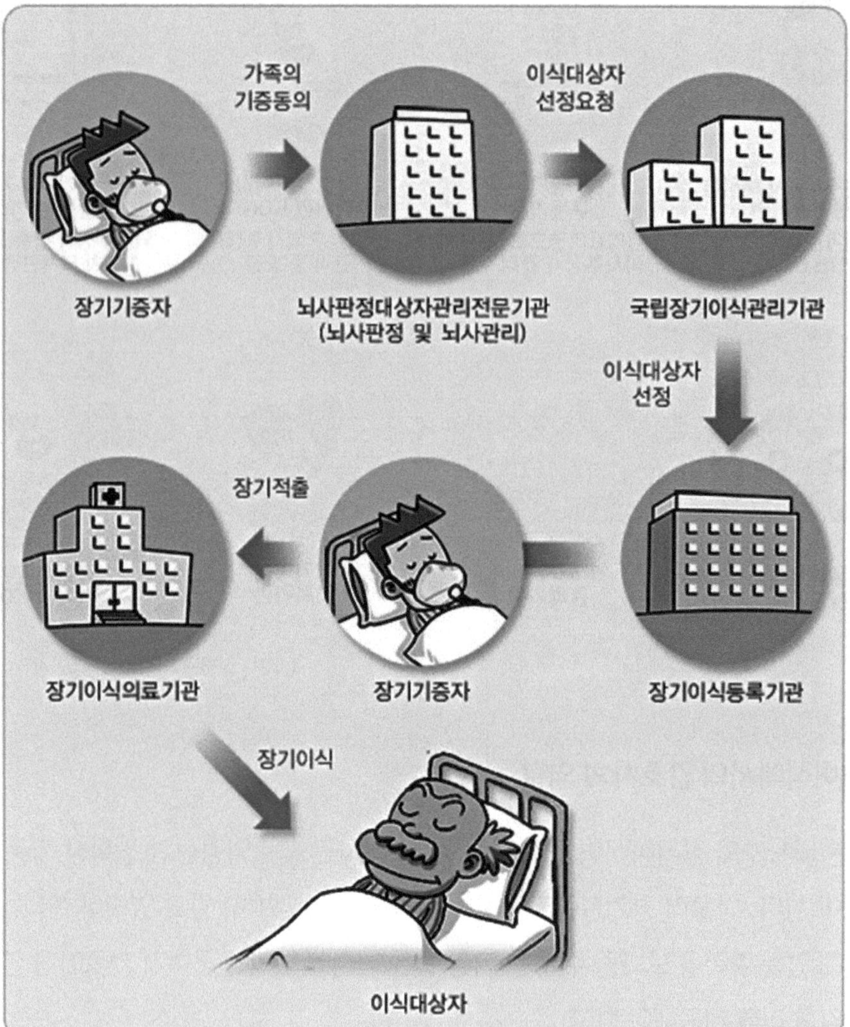

Ⅲ. 뇌사자의 장기이식 쟁점

1. 찬성의견

가. 무의미한 연명치료의 중단

뇌사한 사람은 생활이 없고 어떤 정신적인 활동이 불가능하다. 중증 뇌손상으로 혼수에 빠졌던 사람이 기적적으로 의식을 회복하는 경우는 있지만, 뇌사한 사람에게는 그러한 가능성이 전혀 없다. 이로 인한 가족들의 정신적, 경제적 부담도 매우 크다.

나. 다수의 생명에 기여

1명의 뇌사자 장기기증이 최대 9명을 살린다. 또한 2018년 8월 현재 약 3만명의 이식대기자가 있다. 기증된 장기의 약 20%는 뇌사자가 기증한 것으로서 뇌사자의 장기기증이 반대되어 못하게 된다면 이식받을 장기가 부족해지고 이로 인해 불법 장기매매 문제가 더 커질 가능성이 있다.

다. 뇌사자의 자기결정권 존중

뇌사자가 사망하거나 뇌사직전에 장기기증에 동의가 가능하며 인류애의 보편적 가치 또한 실현 가능하다. 또한 환자도 고통스럽게 연명하지 않고 행복한 죽음을 맞이할 수 있는 권리가 있다.

2. 반대의견

가. 인간 생명의 존엄성

인간은 자신의 존엄성과 무한한 내재적 가치를 지니고 있다. 따라서 우리는 인간을 항상 목적으로 대우해야 하고, 결코 수단으로 취급해서는 안 된다.

나. 의사의 오진 가능성

의사는 어떤 조건이든 생명을 살려야하는 의무가 있다. 의사의 오진 가능성도 상존한다. 뇌사의 경우에는 사망시기의 조기 판정과 같은 실수가 발생하더라도 이를 규명하기가 쉽지 않다는 문제점이 있다.

다. 법규의 혼란 초래 우려

인간은 사망을 통해 그 권리능력을 상실하게 되고 그로 인해 형법, 친족상속법을 포함한 여러 법적 관계가 발생하게 된다. 따라서 정확한 사망시점의 확정은 당사자뿐만 아니라 가족 등 이해관계가 있는 사람들에게도 중요한 문제다. 뇌사설의 경우에는 여전히 뇌사의 시기 판정이 기술적으로 어려운 과제다.

라. 뇌사자 가족들의 심리적 · 경제적 부담감

마. 불법 장기매매 가능성

바. 악행금지와 선행의 원칙에 위배

*** 장기이식의 4원칙 ***

1) 자율성존중의 원칙
2) 악행금지의 원칙
3) 선행의 원칙
4) 정의의 원칙

참고문헌

- 강대연. '심장은 뛰는데…뇌사는 죽음인가 아닌가'. mk뉴스. 2018.
- 고수현, 생명윤리학, 양서원, 2014.
- 공병혜, 구인회 외, 생명윤리, 현문사, 2019.
- 남명진, 영화 속 생명윤리 이야기, 지코사이언스, 2010.
- 남문희, 김요나 외, 전문직과 간호윤리, 수문사, 2019,
- 노기호. 정문식, 인간복제의 헌법적 문제. KCI, 2004.
- 노희선 외, 인간행동과 사회환경, 양서원, 2012.
- 노희선, 류동수, 현대사회와 정신건강, 2013.
- 박혜선. '폐'도 생체 이식 가능. 중증 폐 질환자 폐 이식 기회 확대. 하이닥. 2018.
- 서영심. 이영희. 「장기기증희망자의 장기기증과 장기이식에 대한 지식과 태도」. 임상간호연구 제15권 제3호 2009.
- 서영호. '국내 최초 뇌사자 소장 이식 성공'. 보건 타임즈. 2018.
- 이연숙. 장기기증 문제점과 활성화 방안. 가톨릭 평화 신문. 2018.
- 장윤형. 장기이식용 복제미니돼지 '소망이' 생산 성공. 메디컬 투데이. 2018.
- 질병관리본부 장기이식관리센터(2017-09-08). 2016년 장기 등 이식 통계연보.

2. 안락사와 의사조력자살

Ⅰ. 안락사

1. 안락사의 개념

안락사(euthanasia)는 회복할 수 없는 죽음에 임박한 중환자의 고통을 덜어주기 위하여 그 환자의 생명을 단축시켜 사망케 하는 것으로 희랍어의 eu(아름답게, 행복하게)와 thanatos(죽음)라는 말에서 유래된 것이다.

'아름답고 존엄한 죽음', '행복하고 품위 있는 죽음', '고통이 없는 빠른 죽음', '잠자는 것과 같은 평화로운 죽음', '깨끗한 죽음', '가벼운 죽음' 등의 뜻을 내포하고 있다. 즉 안락사란 죽음을 인위적으로 조정하려는 행위로서 죽음을 합리적으로 관리하는 발상에서 나온 개념이다.

2. 안락사의 종류

안락사는 결정의 주체에 따라 자의적 안락사(생명 주체의 자발적 의사에 따른 안락사)와 비임의적 안락사(환자가 의사를 표시할 수 없거나 그 결정이 불가능한 경우 환자 자신이 아닌 환자 가족이나 친권자의 동의하에 시행되는 것) 및 타의적 안락사(환자가 적극적으로 반대하는데도 불구하고 실시하는 것으로 강제적 안락사)로 나눠진다.

구분	종류	내용	쟁점
환자의 동의여부에 따른 구분	자발적	환자가 동의함	환자의 이성적 판단에 의한 것인가? 자살과 구분될 수 있는가
	반자발적	환자가 반대함	대체로 살인이라고 보아 윤리적 논의에서 제외함
	비자발적	환자가 의사를 표현할 수 없음	주변 사람이 다른 사람의 생명을 결정할 권리가 있는가?
시술행위의 적극성에 따른 구분	적극적 안락사	약물 주입과 같이 구체적이고 적극적인 행위로 환자의 생명을 단축함	
	소극적 안락사	회복 불가능한 연명 치료를 중단하고 자연스러운 죽음을 받아들이게 함	

또한 행위에 따라 '소극적안락사'(환자의 요청에 따라 생명유지에 필요한 치료를 중단하여 자연스레 죽음에 이르도록 하는 행위)와 '적극적안락사'(환자의 요청에 따라 약물 등을 사용하여 환자의 삶을 단축시킬 것을 의도하는 행위)로 나눌 수 있다.

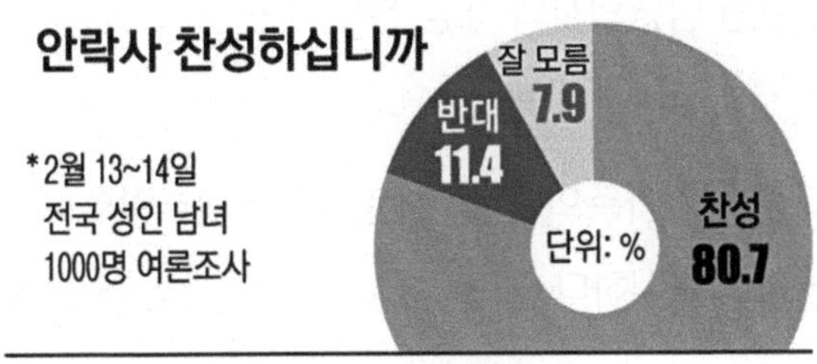

〈자료: 서울신문, 공공의 창, 조원씨앤아이〉

'죽을 권리' 허용 국가

스위스	1942년
네덜란드	2002년
벨기에	2002년
룩셈부르크	2009년
미국 내 5개주	
• 오리건	1998년
• 워싱턴	2008년
• 몬태나	2009년
• 버몬트	2013년
• 뉴멕시코	2014년
캐나다 퀘벡주	2015년 말 예정
프랑스	2015년 하원 통과, 상원 심의 중

〈자료: 세계일보〉

3. 안락사를 위한 윤리적 기준과 조건

가. 환자의 의사 확인이 가능할 경우

1) 의료기관에서 작성된 연명의료계획서가 있는 경우 이를 환자의 의사로 봄

2) 담당의사가 사전연명의료의향서의 내용을 환자에게 확인하는 경우 이를 환자의 의사로 본다. 담당의사 및 해당 분야의 전문의 1명이 다음을 확인했을 경우: 사전연명의료의향서 작성

나. 사전연명의료의향서를 작성 없는 19세 이상의 환자가 의사를 표현할 수 없는 의학적 상태인 경우

1) 환자의 연명 의료중단 등 결정에 관한 의사로 보기에 충분한 기간 동안 일관하여 표시된 연명의료중단 등에 관한 의사에 대하여, 환자가족(19세 이상인 자로서 다음 각 목의 어느 하나에 해당하는 사람을 말한다) 2명 이상의 일치하는 진술(환자가족이 1명인 경우에는 그 1명의 진술을 말한다)이 있으면 담당의사와 해당 분야의 전문의 1명의 확인을 거쳐 이를 환자의 의사로 본다.

2) 다만, 그 진술과 배치되는 내용의 다른 환자가족의 진술 또는 보건복지부령으로 정하는 객관적인 증거가 있는 경우에는 그러하지 아니하다.

3) 환자 가족이라 함은 배우자, 직계비속, 직계존속을 말하며 위의 내용에 해당하는 사람이 없는 경우는 형제자매를 순으로 한다.

다. 시행의 조건

1) 회생의 가능성이 없고, 치료에도 불구하고 회복되지 아니하며, 급속도로 증상이 악화되어 사망에 임박한 상태의 환자를 대상으로 담당의사와 해당 분야 전문의 1명으로 부터 임종과정이라고 하는 의학적 판단을 받게 된다면 연명의료를 중단 할 수 있다.

2) 안락사가 허용되는 질병은 다음과 같다.

- 암
- AIDS
- 만성 폐쇄성 폐질환

- 만성 간경화
- 그 밖에 보건복지부령으로 정하는 질환
- 위의 질병에 걸린 말기환자에 한해, 환자의 요청 및 의료진이 해당 환자가 더 이상 치료가 불가능한 임종과정에 빠진 말기환자라고 판단될시 심폐소생술, 혈액투석, 항암제투여, 인공호흡기 착용 등 죽음의 기간만을 연장하는 의학적 시술에 한해서 하지 않을 수 있다.

3) 단, 모든 환자는 최선의 치료를 받아야 하며, 의료진도 환자에 대해 상태 회복을 위한 최선의 노력을 기울여야 한다.

4. 안락사의 사례와 존엄사의 개념 등장

우리나라의 최초로 안락사와 관련된 판례는 1997년 12월에 발생한 보라매병원 사건 이 있으며, 2009년 김 할머니 사건으로 국회에서 활발히 논의가 이루어졌다.

2013년에는 국가생명윤리심사위원회에서 존엄사에 대한 법안 제정을 권고했으며, 그 결과 2016년 1월 국회에서 제한적인 상황에서의 안락사를 가능하게 하는 호스피스 · 완화의료 및 임종과정에 있는 환자의 연명의료결정에 관한 법률이 통과되었고 2년간의 유예 끝에 2018년 2월부터 시행하고 있다.

가. 보라매병원 사건

1997년 12월 4일, 한 환자가 보라매병원 중환자실로 후송되었다. 보호자 없이 후송된 이 환자를 두고 담당 의사들은 수술을 실시했다. 다행히도 수술은 성공적으로 끝났으나 뇌부종으로 인해 호흡에 문제가 있는 상태였다. 다음날 환자의 보호자는 '자신의 동의 없이 수술했고 경제적 여유가 없음'을 주장하면서 환자를 퇴원시키고자 했다.

담당 의사들은 퇴원한다면 환자의 목숨을 보장할 수 없었기에 처음에는 보호자의 요구를 거부했지만, 결국 그 보호자의 뜻을 꺾지 못하고 '환자의 죽음에 대해 병원은 책임지지 않는다'라는 각서를 받은 후 환자를 퇴원시켰다. 그렇지만 환자는 퇴원한 후 산소호흡기를 뗀 뒤 5분 만에 사망했다.

이어 환자의 보호자는 관할 파출소에 사망신고를 했는데, 병원의 동의 없이 퇴원했기에 사망

진단서를 받지 못한고로 이 사건은 '병사'가 아닌 '변사 사건'으로 처리되었고, 그 환자 부인의 올케가 그 보호자를 신고하여 경찰의 조사를 받게 됐다.

조사를 마친 경찰은 이들을 고발했고 환자의 보호자는 부작위에 의한 살인죄로 징역 3년에 집행유예 4년을, 담당 전문의와 전공의는 각각 살인죄의 종범으로 징역 1년 6개월에 집행유예 2년을 선고받았다. 이후 병원들은 소생할 가능성이 없는 환자의 퇴원을 거부하게 되었고 이 때부터 존엄사 논란이 시작되었다.

즉, 이 사건으로 의료계에서는 각서에 관계없이 '생환가능성이 없더라도 환자를 퇴원시키면 우리는 살인죄를 뒤집어쓰게 된다'라는 인식이 퍼지면서 병원은 생명이 오늘내일 하는 환자들은 무조건 붙들어두게 되었다.

나. 김할머니 사건

김할머니 사건은 대한민국에서 존엄사의 허용 여부가 논쟁이 된 사건이다. 김할머니는 2008년 2월 폐암 조직검사를 받다가 과다출혈로 식물인간이 되었다. 자녀들은 김할머니의 인공호흡기 등 연명치료의 중단을 요구하여 재판 끝에 2009년 5월 21일 대법원에서 승소했다. 김할머니는 인공호흡기를 뗀 뒤에도 튜브로 영양을 제공받으면서 생존하다가 2010년 1월 10일 사망했다.

이 사건에 대해 대법원의 판례는 다음과 같다.

「식물인간 상태인 고령의 환자를 인공호흡기로 연명하는 것에 대하여 질병의 호전을 포기한 상태에서 현 상태만을 유지하기 위하여 이루어지는 연명치료는 무의미한 신체침해 행위로서 오히려 인간의 존엄과 가치를 해하는 것이며, 회복 불가능한 사망의 단계에 이른 환자가 인간으로서의 존엄과 가치 및 행복추구권에 기초하여 자기결정권을 행사하는 것으로 인정되는 경우에는 연명치료 중단을 허용할 수 있다.」(2009년 5월 21일 대법원 판결)

이 판례는 연명치료가 무의미하고 환자의 의사가 추정되는 경우로 제한하기는 하였으나 사실상 존엄사를 인정한 첫 판례라는 의의를 가지고 있다.

Ⅱ. 의사조력자살

1. 의사조력자살의 개념

의료진으로부터 약물을 처방 받아 스스로 목숨을 끊는 행위를 말한다. 이는 생명을 연장하는 치료가 의미가 없기 때문에 치료를 중단하는 존엄사나 극심한 고통을 받는 불치병 환자를 죽음에 이르게 해주는 안락사와는 다른 개념이다.

조력자살은 종교적이나 의학적 입장에서도 허용되지 않거니와, 법률적인 입장에서도 허용되지 않는다. 환자의 '고통제거수단'으로 이를 행하였어도 이는 위법이다. 환자의 명시적인 청탁이나 촉탁이 있었다면 촉탁, 승낙에 의한 살인죄, 없었다면 일반살인죄가 성립하게 된다.

윤리, 법률적인 문제 말고도 조력살인을 선택한 환자의 보호자와 주변인들이 느끼는 상실감, 후회 등의 감정적인 문제도 존재한다. 환자 본인은 병마의 고통에서 해방되기 위해 조력자살을 택했지만, 남겨진 유족이나 측근들은 '왜 그 때 그 사람을 말리지 못했을까' 같은 생각으로 후회와 죄책감을 느끼는 사례가 많다. 단 캐나다, 네덜란드, 벨기에, 스위스와 같은 소수의 국가에서는 이와 같은 조력자살이 허가되고 있다.

2. 안락사와 조력자살의 차이

안락사는 의사가 안락사를 희망하는 환자에게 주사 등의 방법으로 직접 약물을 주입하여 사망에 이르게 하는 방법으로서 환자 본인의 자기결정의지가 있다는 점과 환자의 상태가 불치이며 말기라는 점의 두 가지 조건이 갖춰진 상태에서 인정된다.

반면, 의사조력자살은 안락사를 희망하는 환자에게 언제든 죽을 수 있도록 약물을 처방하는 방법으로서, 죽음의 순간에 의사는 부재일 수 있는 가능성을 열어두고 있다.

따라서 PAS: physician-assisted suicide로 표기하고 있다.

존엄사	회생이 불가한 환자에 대해, 연명치료를 중단하는 것
안락사	환자 상태와 관계 없이, 약물 등을 통해 인위적으로 생명을 단축시키는 행위
조력자살	환자가 아니더라도, 의료진의 도움을 받아 인위적으로 생명을 단축하는 행위

3. DPAC(Disabled People Against Cuts)의 반대의견

첫째, 의사의 진단이 정확한지와 당사자로부터 사전 동의를 얻었는지 확인할 충분한 안전장치가 갖춰졌는지가 의문이며, 이 과정에 부당한 압력이 환자에게 가해지지 않으리라는 보장이 없다.

둘째, 조력자살 합법화가 누군가의 삶을 마감케 하는 데 있어 의사에게 사실상 '면책특권'을 준다.

셋째, 의사가 환자와 맺는 관계가 기존의 '치료자'(healer)에서 '살인자'(killer)로 합법적으로 변하도록 허용한다는 점이다.

넷째, 유럽에서 조력자살 합법화 논의가 초기에는 불치병 환자들에 한정되었지만 갈수록 장애인, 치매 환자, 어린이 그리고 심지어 '실존적 고뇌'를 경험하고 있는 이들까지 포함하는 쪽으로 확대되고 있다는 것이다.

마지막으로, 장애인에 대한 공적인 태도에서 부정적 변화가 늘어날 것이란 지적이다. 이를테면 비장애인이 자살하고자 할 때 사람들은 그를 말리려 할 것이지만, 장애인이 자살하려 할 때에는 '어떻게 하면 자살을 할 수 있도록 도울까'에 초점을 맞추게 될 것이라는 주장이다.

4. 의사조력자살의 사례

가. 케보키안사건

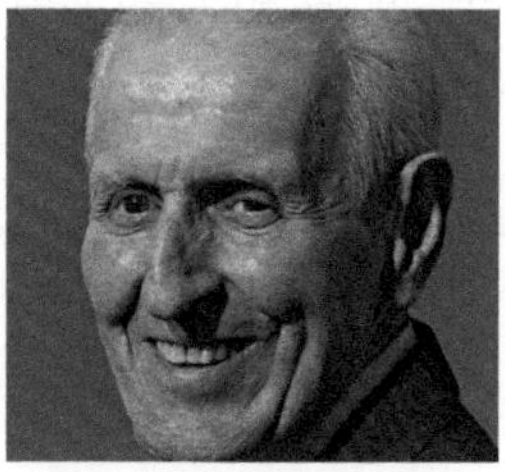
<사진 : 잭 케보키안>

미국의 의사 잭 케보키안은 1990년 6월 자신이 개발한 자살기계로 자넷애드킨스의 자살을 도운 이래 130명 이상의 사람의자살을 돕는다. 케보키안의 자살기계를 이용한 사람들 대부분은 불치병 환자나 말기 환자들이었다.

그런데, 케보키안은 자살하려는 사람들에게 생리식염수가 흐르는 정맥 주사를 놓았을 뿐 자살기계를 실제로 작동한 것은 죽은 사람들이었다 하여 많은 기소에도 불구하고 무죄판결을 받았다. 1998년 11월 22일 시술 장면이 TV를 통해 전국에 중계되었다. 이 장면에서 케보키안이 직접 독극물을 주사하는 장면이 포함되어 있었기 때문에, 그는 1999년 4월 13일 2급 유죄 판결을 받았다.

케보키안의 변호사 피거는 1996년에 일간지에 기고한 글에서 "나는 지금까지 케보키안같이 정확한 지침을 가지고 있는 의사를 본 적이 없다"고 밝힌 바 있다. 그러나 1997년에 보도된 디트로이트 자유언론사의 조사 내용은 위의 증언이 사실과 먼 것임을 보여주고 있다.

가령, 충분한 상담을 거친 후 결정을 내린다는 케보키안의 증언과는 달리, 많은 환자들의 경우 그를 직접 대면하지 못한 채 전화통화로만 상담을 하거나, 혹은 본인이 아닌 가족이나 친지와의 짧은 면담 후에 결정이 내려졌다. 또한 통증을 호소하는 환자들은 최종결정이 내려지기 전, 반드시 통증치료 전문의의 진단을 거쳐야 한다는 것이 케보키안의 지침이었다.

그러나, 실제로는 최소한 17명 이상이 만성 통증을 호소하였지만 단 한 명도 통증전문의에게 의뢰한 적이 없었다. 한편 자신의 도움을 받은 환자들은 모두 불치병을 앓고 있거나, 치료 방법이 있다 하더라도 심각한 부작용을 초래하는 병을 앓고 있는 환자라는 그의 주장과 달리, 놀랍게도 최소한 3명이 아무런 질병을 앓고 있지 않았음이 부검을 통해 밝혀졌다. 뿐만 아니라, 결정 후 최소한 24시간을 기다려야 한다는 그의 지침과는 달리 최소한 19명의 환자가 그를 만난 후 24시간이 못 되어 죽음을 맞이하였다.

가. 케보키안사건

디그니타스는 실제로 의사조력자살을 허용한 스위스 국가의 기관이다. 1998년 5월 17일 루드비히 미넬리가 설립하였다. 실제로 우리나라에서도 디그니타스에 의사조력자살을 신청한 사람들이 있었다.

1) 디그니타스에 회원등록

2) 의사진료기록과 삶을 포기해야하는 이유 자필문서로 제출

3) 의사들의 검토 후 치사약 처방 여부 결정

4) 안락사 날짜와 숙지사항 전달

5) 치사약 복용자가 약을 직접 복용

6) 모든 과정은 영상촬영

조력자살은 다른 사람의 도움을 받는 자살이다. 자신의 힘으로 직접 약물을 복용 혹은 주사한다는 점에서 의료진이 이러한 행위를 해주는 적극적 안락사와는 구분된다. 주로 불치병에 걸렸거나, 큰 고통을 받고 있는 사람들이 선택한다. 물론 호스피스 같은 다른 대안도 얼마든지 있다. 대한민국을 포함한 대부분의 나라에서는 불법이지만 스위스 같은 일부 국가에서는 상당히 엄격한 조건 하에 합법이다.

디그니타스 국가별 '조력자살' 가입 회원 현황

(단위:명)

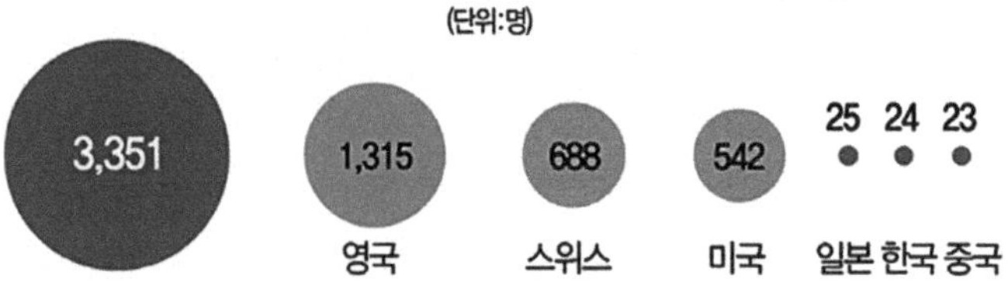
3,351
독일
1,315
영국
688
스위스
542
미국
25
일본
24
한국
23
중국

자료: 디그니타스, 2017년 기준

Ⅲ. 안락사의 의사조력자살의 쟁점

1. 찬성의견

가. 치료가 불가능한 환자의 고통을 덜어준다.

나. 무의미하게 의료행위에 쓰이는 비용을 줄일 수 있다.

다. 안락사가 인정되면 장기이식이 가능해져 어려운 사람을 도울 수 있다.

라. 인위적인 치료를 중지하여 자연의 섭리대로 생을 마감할 수 있다.

마. 환자의 죽음에 대한 선택권을 방해하지 말라.

바. 더 나아가 동물안락사도 논의할 시점이다.

대형병원들, 사망직전까지 입원·치료… 가족들도 큰 부담

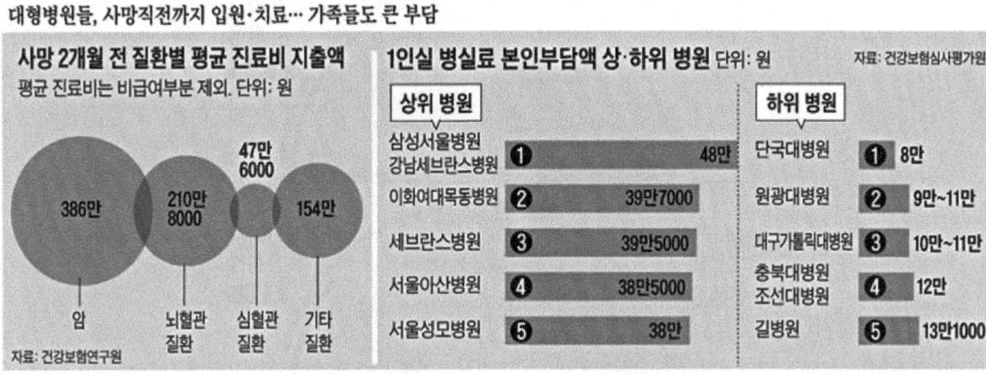

치료 끝날 때마다 CT·MRI… 방사선 치료도 몇번씩 받게 해　　일부 병원, 병실 부족하다며 강제로 1인실 옮기라고 강요

그래픽 = 조선일보 디자인편집팀

2. 반대의견

가. 인간의 생명은 절대적이고 본래적인 가치를 지니기 때문에 존엄하다.
'과연 죽음이 나의 선택일 수 있는가?'

나. 안락사 남용과 오진문제가 있다. 사회적 · 경제적 약자, 장애인 및 노인들의 의사와 상관없이 남용될 가능성이 있다.

다. 생명을 살려야한다는 의사의 본래적 역할을 방임하면 안된다.

라. 우울증상처럼 환자의 의사가 자의적인지에 대한 판단이 용이하지 않을 수 있다. 또한, 의사조력자살이 법적으로 혹은 사회적으로 용인된다면, 허용 당시에 의도하지 않은 지점까지 계속되어 결국 생명경시 풍조가 만연될 가능성이 있다.

마. 장기매매와 같은 상업적인 목적으로 악용될 가능성이 있다.

소극적·적극적 안락사 법적 허용에 대한 생각

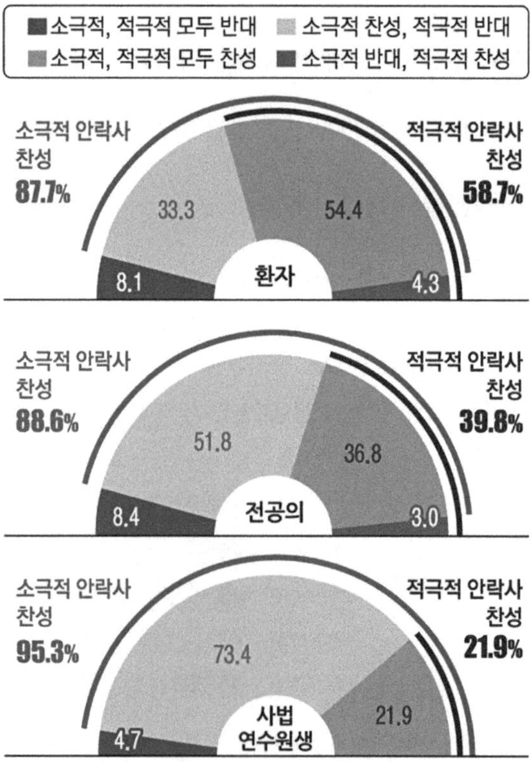

〈자료: 서울신문, 한국환자단체연합회, 대한전공의협의회, 사법연수원〉

참고문헌

- 남명진, 영화 속 생명윤리 이야기, 지코사이언스, 2010.
- 남문희, 김요나 외, 전문직과 간호윤리, 수문사, 2019,
- 노기호. 정문식, 인간복제의 헌법적 문제. KCI, 2004.
- 노희선 외, 인간행동과 사회환경, 양서원, 2012.
- 노희선, 류동수, 현대사회와 정신건강, 2013.
- JTBC 뉴스, '말기암 억대 치료비에 무너지는 가족들…남은 과제는'?, 2013.
- 세계일보, 메달리스트도 피하지 못하는 고통… '안락사 고려' 패럴림픽 선수, 2017.
- 조선일보, 말기암 환자를 70만원짜리 '특실' 보낸 이유에 '경악', 2013.
- 코메디닷컴 뉴스, 환자 가족의 갈등, "계속 치료해야" vs "품위 있는 죽음 방해", 2018.
- 허핑턴포스트코리아, '한국인 18명, 스위스 안락사 신청했다', 스위스 안락사기구 디그니타스 인터뷰, 2017.

3. 인공임신중절

Ⅰ. 인공임신중절

1. 인공임신중절의 개념

인공임신중절(낙태, induced abortion)이란 자연분만기 전에 자궁에서 발육중인 태아를 인공적으로 제거하는 일을 말한다. 의사의 지시에 따른 적법한 것도 여기에 포함되나, 대개 좁은 의미로는 불법적인 임신중절만을 뜻한다.

이것은 임신부 스스로 행하는 것이든, 타의에 의하여 시행되는 것이든 간에 모두 해당된다. 우리나라에서는 아직 유산의 정의가 완전히 확립되지 않았으나, 모자보건법시행령 제 15조에는 '인공임신중절은 임신한 날로부터 24주일 이내에 있는 자에 한하여 할 수 있다'는 규정이 있다.

2. 임신주기에 따른 시술방법과 부작용

가. 소파술

태아를 긁어내 배출하는 수술로, 주로 임신 16주 이내에 시술된다. 질을 통한 유산법으로 '라미나리아'라는 경부 확장물 여러 개를 자궁경부에 삽입하여 부드럽게 열리게 한 후 시술한다. 경부가 열리면 마취한 후에 가는 수저모양으로 생긴 큐렛이라는 강철나이프를 자궁에 삽입해 태아의 신체를 절단해서 긁어낸다. 이 수술은 많은 출혈을 유발한다.

<표1> OECD 회원국의 낙태 허용 사유 및 낙태율·출산율

국가	임부의 생명	임부의 신체적 건강	임부의 정신적 건강	강간 또는 근친상간	태아 장애	사회·경제적 사유	임부의 요청	낙태율 83)	출산율 84)
칠레	-	-	-	-	-	-	-	0.5	1.9
아일랜드	O	-	-	-	-	-	-	4.4	2.0
한국	O	O	O	O	O	-	-	-	1.2
폴란드	O	O	O	O	O	-	-	0.1	1.3
이스라엘	O	O	O	O	O	-	-	13.3	2.8
뉴질랜드	O	O	O	O	O	-	-	20.0	2.0
일본	O	O	-	O	-	O	-	10.3	1.3
영국	O	O	O	-	O	O	-	16.8	1.8
핀란드	O	O	O	O	O	O	-	10.6	1.8
아이슬란드	O	O	O	O	O	O	-	14.5	2.1
룩셈부르크	O	O	O	O	O	O	-	-	1.7
스페인	O	O	O	O	O	O	O	12.1	1.4
멕시코	O	O	O	O	O	O	O	-	2.2
호주	O	O	O	O	O	O	O	1.2	1.4
오스트리아	O	O	O	O	O	O	O	1.2	1.4
스위스	O	O	O	O	O	O	O	6.7	1.5
그리스	O	O	O	O	O	O	O	7.0	1.4

나. 흡인술

태아를 관으로 빨아 배출하는 수술로 주로 임신 12주 이내에 시술된다. 자궁경부를 확장시킨 후, 튜브 모양의 기다란 관을 자궁에 넣어 절단한 태아의 신체와 태반을 진공으로 빨아낸다. 이후에도 조직이 남아 있다고 생각되면 예리한 큐렛으로 훑기 때문에 자궁에 구멍이 나는 자궁천공이 생길 수 있다. 출혈과 감염증 발생률이 비교적 낮은 편이다.

다. 유도분만

태아를 자궁 밖으로 나오게 하는 수술로, 임신 4개월 이후에 시행된다. 자궁경부에 라미나리아를 삽입하여 5cm 정도 넓혀 태아, 태반, 잔류물을 꺼낸다.

라. 자궁절개술

산모의 복부와 자궁을 절개하여 태아와 태반을 꺼내는 수술로서 제왕절개술과 기본적으로 동일하다. 모자보건법상 인공임신중절수술은 임신 24주 이내에만 할 수 있기 때문에, 그 이후에나 시행할 수 있는 낙태목적의 자궁절개술은 원칙적으로 모두 불법이며, 이 시기에 태아는 생존확률이 높아 낙태목적으로 시술할 경우에 시술자가 살인죄로 처벌될 가능성이 있기 때문에 현실적으로는 시술이 거의 불가능하다.

마. 프로스타글라딘 약제

임신 13주 이후, 주로 4~5개월 된 임신 중기의 태아를 낙태할 때에 많이 사용된다. 약제를 질에 삽입하거나 자궁에 주입함으로써 자궁경부를 연화시키고 자궁을 수축시키며 경관(頸管)을 팽창시켜 임신산물을 배출시키는 수술이다.

바. 옥시토신 주사법

임신부가 혈관질환이나 저산소혈증을 보이는 중증질환을 앓고 있을 경우에는 옥시토신 정맥주사로 자궁을 수축시켜 유산하게 한다. 이 시술은 수분중독증, 자궁파열 등의 부작용이 있다.

사. RU-486

낙태약으로, 임신 초기 자궁내막의 발달을 돕는 황체호르몬인 프로제스테론의 작용을 차단함으로써 자궁내막을 파괴하고 태아를 자궁에서 떨어져 나가게 한다. 단독사용 시에는 낙태실패율이 20~40%에 이르기 때문에, 낙태의 성공률을 높이기 위해 자궁수축제인 프로스타글라딘과 함께 사용한다. 부작용이 많아 국내에서는 허용되지 않고 있다.

3. 인공임신중절의 허용한계와 허용기간

가. 허용한계

1) 임신의 지속이 의학적으로 모체의 건강과 생명에 위험이 있다고 판단될 때
2) 본인 또는 배우자에게 유전성 질환 또는 감염성 질환이 있는 경우
3) 본인 또는 배우자가 대통령령이 정하는 우생학적 또는 유전학적 정신장애나 신체질환이 있는 경우
4) 법률상 혼인할 수 없는 혈족 또는 인척간에 임신된 경우
5) 폭행, 협박으로 강간 또는 준강간에 의한 임신

나. 국가별 낙태허용사유별 허용기간

1) 독일: 착상이후 12주까지- 강간 또는 다른 성범죄에 의한 임신
2) 영국: 24주까지 - 심각한 장애, 여성의 생명 위험)

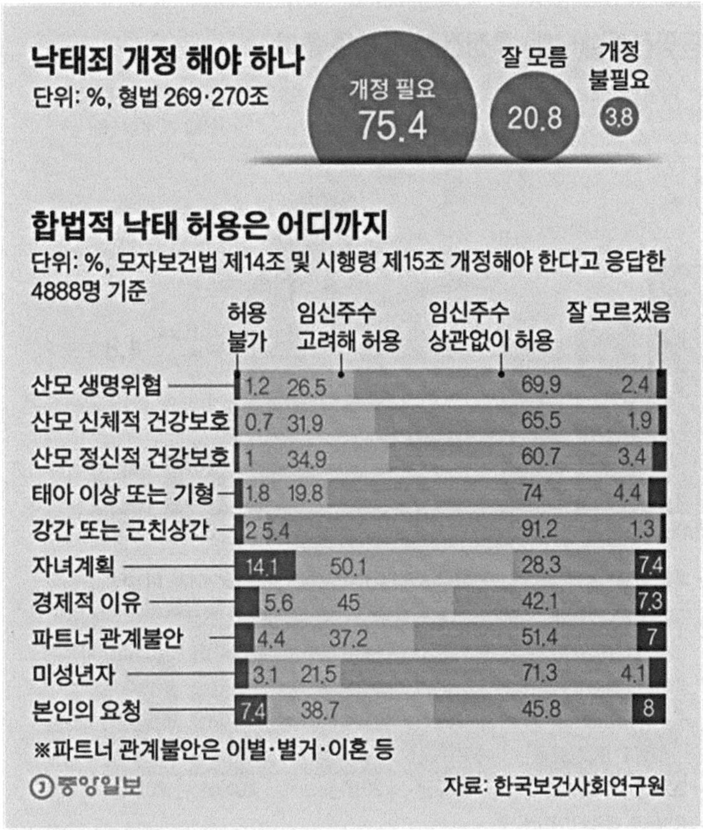

3) 프랑스: 12주까지 - 임신2기(4~6개월) : 산모의 생명, 신체적 건강, 기형 위험

4) 스위스 : 법적인 제한 없음 (대부분 12~14주 사이): 산모의 신체적, 정신적위험

5) 핀란드 : 12주까지 - 사회의학적. 사회경제적 사유, 산모정신적건강, 강간임신

6) 헝가리: 12주까지 - 2분기(4~6개월) :중대한 위기, 산모의 건강, 강간임신

7) 이탈리아: 90일까지- 산모의 생명, 신체적, 정신적위협, 기형위험, 강간임신

8) 오스트리아: 3개월까지- 산모 신체적 정신적, 산모가 미성년자(14세미만)

9) 노르웨이: 12주까지 : 산모 신체적 정신적, 산모가 미성년자(16세미만)

10) 네덜란드: 24주까지(산모가 고통입증될 경우 13주 이후에도 허용)

11) 스웨덴: 18주까지

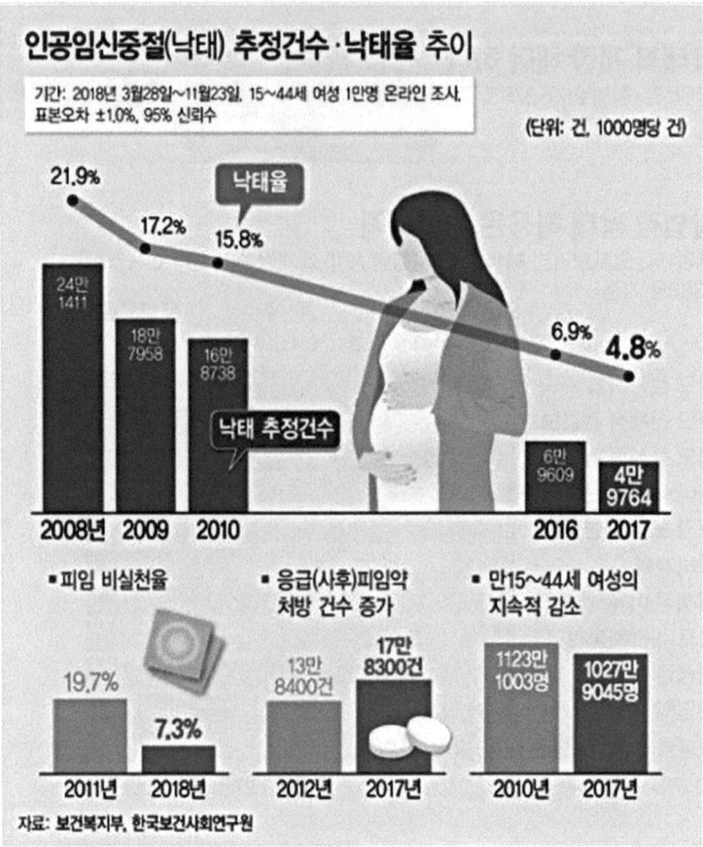

19.02.14 뉴시스 그래픽: 전진우 기자 618tue@newsis.com

4. 형법상의 낙태 종류와 위법성

현행 형법상 낙태에는 자기낙태, 동의낙태, 업무상 낙태, 부동의 낙태, 낙태치사상 등의 다섯 가지 종류가 있다.

가. 임부자신이 약물 기타의 방법으로 낙태하면 1년 이하의 징역 또는 200만원 이하의 벌금(제269조 1항)이다.

나. 임부의 촉탁 또는 승낙을 받은 타인이 낙태하게 하면 임부자신의 낙태와 동일하게 처벌하지만(제269조 2항), 이로 인하여 임부를 상해에 이르게 되면 3년 이하의 징역, 사망에 이르게 되면 7년 이하의 징역(제269조 3항)이다.

다. 의사 · 한의사 · 조산사 · 약제사 등이 임부의 촉탁 또는 승낙을 받아 낙태하게 한 때에는 2년 이하의 징역(제270조 1항)이다.

라. 임부의 촉탁 또는 승낙 없이 낙태하게 하면 3년 이하의 징역(제270조 2항)이며 그 결과 임부를 상해에 이르게 하면 5년 이하의 징역이고 사망에 이르게 하면 10년 이하의 징역이다(제270조 3항).

마. 낙태죄를 처벌하는 것이 입법정책상 타당한가에 관하여는 의학적 · 우생학적 · 사회경제적 · 윤리적 견지에서 논의되고 있으며, 심지어 1974년의 개정 독일형법은 기한방식을 도입하여 낙태의 절대적 자유화를 채택하고 있다(독일형법 제218조의 a).

Ⅱ. 찬성과 반대

1. 찬성(선택 옹호주의): 임산부의 입장에서 찬성주의

가. 소유권 논거: 여성도 자기 몸에 대한 소유권을 소유 할 수 있다. 태아는 여성의 모의 일부이므로 여성은 태아에 대한 권리를 소유할 수 있다는 입장이다.

나. 생산 논거: 태아는 여성의 생산물이므로 생산자로서의 권리에 해당된다.

다. 자율 논거: 여성은 자신의 삶을 자율적으로 영위가 가능하다. 또한 낙태에 관해 자유롭게 결정할 권기를 소유할 수 있다.

라. 평등권 논거: 여성의 아이 출산에 대한 선택권 소유로 양성 평등에 가능하다.

마. 정당방위 논거: 여성의 자기 방어와 정당방위의 권리가 포함되며, 특정 조건에서는 낙태할 권리를 소유할 수 있다.

바. 프라이버스권의 논거: 임신은 여성의 사생활의 문제로 여성을 존중하여야 한다는 입장이다.

2. 반대(생명 옹호주의): 낙태를 살인 행위라고 보는 입장

가. 존엄성의 논거: 태아의 생명도 인간의 생명처럼 존엄해야 된다는 입장이다.

나. 무고한 인간의 선성불가침의 논거: 태아를 해치는 것은 도덕적으로 그릇된 일이라고 볼 수 있다.

다. 잠재성 논거: 태아는 임신순간부터 성인으로 발달한 잠재성을 소유한다고 봐야한다.

라. 의무론적 논거: 태아를 죽이는 것은 의무로부터 어긋나다.

마. 낙태 남발로 인해 여성에게 부작용이 있을 수 있다는 입장이다. 출산예정일이 얼마 남지 않았거나, 임신 중의 여성이 낙태를 하게 되면 불임 확률이 높아지고 산부인과적 부작용이 일어날 수 있다.

바. 태아가 장애가 있거나 원하는 성별이 아닌 경우 등 무자비하게 낙태를 할 가능성이 크다는 입장이다. 만약 자녀가 태아시기에 문제가 있다는 것을 알게 되고 낙태가 합법화된 상황이라면 문제가 클 수 있다.

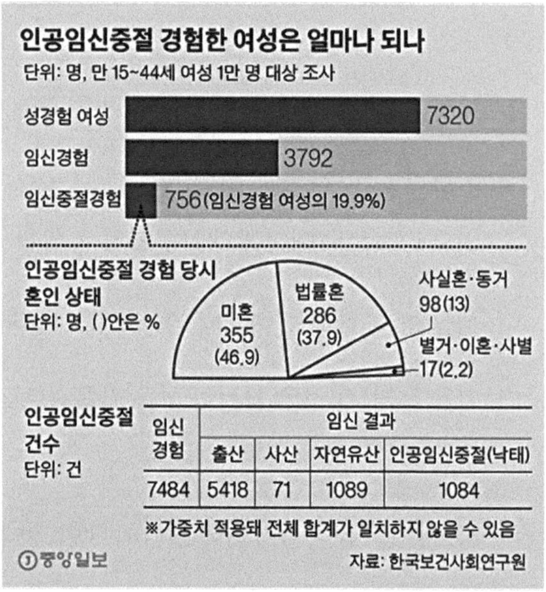

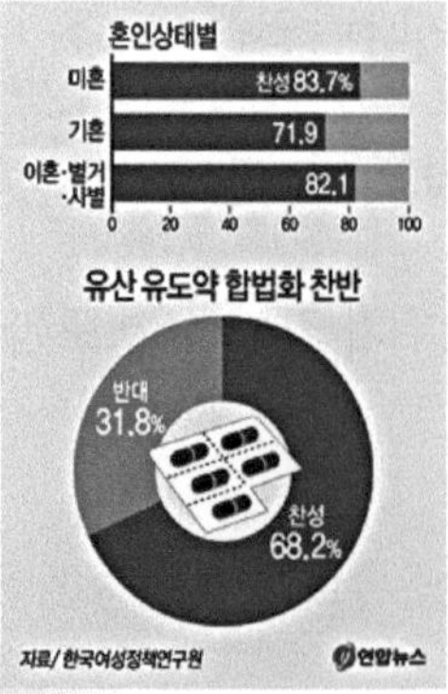

Ⅲ. 인공임신중절 예방

청소년 시기부터 지속적 · 체계적 피임 교육, 상담 절차의 의무화, 미혼모에 대한 사회 · 경제적 지원, 입양문화의 활성화 등 비형법적 정책이 필요하다.

1. 성교육, 특히 피임교육의 활성화

2. 성교육, 피임교육 자료의 개발

3. 대중매체에서의 피임홍보

4. 산부인과의 성 건강 클리닉 활성화

5. 모자보건법 제14조 '인공임신중절수술의 허용 한계'의 개정

6. 여성의 경제력 제고와 싱글 맘에 대한 사회분위기 개선

7. 정기적인 실태조사를 바탕으로 한 현실적 대응정책 수립

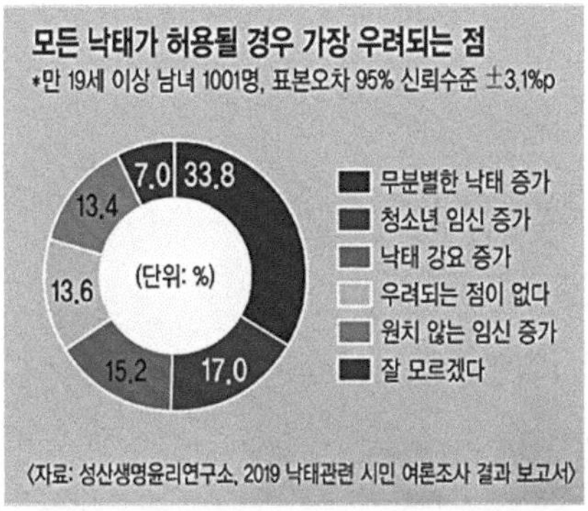

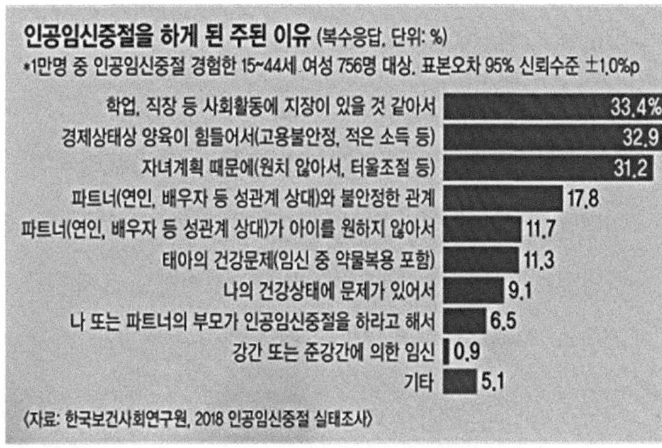

참고문헌

- 강문규. 성인 여성 4명 중 3명 '낙태죄 폐지' 찬성, 헤럴드 경제, 2018.
- 곽상아. 여성들이 '임신 중단'을 선택한 자신의 경험, 허핑턴포스트코리아, 2017.
- 김진. 낙태규율의 원칙과 방법. 고려대학교 대학원 법학과 석사학위논문. 2011.
- 남명진, 영화 속 생명윤리 이야기, 지코사이언스, 2010.
- 남문희, 김요나 외, 전문직과 간호윤리, 수문사, 2019,
- 노기호. 정문식, "인간복제의 헌법적 문제". KCI, 2004.
- 노희선 외, 인간행동과 사회환경, 양서원, 2012.
- 노희선, 류동수, 현대사회와 정신건강, 2013.
- 박진영. 학생의 낙태, 자살, 안락사에 한 인식 조사. 연세대학교 대학원. 2013.
- 서울경제썸 Thumb. '낙태, 진짜 죄일까'?, 서울경제썸 Thumb, 2018.
- 송성철. 인공임신중절 '현실·법·윤리' 집중 토론. 의협신문. 2018.
- 엄영란. 인공임신중절과 관련된 윤리학적 논쟁과 문제 분석. 순천향대. 1996.
- 연합뉴스. '여성 77%, 낙태죄 폐지 찬성…42%가 낙태 경험'. 연합뉴스. 2018.
- 유엔여성차별철폐위원회, 낙태찬성사례, 2018.
- 이병호. 낙태(인공임신중절) 실태와 쟁점. 2015.
- 이지혜. '낙태가 여성에게 미치는 정신적 후유증', 조선일보. 2011.
- 이지훈 외. 낙태 수술대 위에서의 30분…'평생 트라우마'. 동아일보, 2017.
- 이현숙. 한국사회의 낙태에 대한 인식변화. 이화여대 문화연구원. 2009.
- 중앙일보, '여고생 낙태사망충격', 여성 수명도 크게 단축시킨다. 2012.
- 최정수. 원종욱 외. 인공임신중절 실태와 정책과제. 한국보건사회연구원. 2015.
- 김광재. 낙태 문제에 관한 비교법적 연구, 대한변호사협회. 2018.

4. 대리모와 보조생식술

Ⅰ. 대리모

1. 대리모의 개념

자궁기능의 장애로 임신이 불가능한 부부가 자궁을 빌려 아이를 출생시키는 일인데, 우리 법에서는 금전적 거래 목적의 대리모는 인정하지 않는다. 또한 의사가 금전적 거래 관계에 있는 대리모에게 인공수정이나 수정란 착상 등의 시술을 금하고 있다.

대리모임신은 대리출산이라고도 하며 난자를 생산 못하는 여성이나 시험관임신에 실패한 불임여성을 위해서 하는 불가피한 단계이다. 설혹 임신이 가능하더라도 산모뿐만 아니라 태아에게까지 신체적이나 정신적으로 위험에 노출될 염려가 큰 경우에도 고려하기도 한다.

일반적으로 대리모가 필요한 경우는 1) 의뢰인 부부의 정자, 난자는 건강하여 수정은 가능하지만 자궁에 수정란의 착상과 이후의 과정이 진행되지 않는 경우, 2) 의뢰인 부부의 정자, 난자가 건강하나 임신과 출산의 과정을 회피하고 싶은 경우, 3) 의뢰인 남편의 정자는 건강하나 의뢰인 아내의 난자가 수정 불가능한 경우, 4) 의뢰인 아내에게 평소 지병이 있어서 임신하게 되면 지병이 악화될 수 있는 경우, 5) 결혼은 하고 싶지 않지만 아이는 기르고 싶은 미혼부의 경우 등이다. 이들 가운데서 2)와 5)의 경우는 특히 사회 윤리적으로 여전히 논란의 소지가 있다.

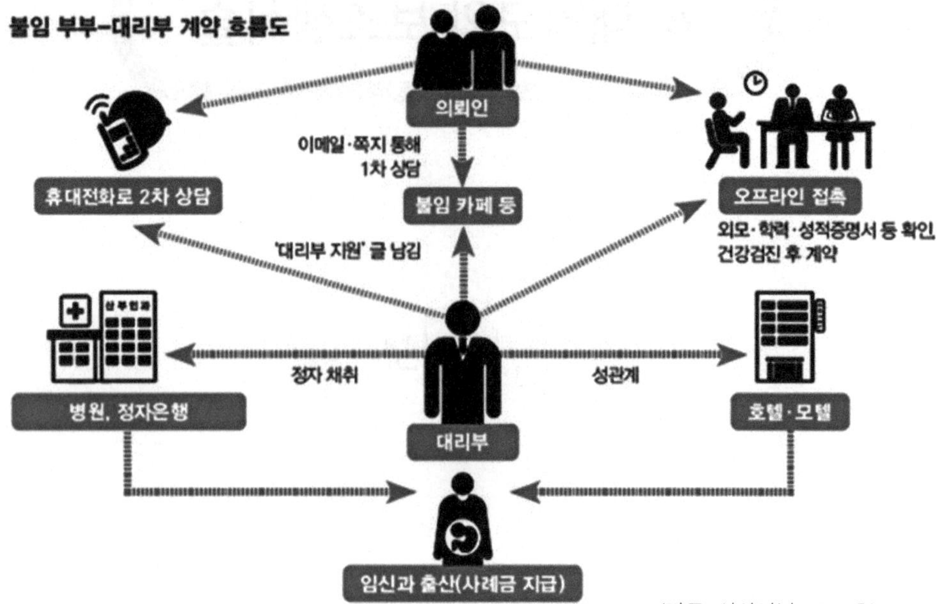

〈자료: 시사저널 1574호〉

대리모 관련 각국 규정(난자매매와는 별개)

제한적 허용	• 이스라엘: 일정한 요건하의 대리모 행위에 한해 허용 • 영국: 비상업적 대리모 허용, 상업목적으로 시술하는 의료인 및 의료기관 처벌
금지	• 독일: 원칙적으로 금지. 배아보호법에 따라 의료인 처벌 • 프랑스: 인체존중에 관한 법률에 의해 금지
규제입법 없음	• 일본: 다만 산부인과학회에서 내부지침으로 대리모시술 금지 • 대한민국: 대한이사협화 의사윤리지침'금전적 대리모에게 시술을 금함' (난자매매는 법으로 금지)
미국, 호주는 주에따라 규정이 다름	• 미국: 주에따라 규제법 없거나, 금지 또는 양자입양을 전제로 허용 등 • 호주: 일부 주에서 비상업적 대리모에 한해 일부 허용

〈자료: 보건복지부〉

대리모 출산 가능 국가

대리모 출산 금지	독일, 프랑스, 이탈리아, 포루투갈, 스페인, 불가리아
비상업적 대리모 출산 가능	덴마크, 영국, 아일랜드, 벨기에, 캐나다, 뉴질랜드, 호주
상업적 대리모 출산 가능	러시아, 인도(규제 움직임), 태국(자국 이성 부부만 가능)

2. 대리모의 유형

가. 남성의 정자와 대리모의 난자를 이용하여 대리모가 임신과 출산하는 경우

아내에게 불임원인이 있는 경우 남편의 정자를 아내 이외의 여성에게 인공 수정하는 방법이다. 이와 같은 과정을 거쳐 임신한 여성을 '유전적 대리모(genetic surrogacy)' 또는 '전통적 대리모'라고 부르고 있다. 이는 대리모와 아이 사이에 유전적 연결이 있기 때문에 간혹 대리모가 아이의 인도를 거부하는 경우가 있다.

나. 남성의 정자와 여성의 난자를 체외 수정하여 대리모가 임신·출산하는 경우

부부의 정자와 난자를 체외 수정시켜 대리모의 자궁에 착상시키는 방식이다. 처에게 난자의 이상이 없지만 자궁에 이상이 있어 임신이 불가능한 경우나 임신을 원하지 않는 경우에 사용되는 방법이다. 대리모와 아이 사이에 유전적 연관이 전혀 없다는 점에서 '완전대리모' 또는 '임신대리모'라고도 한다.

유전제공자를 유전적 모성, 대리모를 육체적 모성으로 구분하기도 한다. 유명한 미국판례인 일명 'Baby M'사건에 등장하기도 하였다. 이러한 대리모 유형은 아이를 원하는 남편과 아내의 유전인자를 고스란히 물려받은 자녀를 가질 수 있다는 장점이 있지만 상업적으로 이루어지는 경우, 여성의 자궁을 도구화, 상품화한다는 도덕적 비난을 받을 수 있다.

다. 남편의 정자와 제3의 여성의 난자를 체외수정하여 대리모가 임신 · 출산하는 경우

이러한 유형은 처에게 자궁뿐만 아니라 난자에도 이상이 있는 경우에 이용된다. 처나 대리모 이외의 제3자의 난자를 이용하는 방법이다. 이 방법은 의뢰부부가 대리모와 아이의 유전적 연관을 원하지 않은 경우 활용된다. 이 경우 유전적 모, 대리출산을 의뢰한 모, 대리출산한 모가 모두 다르게 되어 법적 모자관계를 정함에 있어 문제가 된다.

라. 제3의 남성의 정자와 처의 난자를 체외 수정하여 대리모가 임신, 출산하는 경우

남편에게 불임원인이 있고 또한 처의 자궁에 문제가 있어 임신이 불가능한 경우에 이용되는 유형이다. 제3자의 정자와 처의 난자를 체외 수정하여 제3자의 대리모의 자궁에 착상시키는 방법이다. 출산한다 아이와 처와의 유전적 연관을 원하는 경우에 이용된다.

마. 제3의 남성의 정자와 제3의 여자의 난자를 체외 수정하여 대리모가 임신 · 출산하는 경우

부부 모두에게 정자와 난자에 이상이 있는 경우에 사용되는 방법이다. 정자와 난자를 제공하는 유전적 부와 유전적 모가 존재하고, 신체적으로 건강한 또 다른 대리모가 존재한다. 이 경우에도 대리출산을 의뢰한 모, 유전적 모, 대리모 사이에서 법적 모자관계를 정함에 있어 문제된다. 또한 아이와 의뢰부부 사이에 전혀 유전적 연관이 없다는 점이 특징이다.

바. 제3의 유형

이 유형은 보조생식술(Assisted Reproductive Technology: ART) 중에 핵치환술을 용한 방법이다. 이 방법은 처의 난자의 핵에는 이상이 없으나, 난자를 둘러싼 미토콘드리아에 유전적인 질환이 있고 자궁에도 이상이 있는 경우에 이용된다. 제3의 여성의 난자의 핵을 처의 난자의 핵으로 바꾸고, 핵이 치환된 난자를 남편의 정자와 체외 수정시켜 대리모의 자궁에 착상시키는 방법이다.

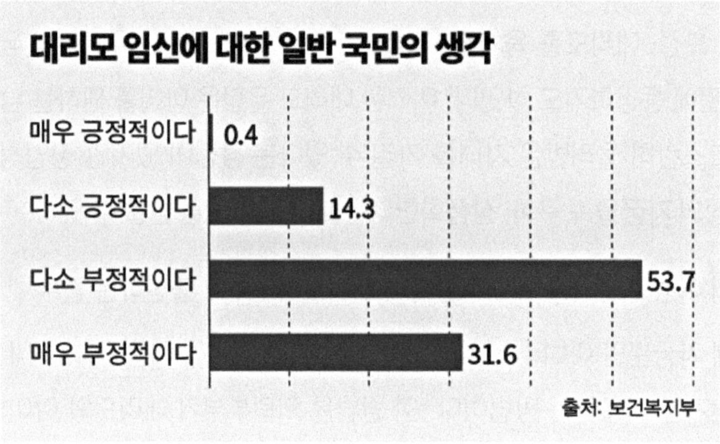

3. 대리모 임신의 한계

대리모에 의한 출산은 가족법의 근원 원칙에 반하여 인정할 수가 없다. 특히 금전지급에 대한 반대급부로 대리임신 내지 대리출산을 약정하는 대리모계약이라면 이는 불법이며 여성을 임신 기계로 도구화하고 자궁을 상품화할 가능성이 크다.

대리모와 태아 또는 아이 사이의 정서적 연대감에 관한 문제도 생각해 보아야 한다. 아무리 계약에 의해 임신했다 하더라도 임신 과정에서 대리모는 아이에 대해 엄마로서의 강력한 연대감

을 형성하는 경우가 일반적이다. 따라서 대리모는 윤리적, 심리적으로 큰 상처를 입을 가능성이 남아있다.

만약, 대리모가 태아에게 정서적인 연대감을 형성하지 않으려고 작정한다고 하면 그것 역시 임신 중 태아의 성장에 큰 부정적 영향을 미치게 된다. 이 경우의 대리모는 인간 인큐베이터에 불과하기 때문이다. 따라서 아이가 처하게 될 상황에 대한 진지한 윤리적인 고려가 있어야 한다.

한편, 임신 과정에서 아이의 장애가 발견되거나 혹은 장애아나 기형아로 출산한 경우, 그리고 의뢰한 부부가 이 아이를 받아들이지 않는 상황이 발생한다면 어떻게 될 것인가의 문제가 있다. 이처럼 대리모출산은 아이의 입장에서 볼 때 자아정체성, 가족관계 및 가족개념에 혼란을 줄 수 있는 큰 문제이다. 이 외에도 아이의 부모가 누구인지에 대해서 명확하지가 않다는 점, 임신으로 인해 대리모의 건강에 문제가 생길 수 있음에도 대리모가 보호될 수 있는 장치가 아무 것도 없다는 점도 한계이다.

Ⅱ. 대안으로서의 보조생식술

1. 보조생식술의 개념

보조생식술이라 함은 불임 치료의 방법으로 난자와 정자를 체외에서 조작하여 임신이 되도록 도와주는 모든 방법을 말한다. 체외수정에 의해서 시험관 아기가 태어난 이후 여러 가지 변형된 시술방법이 개발되었으며 이를 일괄하여 보조생식술이라 부르게 되었다.

2. 보조생식술의 종류

가. 인공수정 시술

인공수정은 수정시 사용하는 정자의 출처에 따라 배우자 인공수정과 비배우자 인공수정으로 나뉜다. 난임의 원인이 자궁경관이나 점액에 문제가 있을 경우, 정상적인 성관계로는 임신이 어려운 경우에는 배우자의 정자를 이용하는 배우자 인공수정을 한다.

반면 비배우자 인공수정은 배우자가 무정자증이거나 정자의 활동성이 좋지 않아 배우자의 정자로는 임신이 불가능한 경우에 배우자 이외의 정액을 기증받아 주로 시행이 된다. 인공수정은 난자와 정자가 여성과 남성의 성관계를 통해 여성의 체내에 서 수정이 되는 것과 유사한 방식이다. 임신을 하고자 하는 여성의 배란시기 에 맞추어 남성의 정액을 채집하거나 또는 이미 채집하여 냉동 저장해 둔 정액을 해동하여 정자를 가느다란 관을 통해 여성의 자궁 또는 질에 넣어주는 기술이다.

배란기에 남편의 정액을 받아 효과적인 정자의 농축을 위하여 다양한 과정의 정자 처리 과정을 거친 뒤, 가느다란 관을 통해서 자궁 속으로 직접 주입하는 방법이다. 자연 배란 주기에 맞추어 시행할 수도 있으나, 대개 배란 유도제나 과배란 유도 주사를 생리 2~3일째부터 투여하여 과배란 유도를 시행한 뒤 시행한다.

임신율은 3개월 내에 50%, 6개월 내에 90% 정도로 보고되고 있다. 보통 4회까지 시행하여 임신이 되지 않으면 시험관 아기 시술을 하게 되는데, 불임 부부의 나이, 원인, 기간에 따라서 시행 횟수는 달라질 수 있다.

1) 배우자 인공 수정: 배우자가 정상 정액을 가진 남성일 경우 시행한다.
2) 공여자 인공 수정: 배우자가 무정자증이며 고환 내에서도 정자를 얻지 못하는 경우, 유전 질환이나 성병이 없고 피수정자와 혈액형 등의 신체적 특징이 유사한 정상 정액을 가진 기증자로부터 공여받는다.

나. 체외수정 시술

체외수정시술(체외 수정 및 배아 이식, In Vitro Fertilization-Embryo Transfer, IVF-ET)이란 양측 난관이 없거나 막힌 등의 이유로 수정이 되는 것이 불가능하거나 어려운 환자들을 위하여 시행하는 치료법이다. 일명 시험관아기 시술이라고 하는데, 인위적으로 여성의 몸에서 난자를 채취하여 체외에서 정자와 수정시켜 수정란을 만드는 시술을 말한다.

이 시술은 자연적으로 배란 과정을 밟는 하나의 난포로부터 하나의 난자를 채취하여 임신을 시도하는 경우가 있는데, 이는 시술의 취소율이 높고 하나의 난자밖에 얻을 수 없으므로 임신율도 시술주기당 5~15% 정도로 낮은 게 일반적이다. 따라서 우선 과배란유도를 시행하여 여러 개의 난자가 성장하도록 한 후 질식초음파를 보면서 여성의 난자를 채취하여 체외로 꺼낸 후 남편의 정자와 수정시키고 이를 3~5일간 배양시켜 어느 정도 성장한 배아로 만든 후 여성의 자궁내로 넣어주는(배아이식) 치료법을 이용한다. 체외 수정 및 배아 이식 시술 과정은 다음과 같이 진행된다.

1) 난자의 과배란을 유도한다.

2) 성숙한 난자와 건강한 정자를 채취한다.

3) 채취한 난자와 정자의 수정을 체외에서 유도하고 수정란을 배양한다.

4) 배아를 여성의 자궁내막에 이식한다.

5) 임신을 유지하기 위해 자궁내막을 보강한다.

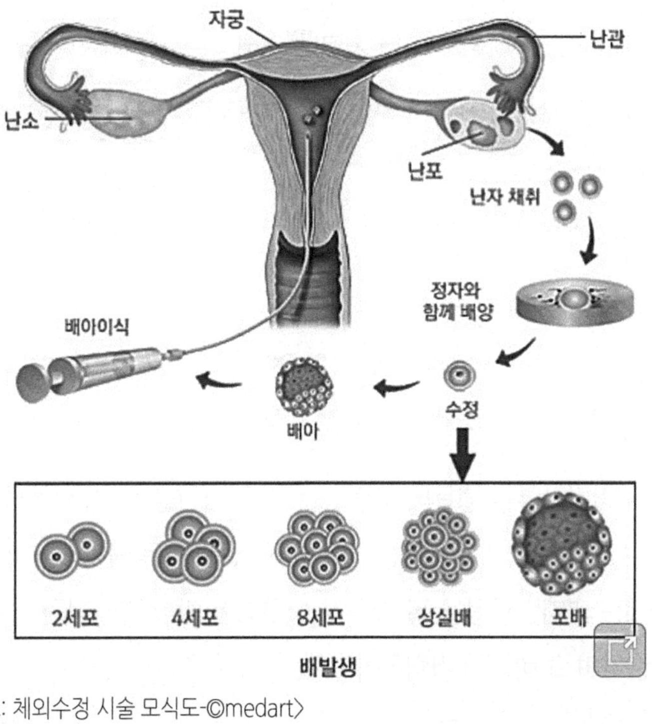

〈자료: 체외수정 시술 모식도-©medart〉

수정란은 배양 과정에서 2세포기, 4세포기, 8세포기, 상실배, 포배의 단계를 거쳐 성장, 발달하게 되는데 채취된 난자를 수정시킨 후 5일가량 배양시키면 수정란은 포배의 상태에 도달하게 된다. 최근에는 3~5일간 배양한 후 자궁내로 주입된 배아가 자궁 내에서 착상하게 되면 임신에 성공하는 방법을 사용하고 있다. 체외수정시술은 다음과 같은 경우 그 시술 대상이 된다.

1) 과거 수술로 양측 난관이 모두 없는 경우
2) 양측 난관이 모두 폐쇄되어 있는 경우
3) 난관주변의 유착이 심하거나 이외의 어떤 원인으로 정상적인 난관의 기능을 기대하기 어려운 경우
4) 중증의 자궁내막증
5) 중증의 희소정자증, 중증의 무력정자증
6) 정관복원수술에 실패하였거나 선천성 양측정관 결손증 등과 같은 폐쇄성무정자증
7) 비폐쇄성 무정자증 환자들 중 고환 내에서 발달단계 중에 있는 어떠한 정자라도 발견되는 경우
8) 중증의 면역학적 불임
9) 원인불명의 불임으로 다른 어떠한 치료에 의해서도 임신이 되지 않는 경우
10) 과배란 유도주기에서의 자궁내 인공수정을 수차례 시행했음에도 불구하고 임신에 실패한 경우 유용

다. 냉동배아이식

시험관 아기 시술을 위하여 과배란을 유도하는 경우 한 번에 여러 개의 난자가 성숙되고 이를 채취하게 된다. 채취된 난자를 수정하여 여러 개의 수정란이 생성되게 되면 이를 한 번에 다 이식하지 않고 일부만을 배아 이식에 사용하고 일부는 냉동 저장하게 된다.

이미 생성하여 저장하였던 냉동배아가 있는 경우 임신을 원하는 때에 이를 해동시켜 배아이식만을 하는 경우에도 임신이 가능하다. 이 경우를 냉동 배아이식이라고 한다. 냉동배아이식의 경우에는 과배란과정을 필요로 하지 않아 일반적인 시험관 아기 시술에 비하여 시술과정이 단순하며 그 비용이 저렴하다.

Ⅲ. 보조생식술의 현황 및 실태

1. 현황

우리나라의 경우 2011년 정부 '난임부부 지원사업'으로 시술비용을 지원받아 총 45,226건의 시험관아기 시술이 실시되었다. 이를 통해 태어난 아기들이 13,339명으로 전체 출생아의 2.83%을 차지한 것으로 조사되었다.

1978년 영국에서 루이스 브라운이 최초의 시험관 아기로 태어난 이래 2012년 말까지 지구상에 시험관 아기로 태어난 아이들은 누적 500만 명을 넘는다고 알려져 있다. 최근에는 전 세계 각국의 약 4,000여 시술기관에서 매년 150만 건의 시험관 아기 시술이 이루어지고 있으며 이를 통해 약 35만 명의 아기들이 태어난다고 한다. 이에 따라 지속적으로 보조생식술에 의해 태어나는 아이들의 수는 더욱 늘어날 것으로 전망되고 있다.

■ 난임부부 지원사업(2019년 현재)

- 지원대상: 법적 혼인상태에 있는 난임부부
- 정부지정 난임시술기관의 '난임진단서 제출자'
- 지원기준: 기준중위소득 180%이하 및 기초생활보장수급자(생계, 의료, 주거, 교육) 및 차상위계층 ※ 국민기초생활보장법에 의한 의료급여수급자로 한정 함
- 지원내용(건강보험에 적용되는 경우에만 지원 가능)

- 지원내용: 신선배아 최대 7회, 동결배아 최대 5회, 인공수정 최대 5
- 지원범위: 인공수정, 체외수정(신선배아, 동결배아) 시술비 중 일부 본인부담금, 비급여 및 전액본인부담금
- 지원절차: 신청서접수(보건소 방문) → (보건소)서류심사 후 지원결정통지서발급 → 시술병원에 지원결정통지서 제출 → (병원)시술확인서 및 시술비를 보건소로 청구
- 제출서류:

1) 정부지정 난임시술기관의 '난임진단서' 원본 1부(인공수정, 체외수정 별도 필요)
2) 신분증
3) 주민등록등본 1부
4) 건강보험증 사본 또는 건강보험료 납부확인서(최근월분) 1부
5) 다문화 산모 또는 부부가 주민등록 주소지가 다른 경우 가족관계증명서 1부
6) 휴직증명서 1부(신청일 기준 1개월 이상 휴직자인 경우 제출(부부 모두 해당))
   - 휴직증명서에 휴직기간, 유·무급 표시되어야 함.
7) 전월 급여명세서 1부(신청일 기준 1개월 이상 유급휴직자인 경우만 제출)
8) 사업자 등록 증명원(맞벌이 부부 중 자영업일 경우)

현재 미국과 일본에서 가장 많은 수의 시험관 아기 시술이 이루어지고 있는 것으로 알려지고 있다. 스웨덴의 경우에는 출생하는 아이들의 8%가 보조생식술을 통해 태어나는 것으로 보고되고 있다. 정부지원금을 받지 않고 이루어지는 보조생식술로 태어나는 아기들도 있으니 실제로는 더 많은 수의 아기들이 보조생식술을 통해 태어나고 있는 것이다.

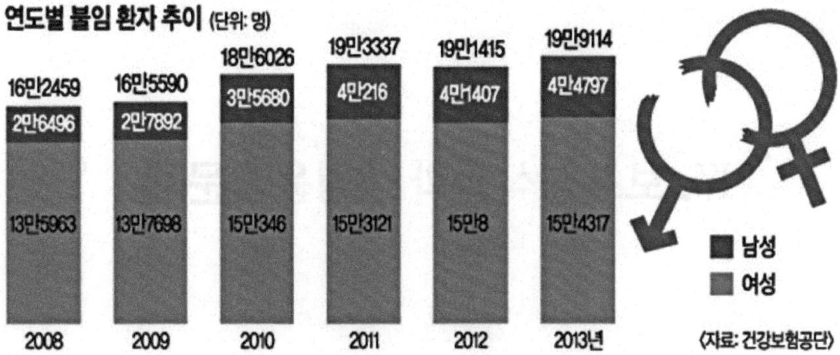

2. 부작용

보조생식술은 의학적으로 안전한 시술은 아니다. 가장 흔한 합병증은 과배란유도에 따라서 나타날 수 있는 난소 과자극증후군이라 하겠다. 난소 과자극증후군은 배란유도제에 대해 환자의 반응이 심하게 나타나는 것으로 최근에 그 빈도가 증가하는 경향을 보이고 있다. 아주 심한 경우에는 생명을 잃을 수도 있기 때문에 주의를 요한다. 또 흔히 발견되는 합병증으로는 다태임신을 들 수 있다.

보조생식술이 도입된 이후 다태임신의 빈도는 증가하고 있다. 다태임신이 되면 조기유산 , 조기분만, 고혈압 등의 합병증이 생겨 모체의 건강을 해칠 수 있다. 또 조기분 만에 따른 미숙아를 키우기 위한 많은 경제적 부담이 요구된다. 최근에는 다태임신이 되면 자궁 안에 있는 태아의 수를 줄이는 유산을 시행하기도 하나 이는 윤리적, 법률적인 문제는 여전히 남아있다.

Ⅳ. 보조생식술과 생명윤리문제

보조생식술이란 넓은 의미로는 신체의 밖에서 난자와 정자 등 생식세포를 다루어 불임치료를 하고자 하는 기술을 말한다. 난자와 정자를 채취하는 과정과 이들을 다루는 과정 및 자궁에 이식시키는 과정 및 난자와 정자의 기증과 관련된 일련의 기술들이 모두 보조생식술이라고 볼 수 있다.

좁은 의미로는 체외수정에 의한 배아생성과 이식과정 즉, 시험관아이를 보조생식술로 한정하여 사용하기도 한다. 최근에는 불임의 문제를 해결하기 위한 방법 외에 동성애 커플의 자녀 출산, 미혼여성의 아기 소망, 여성을 위한 대리 출산 등으로도 사용되고 있어 보조의 개념을 넘어서고 있다. 이처럼 보조생식술이란 인간의 생식기능 즉, 아이를 출산하는 데에 사용되는 모든 의료기술을 포함하는 것으로 넓게 해석하는 것이 타당하다. 하지만 생명윤리관련해서는 다음과 같은 문제가 여전히 존재한다.

1. 생식세포, 배아의 매매와 기증

여성의 체내에 있던 난자를 체외로 인위적으로 옮기고 남성의 정자에 등급을 매기는 등 물질화된 난자와 정자는 인위적인 이동이 가능하여 기증이나 매매가 가능해질 수 있다.

2. 대리모 윤리

여성이 출산만을 위한 도구가 되거나 임신과 출산에 대한 상업적 거래를 유발되지 않아야 한다. 아울러 인권유린 및 착취와 같은 윤리적 문제들이 출현하지 않도록 관리해야 한다.

3. 가족관계의 도전

지금까지와는 다른 형태의 가족 관계 출현할 가능성이 있다. 즉, 동성애 부부의 아이나 결혼하지 않은 상태에서 홀로 자신의 유전자를 물려받은 아이를 키우고자 하는 경우가 있다. 아울러 딸을 위한 엄마의 대리임신이나 남편 정자 대신 시아버지의 정자 사용 등이 새로운 문제로 등장할 수 있다.

4. 아동에 대한 안전장치

보조생식술을 이용하는 경우 출산할 아이에 대한 양육의 책임과 의무의 확인 그리고 출생하는 아이들의 복지에 대한 안전장치 마련 등 출생하는 아이를 위한 심도 있는 윤리적 고민이 필요하다.

5. 난자와 배아의 생식이외의 사용이라는 윤리성문제가 있다.

참고문헌

- 국민대학교 법학연구소, 대리모의 법적 문제점과 입법 필요성에 관한 연구, 법학논총, 2015.
- 고수현, 생명윤리학, 양서원, 2014.
- 공병혜, 구인회 외, 생명윤리, 현문사, 2019.
- 김명희, 보조생식술 그리고 생명윤리, 생명윤리포럼 제3권, 국가생명윤리정책원, 2014.
- 나은지, 권오성, 난임부부 지원사업 개선방안 연구, 보건복지부, 2013.
- 남명진, 영화 속 생명윤리 이야기, 지코사이언스, 2010.
- 남문희, 김요나 외, 전문직과 간호윤리, 수문사, 2019,
- 노기호. 정문식, 인간복제의 헌법적 문제. KCI, 2004.
- 노희선 외, 인간행동과 사회환경, 양서원, 2012.
- 노희선, 류동수, 현대사회와 정신건강, 2013.
- 차광열, 최동희. 불임, 치료에서 출산까지. 여성신문사, 2001.

5. 무의미한 연명치료의 중단

Ⅰ. 연명치료와 중단

1. 연명치료중단의 개념

연명의료치료 방법은 심폐소생술, 혈액 투석, 항암제 투여, 인공호흡기 착용 등 네 가지가 대표적이다. 사망이 임박한 환자여부는 담당의사와 전문의 1명이 판단할 수 있다.

연명치료중단이란 회생가능성이 없고 치료해도 회복되지 않으며 급속도로 증상이 악화되어 사망에 임박한 환자를 대상으로 연명의료를 중단하여 존엄하게 죽음을 맞이할 수 있도록 하는 것을 의미한다.

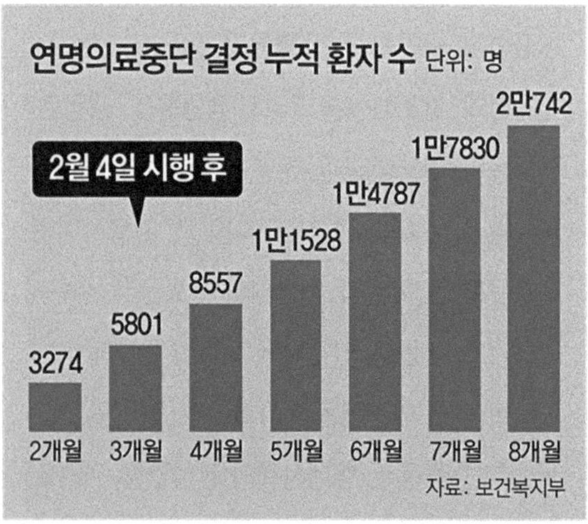

예전의 기술로는 생명을 유지하지 못했던 환자들도 이제는 그 생명을 유지할 수 있게 된 것이다. 이러한 의료 환경의 변화에 따라 우리는 여러 상황에서 한 환자에 대한 생명 유지 여부를 결정해야 하는 문제에 봉착하게 된 것이다.

2. 연명치료의 조건

임종환자라 하더라도 본인의 연명의료 중단 의사를 확인해야 한다. 본인 의사확인 방법은 세 가지다.

첫째, 말기가 됐을 때 연명의료계획서에 자발적으로 서명하는 것이다. 의사의 설명을 충분히 듣고 연명의료를 원하지 않는다는 뜻을 담은 연명의료계획서에 의사와 함께 서명하면 된다.

둘째, 건강할 때 연명의료를 원하지 않는다는 뜻을 담은 사전연명의료의향서를 작성하면 된다. 이 문서는 국립연명의료기관에 등록되어 유사시에 조회해서 활용할 수 있다.

셋째, 가족의 대리확인이다. 환자가 의식이 없거나 의사를 표현하기 곤란할 때 가족 2명 이상이 '부모님이 연명의료를 원하지 않았다' 고 일관되게 진술하면 된다. 환자의 존엄사 의사를 추정하는 것이다. 혹은 가족전원이 연명의료 중단에 합의하면 된다. 환자가 미성년자이면 친권자가 결정한다. 성년인 경우 배우자와 부모, 조부모, 자녀와 손자녀 모두의 서명을 받아야 하며, 이에 해당하는 사람이 없는 경우엔 형제 ·자매의 서명을 받아 결정한다.

연명의료 중단 어떻게 하나

• 대상
치료해도 회생 가능성 없고, 사망이 임박한 환자

• 중단 가능 연명의료 행위
인공호흡기·심폐소생술·혈액투석·항암제투여

• 중단 불가능한 의료 행위
영양·물·산소 공급, 승압제 투여·에크모 등

• 중단하려면

환자의 의사 능력이 있을 때
- 연명의료계획서(말기·임종기 환자 작성)
- 사전연명의료의향서(성인이라면 누구나) + 담당 의사의 확인

환자의 의사 능력은 없지만 확인 가능하다면
- 사전연명의료의향서 + 의사 2인의 확인
- 가족 2인 이상 일치하는 진술 + 의사 2인의 확인

환자의 의사 능력이 없고 확인할 길이 없다면
- 환자 가족 전원의 합의 + 의사 2인의 확인
- 환자가 미성년자이면 친권자인 법정대리인의 결정 + 의사 2인의 확인

환자의 의사 능력이 없고 환자 가족도 없을 때
- 연명의료 중단 불가

자료:보건복지부·국가생명윤리정책원

Ⅱ. 연명치료 중단의 문제와 한계

'호스피스 · 완화의료 및 임종 과정에 있는 환자의 연명의료 결정에 관한 법'은 회생 가능성이 없는 환자가 자기의 결정이나 가족의 동의로 연명치료를 받지 않을 수 있도록 하는 법을 뜻한다. 2016년 1월 8일 국회 본회의를 통과했으며, 호스피스 분야는 2017년 8월 4일, 연명의료 분야는 2018년 2월 4일부터 시행에 들어갔다.

보건복지부에 따르면 연명의료결정법 시행 후 2018년 8개월간 말기암 등으로 회복할 가능성이 없다고 판단해 연명의료를 유보하거나 중단한 환자는 2만742명에 달했다. 연명치료란 앞에서 기술한 것처럼 치료목적보다는 생명 연장을 위해 시도하는 심폐소생술, 인공호흡기, 혈액투석, 항암제 투여를 말한다.

연명의료 중단은 환자 본인보다는 가족의 뜻에 따라 이뤄지는 경우가 많았다. 환자 개인이 연명의료계획서를 써서 연명의료를 중단한 경우는 6836명(33.0%)이었다. 계획서는 병원에서 의사가 사망이 임박한 환자를 대상으로 작성하는 것으로 환자가 담당 의사에게 연명의료를 받지 않거나 중단하겠다는 의사를 밝히면 된다.

사전연명의료의향서로 연명의료를 중단한 경우는 154명(0.7%)이었다. 사전연명의료의향서는 자신이 병에 걸려 회복 불가능한 상태에 빠졌을 때 연명의료를 받지 않겠다고 미리 선언하는 서류다.

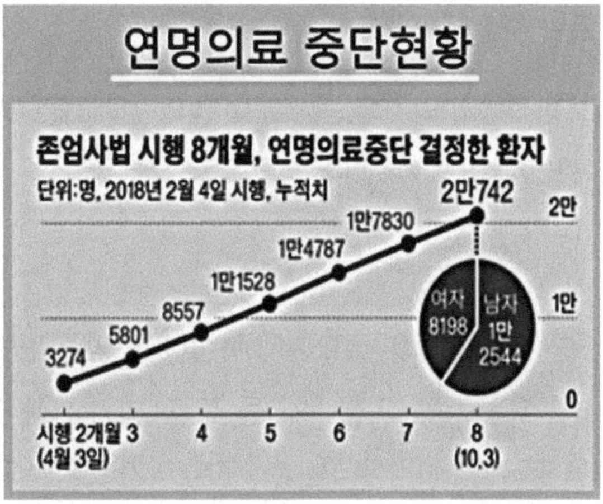

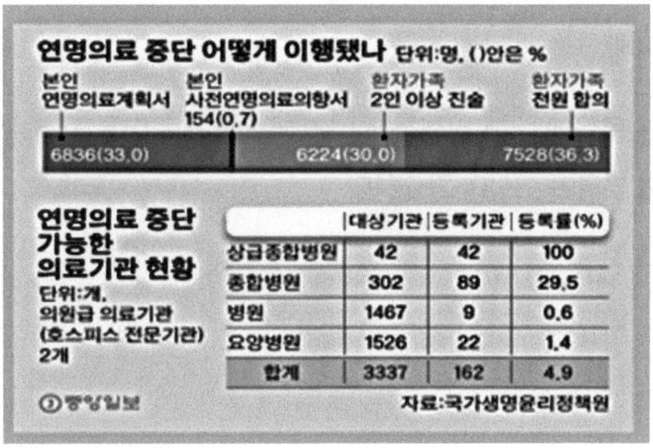

1. 본인결정 비율보다 가족의 의사결정 비율이 더 높다.

2. 의료기관 윤리위원회를 갖춘 병원이 많지 않다.

한편, 연명의료 중단을 시행하려면 의료기관 윤리위원회가 있어야 하는데, 전국에 162개 병원만이 위원회가 있다. 보통 종교계, 법조계, 시민 단체 등에서 추천한 두 명을 포함해야하는데 소규모 병원이나 요양병원의 경우 윤리위 운영이 힘든 현실이다.

3. 경제적인 부담이 높다.

진료비에 대해서도 보험적용이 되지 않는 부분이 많아 경제적인 부담이 크며, 회복이 가능한 경우가 아닌 경우 큰 고통이 될 수 있다.

4. 절차가 복잡하다.

연명치료 중단을 위해선 법정서식이 필요한데 복잡하다. 임종과정 판단확인서, 환자 의사확인서, 가족확인서, 연명의료 중단이행 서류 등 7개의 법정 서식이 완성되어야 하고, 환자가 자발적으로 결정을 할 수 없는 경우에는 손 · 자녀까지 포함한 모든 가족이 서명을 해야 하고, 가족관계증명서로 가족관계임을 증명해야 하는데 어려움이다.

5. 죽음에 대한 이해

의사가 환자에게 죽음에 대해 진실하게 애기하고 환자도 이를 자연스럽게 수용할 수 있는 사회적 공감대와 분위기 조성이 필요하다.

Ⅲ. 무의미한 연명치료의 중단 쟁점

무의미한 연명치료의 중단과 관련한 주요쟁점은 크게 두 가지이다. 하나는 가치의 문제 즉, 연장된 삶에 대한 가치에 대한 것이다. 찬성 측에서는 지속적인 식물인간 상태의 환자가 갖는 가족이나 세상과의 교류중단이 갖는 저하된 삶의 가치를 지적한다.

이에 비해, 반대론자들은 환자가 '세상과 교류하고 인간적인 삶을 영위해야만 가치있는 삶이다.'라는 주장은 위험하다고 주장한다. 인간의 삶에 대한 가치에 대해 순서를 매기는 것은 불가능하며, 비윤리적이라는 것이다.

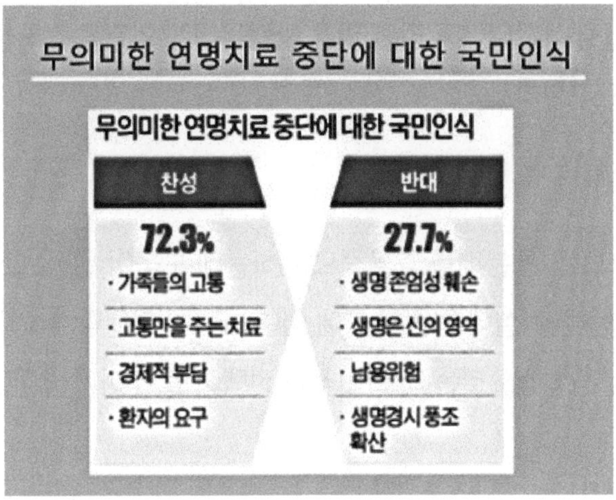

쟁점의 두 번째는 '무의미한 연명 치료에서의 무의미'에 관한 것이다. 무의미한 연명이 지니는 조금 철학적이지만 의미가 있는 이 용어는 중단찬성 측에서 볼 때, 는 더 이상 회복될 가망이 없는

환자의 고통과 존엄성을 고려하고, 의료분배적인 입장에서 비합리적인 치료에 의한 생명 연장이 무의미하다고 생각하는 것이고, 반대 입장에서 볼 땐 생명연장은 조건 없이 의미가 있다고 생각하는 것이기에 주요논쟁이 되고 있다..

1. 찬성(치료중단)의견

가. 인지, 사고, 느낌이 없이 단지 뇌파만 살아있는 경우의 환자나 그에 준하는 회복불능으로 정해진 환자를 계속 기계에 의해 묶어두고 있다는 자체가 인권을 유린한 것이다. 연명은 고통의 연속일 뿐, 하등 인간적 삶을 보장해주지 못하기에 오히려 금지하는 것이 필요하다고 본다. 그런데도 그런 것을 강행하는 것은 의사와 병원, 가족의 이기심일 뿐이다.

특히, 말기환자의 치료는 수많은 부작용을 가지고 있으며 구역감과 구토만으로도 환자는 끼니를 거르게 되고, 삶의 의욕을 잃는 경우가 많다. 게다가 대부분 중환자이기에 많은 도움이 필요하여 의료인력이 항상 바로 가까이에 대기하고 있어야 한다. 며칠이라도 의료기기에서 벗어나 가족과 일반병실에서 보내는 인간으로서 존엄성을 존중하는 기회를 제공해야 한다.

나. 인간답게 삶을 마감할 수 있는 권리가 존중되어야 한다. 인간답게 살 수 있게 미리 유언을 작성해 두거나 그럴 상황이 아니라면 많은 사람들에게 의견을 정해둘 합의가 필요하며, 그런 법의 개정이 요구된다.

다. 비용이 만만치 않다.

라. 경제적인 문제: 의료자원분배를 효율적으로 하는데 도움이 된다. 그들에게 제공되는 집중적인 의료자원을 중환자실에 입원한 후에 병이 나아서 퇴원할 수 있는 다른 사람들에게 제공하는 것이 의료 정책적으로는 더 합리적인 선택이 될 것이기 때문이다.

[토론]

노인 92%, '연명치료' 반대

아시아경제

살아온 날들을 아름답게 정리할 수 있는 '웰다잉(Well Dying)'은 모든 사람이 원하지만 모두가 원하는 죽음을 맞이할 수는 없습니다. 임종을 앞둔 환자가 본인의 의지와 상관없이 의학의 힘으로 과도하게 생명이 연장되면서 스스로 존엄하게 삶을 마무리하는 기회를 갖지 못하는 경우가 적지 않았기 때문입니다.

우리나라는 지난해 10월 시범사업 기간을 거쳐 지난 2월부터는 연명의료결정법(존엄사법)을 시행하고 있습니다. 이 8개월여 동안 무려 6500여명이 연명의료를 유보하거나 중단했습니다. 매월 800여 명이 넘는 환자들이 죽음을 선택하기로 한 것입니다.

그러나 이들의 65% 정도가 환자가 의식이 없을 때 가족이 결정한 것이었습니다. 환자가 직접 연명의료계획서를 쓴 경우는 35% 정도, 건강할 때 미리 사전연명의료의향서를 써둔 경우는 0.5%에 그쳤음을 '②웰다잉, 준비할 수 있는 이별' 편에서 살펴본 적이 있습니다.

실상은 어떨까요? 노인들의 선택은 분명했습니다. 노인의 91.8%가 연명치료에 반대했습니다. 10명 중 9명 이상은 스스로 존엄하게 삶을 마무리하겠다는 의사를 밝힌 것입니다.

이는 지난 25일 보건복지부가 발표한 '2017년도 노인실태조사' 결과에 따른 것입니다. 보건복지부가 한국보건사회연구원에 의뢰해 4년마다 실시하는 노인실태조사는 지난해 4월부터 8개월에 걸쳐 전국의 65세 이상 노인 1만299명을 대상으로 면접조사했습니다.

2. 반대(포기하지 말고 치료하자)의견

가. 인간의 생명은 존엄하다. 포기란 없다.

나. 연명치료 중단관련이 이루어지면 자칫 생명경시 풍조로 이어질 수 있다. 인간의 삶에 대한 가치에 대해 순서를 매기는 것은 불가능하며, 비윤리적이다. 모든 생명은 존귀하기 때문에 연명치료 중단을 판단 할 때는 엄격한 절차를 거쳐서 그 적법성을 확보해야 한다.

다. 장기매매 등 악용 가능성이 나타날 수 있다. 연명치료 중단이 병원의 사정이나 가족들의 경제적 이유에 의해 악용될 소지 역시 있으므로 의식이 없는 환자의 연명치료를 중단하는 요구가 과연 서의에서 나온 것 인지 아닌지의 여부, 즉 '수단의 목적성' 도 같이 고려되어야 한다.

라. 환자의 소생가능성에 오진가능성은 포기할 수 없다. 극히 드문 경우지만 뇌사 상태의 환자가 의식을 회복한 예가 있다.

마. 무의미한 연명치료를 시키는 의사의 자격이 문제다. 또 안락사가 합법화된다면, 처음에는 뇌사자들과 같이 희망이 없는 사람들이 연명치료를 고려하지만 곧 단순히 아픈 사람이나 장애를 가진 아이들까지 퍼질 것이다. 또한 노인이거나 아픈 사람들이 가족들에게 짐이 될까봐 사망에 대한 동의의 압력을 더 가중시킨다. 죽을 권리가 죽어야 하는 의무로 될 수 있다. 연명치료가 감소하면서 아픔과 죽음 및 의학적 치료의 인식이 변화될 것이다. 아픈 사람들에게 있어서 치료도 선택이 될 수 있다.

바. 삶의 가치를 따질 수 없다. 오직 눈으로만 세상과 소통할 수 있는 루게릭병(ALS) 환자의 생명도 똑같이 소중하다.

사. 의료 정책적인 입장에서 공리주의에 입각했을 경우에는 타당한 설명이 되지만, 의무론적인 입장에서는 이러한 주장은 결코 옳을 수 없게 된다. 다른 이들을 위해 연명치료를 중단하자는 말은 다른 사람들을 살리기 위해 가망이 없는 환자의 목숨을 도구로 이용하자는 말과 다르지 않기 때문이다.

[토론]

"죽음을 결정하는 것은 본인이 돼야"

아시아타임즈

얼마 전에 '생전 장례식'이라는 새로운 장례 문화를 우연히 신문에서 보았다. 죽기 전 가족 및 친한 사람들을 불러 모아 마지막으로 이야기하며 삶과의 이별을 준비한다는 것이다. 죽음을 피하고자 하지 않고 겸연히 받아들이겠다는 자세는 다소 새롭게 느껴졌다.

이렇듯 죽음에 대한 생각이 바뀌어 가면서 연명 치료 거부 및 안락사에 대한 분위기도 바뀌고 있다. 과거에는 안락사에 대한 무조건적인 반대를 주장하였으나 정신이 온전할 때 자신의 죽음을 스스로 결정하고 삶을 마무리할 시간을 주어야 한다는 의견 역시 힘을 얻고 있다. 그 이유로 '가족에게 부담을 주지 않는 것'과 '통증으로부터의 해방', '주변 정리' 등 여러 가지가 존재하였고 이를 위해 자신의 삶을 의미 있게 여기고 마무리하고자 하는 생각을 가지게 된다고 본다.

이른바 '웰-다잉(Well Dying)'이라 불리는 이러한 현상은 장기간 무의미한 연명치료로 본인과 가족이 지게 되는 고통과 부담을 덜어주고 죽음을 수용하는 환자의 마음을 무시하는 기존의 안락사 반대 제도를 거부한다는 점에서 나쁘다고는 볼 수 없다.

그러나 아직 갈 길이 멀다. 현재 안락사에 대한 연명의료결정법이 시행된 지 8개월이 지나가고 있다. 그 중 연명 의료 중단을 결정한 환자의 수는 약 2만 명이나 그 중 본인이 연명의료계획서를 작성한 경우는 33%가량이며 나머지는 환자 가족의 전원합의나 진술로 결정되었다. 환자가 사전에 결정을 하는 경우는 문제가 없으나 의식이 없어 부득이하게 동의가 필요할 경우 윤리적 문제가 뒤따르게 된다.

가족 입장에서는 선뜻 결정하기가 어려운 문제이기 때문이다. 또한 병으로 인해 수명이 얼마 남지 않았을 때, 보호자에게 사실을 알리나 환자의 경우 절망에 빠질 것을 우려하여 알리지 않는 경우가 있는데, 이럴 시 급작스럽게 혼수상태가 되어 본인의 결정을 구하지 못하는 일도 일어났었다.

웰-다잉 문화가 정착을 위해서는 우선 연명의료 중단이 가능한 병원을 더욱 늘리는 것 외에 환자에게 사전에 연명의료제도에 대해 알려 충분히 생각할 시간을 가지게 하는 것이 중요하다. 의료진은 책임감을 가지고 환자를 대하여야 하며 '죽음'에 대해 대화할 수 있는 문화가 필요하다.

아직 안락사에 대해 거부감을 가지고 있는 사람들도 많이 있으며 안락사가 무조건 좋은 점만 있다고 보기도 힘들다. 자기 결정권을 주게 된 만큼, 죽음을 결정하는데 있어서 타인의 의사가 개입되거나 의식이 없어 본인의 의지와는 상관없이 안락사가 결정될 수도 있기 때문이다.

그렇기에 제도적으로, 그리고 문화적으로 안락사를 깊이 고찰하고 받아들여야 한다. 사전에 알려 환자 본인의 생각을 최대한 반영해야 하는 동시에 죽음을 본인 스스로 결정할 수 있게끔 배려하는 마음가짐을 지니도록 할 때, 본인의 삶을 스스로 마무리 지을 수 있을 것이라 본다.

참고문헌

- 중앙일보, '길어야 몇 개월.. 터놓고 얘기하는 게 첫발', 2018.
- 중앙일보, '줄 매달고 누워있기보다 며칠이라도 남 위해..', 2018 중앙일보, '합법적 연명의료 중단 오늘 시작', 2018.
- 고수현, (개정판)생명윤리학, 양서원, 2014.
- 공병혜, 구인회 외, 생명윤리, 현문사, 2019.
- 남명진, 영화 속 생명윤리 이야기, 지코사이언스, 2010.
- 남문희, 김요나 외, 전문직과 간호윤리, 수문사, 2019,
- 노기호. 정문식, '인간복제의 헌법적 문제'. KCI, 2004.
- 노희선 외, 인간행동과 사회환경, 양서원, 2012.
- 노희선, 류동수, 현대사회와 정신건강, 2013.
- 박혜선. '폐'도 생체 이식 가능. 중증 폐 질환자 폐 이식 기회 확대'. 하이닥. 2018.
- 서영호. 국내 최초 뇌사자 소장 이식 성공. 보건타임즈. 2018.
- 윤영탁. 생체 폐 이식 첫 사례. '빗장' 푼 장기 이식·유전자 치료'. Jtbc 뉴스.2018.
- 이연숙. 장기기증 문제점과 활성화 방안. 가톨릭 평화 신문. 2018.

6. 유전자검사

Ⅰ. 유전자검사

1. 유전자검사의 개념

유전자 검사(Genetic Test)는 유전질환과 관련된 유전체(Genome) 내의 변화를 검출하기 위하여 인간의 DNA, RNA, 염색체, 유전자 산물을 분석하는 것이다. 흔히 사용하는 유전자 검사는 DNA 혹은 RNA라는 분자 수준에서 분석하는 것이므로, 분자유전검사(Molecular genetic test)라고 하는 것이 사실은 더 정확한 용어이다.

검사를 위해서 유전자를 구성하는 DNA와 RNA를 직접 분석할 수도 있고, 질병 유전자와 연관도는 유전자형을 간접적(연관분석)으로 살펴볼 수도 있으며, 유전자 산물을 분석하는 생화학적 검사(Biochemical test)나 염색체 검사(Cytogenetic test)로 시행할 수도 있다.

유전자검사는 유전자 지문감식이라고 하는 기술을 이용하여 이루어지는데, 이 기술을 영국의 Alec Jeffreys에 의해 1970년대 초반에 개발되었다. 이는 사람마다 DNA 특정부위의 염기서열에 차이가 있다는 사실에 착안한 것으로, 최근에는 폴리머라아제 연쇄반응이라는 기술과 결합하여 머리카락, 침 등 극미량의 샘플만 가지고도 DNA 분석이 가능하게 되었다.

한편, 질병진단을 목적으로 한 유전자 검사와 질병예측을 목적으로 한 유전자 검사가 있다. 전자는 현재 증세가 있는 사람을 대상으로 질병 이환 여부를 확진하기 위하여 실시하는 검사로서,

선천성 유전질환과 간염, 에이즈 등의 감염성 질환, 유방암, 대장암 등 일부 암을 대상으로 한 유전자 검사이다. 후자인 질병예측을 목적으로 한 유전자 검사는 지금 현재는 뚜렷한 임상 증세가 없으나, 장차 질병이 발생할 소인이 있는 지를 확인하기 위한 것으로, 주로 유전질환의 가족력이 있는 사람을 대상으로 이루어진다.

의학기술의 발달은 과학문명의 발달에 대한 높은 기대치와 더불어 윤리적, 사회적인 관점에서 우려와 걱정을 가져오게 되었다. 예측유전자검사는 병의 조기 발견과 예방을 통하여 수많은 생명을 구할 수 있고 검사결과에 대해서 개인뿐만 아니라 유전형질을 나누어 가진 친척, 사회 등 전반적으로 광범위한 영향을 미치게 되었다..

2. 유전자검사의 유형

최근 들어, 유리판 위에 엄청나게 많은 종류의 DNA를 고밀도로 붙여 놓아 유전자 검색을 쉽게 할 수 있도록 한 DNA칩이 개발되어 유전자 검사를 손쉽고 정확히 할 수 있게 되었다. DNA칩은 DNA 염기서열들이 특정 순서로 나열된 이중나선 구조에서 특정부분 한 가닥만 떼어 붙여 놓은 것으로 이 DNA칩에 검사 대상자의 유전자를 반응시키면 DNA칩 위에 있는 것과 딱 맞는 염기서열을 가진 유전자만 정확히 찾아낼 수 있다.

가. 염색체 검사

염색체의 수적, 형태적 변화를 관찰하여 이상 유무를 판단하는 검사로서 선천성 염색체 이상 질환, 고형 또는 혈액 종양에서의 염색체 이상을 진단한다.

나. 융모막검사

임신 10~13주 사이에 복부 또는 자궁경관을 통해 태반 조직을 채취하여 염색체를 분석하거나 기타 질환을 검사한다. 초음파영상을 보면서 작은 튜브를 자궁경부 혹은 복부를 통해 삽입하여 태반 조직의 일부를 채취하여 이 조직을 배양하여 염색체 이상 유무를 확인한다. 임신 초기에 시행하기 때문에 태아 이상이 있는 경우 조기에 발견할 수 있다는 장점이 있음 하지만 양수 검사에 비하여 유산의 위험성이 다소 높다.

다. 양수 검사

임신 15~20주 사이에 임신부의 복부를 통해 바늘을 넣어 양수를 채취하는 검사로서 일반적으로 태아의 염색체 분석을 위해 가장 많이 시행되는 검사이다.

라. PGD(착상 전 유전진단)

착상 전 유전진단은 혈우병, 근육 퇴행증, 프래자일 X증후군, 다운증후군 등과 같이 염색체의 수적 혹은 구조적 이상이 있는 선천적인 유전질환 환자나 보인자가 유전적으로 정상인 아이를 가질 수 있도록 개발된 진단기술이다.

3. 유전자검사의 활용

유전자 검사는 인간의 DNA, RNA, 염색체, 대사물질을 분석하는 것이다. 인체 내의 모든 세포는 유전적으로 동일하게 구성되어 있다는 전제하에 분자유전 검사는 인체의 어떤 조직으로도 검사가 가능하다. 가장 쉽게 채취할 수 있는 검체는 혈액이다.

일반적인 분자유전검사는 EDTA 항응고제를 처리한 혈액으로부터 DNA를 추출하여 사용한다. RNA 분석이 필요한 경우에는 분석하려는 유전자가 발현하는 조직을 채취하여야 한다. 산전검사는 임신 시기에 따라 융모막 융모, 양수, 제대혈 등 적절한 검체가 필요하다. 대사산물을 분석하는 생화학적 검사는 대사물질의 존재를 잘 반영하는 검체를 필요로 한다.

유전자검사는 건강한 태아의 출생이나 선별적 출생에 이용될 수 있다. 즉, 태어날 아이의 유전적질환의 추측이 가능하고 따라서 출생 이전의 단계에서 유전적 질환을 갖고 있는 태아를 선별하거나 원하지 않는 성을 배제할 수도 있다. 또한, 유전적 질환의 치료에 이용될 수 있다. 개인의 유전상태를 검사함으로써 현재의 건강상태를 파악할 수 있고 유전자이식기술의 발달로 유전 질환을 예방할 수 있는 가능성이 높아지면서 유전자 검사가 필요하게 된다.

가. 유전자(염색체)검사

유전자 검사는 질병에 대한 조기 진단과 의심되는 돌연변이에 대해 개인 또는 가족에서 확진하기 위해 사용된다. 민족에 따라 cystic fibrosis, sickle cell 빈혈, Tay-Sachs 병과 같은 열성 대립인자로 유전되는 질환의 경우, 배우자들은 보인자 유무를 확인하기 위하여 검사할 수 있다.

나. 진단적 검사(Diagnostic test)

증상이 있는 환자에서 의심되는 유전질환을 확진하거나 감별진단을 위해서 시행한다. 단일유전자 질환의 경우에는 분자유전검사가 진단에 매우 중요하며, 일부 질환에서는 분자진단을 통해 기존의 침습적인 진단 방법을 생략할 수 있다. 한 가지 유전자 검사로 바로 진단이 가능할 수도 있지만, 일반적으로는 해당 질환에 적절한 여러 검사를 통해 진단이 이루어진다.

다. 예측적 검사(Predictive test)

예측적 검사는 현재 증상은 없지만 유전질환의 가족력이 있는 사람에서 질환의 원인이 되는 돌연변이 유무를 알기 위한 검사로서, 증상 전 검사와 소인검사로 분류할 수 있다. 증상 전 검사는 돌연변이가 존재할 경우 발병할 가능성이 확실한 질환, 소인검사는 돌연변이가 존재할 경우 발병 위험도가 높아지는 질환에서의 검사를 의미한다.

예측적 검사의 장점은 발병 전에 분자유전 진단이 가능하기 때문에 예방, 조기 진단, 치료 및 관리에 도움을 주어 질환의 이환율과 사망률을 감소시킬 수 있다는 것이다. 따라서 치료 및 예방법이 있는 질환의 경우는 예측적 검사가 권장된다. 소인검사는 현재 여러 논란이 있고 일부 소수 질환에서 예측도가 인정되고 있으나, 아직은 연구 단계이며, 현재까지 권장되고 있지 않다.

라. 보인자 검사(Carrier test)

임신을 예정하고 있는 부부를 대상으로 그들의 유전체를 분석하여 미래에 태어날 아이에게 존재할 수 있는 유전적 위험성을 예측하는 검사. 주로 상염색체 열성질환으로 알려진 유전질환의 원인 유전자 변이를 대상으로 분석한다. 보인자 검사 가족과 친척 중에 유전질환에 이환 되거나 이미 보인자로 진단된 사람이 있는 경우, 또는 특정 유전질환에 대하여 높은 보인자 빈도를 가진 인구집단에서 시행하게 된다.

마. 신생아 선별검사(Newborn screening)

신생아 선별검사는 조기치료로 질환을 예방하거나 질환의 경과를 호전시킬 수 있는 유전 질환을 가진 신생아를 발견하기 위해 시행한다. 대사질환이 주요 대상이 되며, 우리나라는 2006년부터 6종(페닐케톤뇨증, 갑상선기능 저하증, 갈락토스혈증, 호모시스틴뇨증, 단풍당뇨증, 선천성 부신과형성증)의 선천성 대사질환에 대한 검사 비용을 국가에서 전액 지원하고 있다.

바. 산전 진단검사(Prenatal test)

산전 진단검사는 임산부의 혈액에 존재하는 태아의 DNA를 이용하여 태아의 염색체 이수성 여부를 확인하는 검사이다. 임신 중의 태아가 특정한 유전적 질환에 이환될 가능성이 높은 경우, 예를 들어 산모의 연령이 35세 이상인 경우, 가족력이 있는 경우, 특정 유전질환의 빈도가 높은 인종의 경우, 산전 초음파의 이상 소견이나 산전 선별 검사에서 위험도가 높게 나온 경우에 해당한다.

염색체 이수성의 위험이 증가하므로 검사를 시행한다. 대상이 되는 질환에 따라 적절한 유전자 검사를 선택하게 된다. 산전 유전자검사는 임상증상이 위중한 질환이나 대표적인 이수성인 다운증후군(21번), 에드워드 증후군(18번), 파타우 증후군(13번)등을 대상으로 한다. 기존의 침습적 양수 검사에 비해 안전하고, 더 빠른 시기에 이상 여부를 확인할 수 있다.

사. 착상 전 검사(Preimplantation genetic diagnosis)

착상 전 검사는 체외 수정된 배아에서 특정한 유전적 결함 유무를 검사하여 유전적 결함이 없는 건강한 배아를 자궁에 이식하기 위한 방법이다. 육안 판별로 배아를 선택하는 방법에 비해 임신 성공률이 2배 가까이 높다고 보고되고 있다. 단일 유전자 질환이나 염색체 이상을 가진 가족에게 착상 전 검사가 도움을 줄 수 있다. 착상 전 검사를 하기 전에 가족 내 정확한 유전적인 원인을 알아야 한다.

아. 중합효소연쇄반응(polymerase chain reaction; PCR)

PCR은 DNA를 조작하는 검사방법의 대부분에서 사용되는 가장 기본적인 기법이다. PCR의 원리는 이중나선의 DNA에 열을 가하여 단일가닥으로 만든 다음(denature), 1쌍의 시발체를 결합시키고(primer annealing), 시발체를 기점으로 DNA 중합효소가 DNA에 상보적인 염기를 합성하여 다시 두 가닥의 DNA를 만들게 된다(extension). 이와 같은 과정을 반복하면서 PCR 산물이 만들어지는데, PCR 주기에 비례하여 기하급수적으로 합성된다(Figure 1). 30~40회의 PCR 주기를 반복하면 230-40배의 DNA가 증폭되므로, 소량의 DNA로부터 염기순서가 동일한 많은 양의 DNA를 증폭할 수 있다.

자. 유전자 염기서열 검사

유전자염기서열 검사기법은 1975년 F. Sanger 등이 개발한 dideoxy chain-termination 원리의 효소반응법이 보편적으로 이용되고 있다. 현재는 이 Sanger 방법을 바탕으로 형광표지자와 모세관 전기영동기반의 자동화된 염기서열 검사기가 일반화되어 있다(Figure 2). 최근에는 유전체 전체의 염기서열을 동시에 분석하는 전장유전체 염기서열 검사(whole genome sequencing)의 기법들이 계속 개발되고 있다. 염기서열의 변이가 원인인 유전질환에서는 그 유전자에 대한 염기서열 검사를 시행하면 유전자 돌연변이를 찾아낼 수 있다.

차. 중합효소연쇄반응(polymerase chain reaction; PCR)

PCR의 원리는 이중나선의 DNA에 열을 가하여 단일가닥으로 만든 다음(denature), 1쌍의 시발체를 결합시키고(primer annealing), 시발체를 기점으로 DNA 중합효소가 DNA에 상보적인 염기를 합성하여 다시 두 가닥의 DNA를 만들게 된다(extension). 이와 같은 과정을 반복하면서 PCR 산물이 만들어지는데, PCR 주기에 비례하여 기하급수적으로 합성된다(Figure 1). 30~40회의 PCR 주기를 반복하면 230~40배의 DNA가 증폭되므로, 소량의 DNA로부터 염기순서가 동일한 많은 양의 DNA를 증폭할 수 있다. PCR은 DNA를 조작하는 검사방법의 대부분에서 사용되는 가장 기본적인 기법이다.

Ⅱ. 유전자검사 주요 사례와 의미 분석

미국 할리우드 여배우 안젤리나 졸리는 유전자 검사로 암을 조기에 예방한 대표적인 케이스다. 유방암·난소암 가족력이 있는 졸리는 2013년 두 암을 일으킬 확률이 높은 유전자(BRCA 유전자) 검사를 받았다. 발병 위험이 높은 돌연변이 유전자가 있음을 확인한 졸리는 2013년 예방적 유방 절제술을, 2015년에는 난소와 나팔관 제거 수술을 받았다.

졸리의 수술 소식이 알려진 후 유전자 관련 업계에서는 '안젤리나 효과'라는 말을 쓰기 시작했다. 유전자 분석을 통해 예방의학 및 맞춤 치료에 대한 관심이 부쩍 커졌기 때문이다. 지난해 한국유방암학회의 조사 결과에 따르면 졸리의 수술 사실이 알려진 이후 BRCA 유전자검사는 3배 이상 증가했고, 유방절제술 건수는 5배나 늘었다.

이처럼 유전자 검사는 개인에 대한 유전적 소인을 예측 할 수 있고, 후손을 비롯하여 여러 세대에 걸쳐 가계에 중대한 영향을 미칠 수 있으며, 경우에 따라서는 개인이 속한 집단 전체에 중대한 영향을 미칠 수도 있다.

또한 생물학적 시료를 수집할 당시에는 그 중요성이 반드시 알려져 있지 않은 정도를 포함할 수 있으며, 개인이나 집단에 문화적 중요성을 지닐 수 있는 이유로 인해 그 자체만으로도 특별한 지위를 지닌다.

따라서 유전지식, 정보, 기법 등을 의료서비스에 적용할 때 생길 수 있는 제반 문제점을 예측하고, 유전자 검사의 오남용을 막고 이것이 인류의 건강과 질병관리에 효율적으로 이용할 수 있는 제도적 장치가 요구되고 있다.

1994년에, Time 지와 CNN 방송이 일반사람들을 대상으로 그들이 살아가면서 발병할 수 있는 질병에 대해서 알 수 있는 유전자검사를 받을 것인지 아닌지에 대한 여론조사를 실시했다. 결과는 50%씩 긍정과 부정의 의견이 나왔다. 검사를 받고자 하는 것은 개인적인 결정이며 자발적이어야 한다는 입장이 크다.

이처럼 유전자검사에 있어서의 자기결정권의 경우에는 여타의 의료행위와는 다른 점이 있다. 유전정보는 한 개인의 특성일 뿐만 아니라 가계의 특성이기도 하다. 따라서 어떤 개인이 유전자검사를 받고자 하는 경우에 그 개인의 동의만으로 충분한 것인지 아니면 가계의 동의가 필요한 것인지, 만일 가계의 동의가 펼요하다면 어느 범위까지의 동의가 필요한 것인지의 문제가 발생한다.

한편, 피검사자가 직접 유전자검사에 대하여 동의한 경우라고 할지라도 검사 목적으로 하고 있는 유전자검사 이외의 항목에 대한 검사 결과를 피검사자에게 반드시 알려야 하는지가 문제될 수 있다. 최근에는 다양한 유전질환을 판넬을 통해 동시에 검색해내고자 하는 차세대 염기서열 분석(NGS) 기법이 개발되고 보급됨으로 인해 자신이 원치 않는 항목까지 분석되고 있는데, 이처럼 피검사자가 의도하지 않는 부분의 검사결과를 피검사자에게 알릴 의무가 있는지에 관하여는 앞으로 논란이 있을 것으로 생각된다.

검사 대상자가 유전자 검사의 의미를 온전히 이해하고 유전자 검사가 진행되는 이후의 과정에서 끊임없이 검사의 의미를 스스로 재구성할 수 있는 계기를 갖도록 하는 것이 중요하다. 그런데 우선 비의료기관의 의료 목적 유전자검사 시행에서 검사자와 검사대 상자 간의 첫 번째 커뮤니케이션이라 할 수 있는 설명 및 동의와 관련하여 생명 윤리안전법의 규정은 다음과 같은 문제를 안고 있다. 검사자는 이와 같은 결정이 합리적으로 이루어지도록 검사의 내용과 결과, 부작용 등을 설명해야 한다.

Ⅲ. 유전자 검사의 쟁점

유전자는 DNA로 구성된 유전정보단위로서, 세포의 생명현상을 유지하고 특정한 기능을 수행하는데 필요한 모든 단백질을 만들기 위해 완벽한 명령체제를 지시 전달하는 광대한 화학적 정보 단위이다.

DNA의 모양은 이중나선구조를 이루고 있고, 각각의 가닥에는 염기라 불리는 수 백 만개의 화학적 구조물 단위로 구성되어 있다. DNA안에는 아데닌(A), 티아민(T), 사이토신(C), 구아닌(G)이라는 4개의 화학적 염기가 존재하는데 이 염기의 배열된 순서가 유용한 정보를 결정한다.

각각의 세포는 5만개에서 10만개 정도의 유전자를 가지고 있지만, 세포는 선택적으로 유전자를 사용합니다. 어떤 유전자는 세포가 기본적 기능을 위해 필요한 단백질을 만드는데, 이러한 유전자를 housekeeping genes이라고 한다. 또 어떤 유전자들은 태아가 만들어지는 발생 과정에서만 중요한 기능을 하고 그 이후에는 영원히 활동을 중지하며, 다른 유전자로는 조직특이성 유전자라고 하여, 뇌세포나 간조직 세포 등 특정 조직의 세포에만 생성되는 단백질을 암호화하는 기능을 한다. 그러나 분자유전검사의 정확성과 편리성이라는 장점과 함께 기존 의료 환경에서는 볼 수 없었던 문제점이 제기되고 있고, 특히 다음 사항들에 대한 고려가 필요하다.

첫째, 유전자검사 전과 후의 유전상담 및 동의서에 관련한 점이다. 유전자검사를 시행하기 전에 환자와 보호자에게 유전질환 및 유전자검사의 시행목적과 중요성에 대해 이해할 수 있는 설명을 하고 이를 인지한 검사동의서(informed consent)를 받아야 한다. 유전자검사 후에는 검사 결과에 대한 설명, 필요한 추가검사, 진단, 치료, 가족에 대한 검사까지 포괄적인 유전상담이 이행되어야 한다.

둘째, 진단적 검사로서의 적절성측면이다. 과학적, 의학적, 기술적, 윤리적인 면이 충분히 검토된 유전자검사인 경우, 의료진의 교육을 통해 유전질환 환자들의 진단과 치료에 적절하게 활용될 수 있도록 해야 한다.

셋째, 유전적 프라이버시의 침해문제이다. 유전적 프라이버시는 개인의 영역 침해를 허용하지 않는다든지 혹은 제삼자가 알 경우 개인에게 직접적으로 피해를 줄 수 있는 개인의 건강정보, 범죄정보 등에 대한 자율권이라 할 수 있다. 유전 정보는 다른 의료정보와 질적으로 다른데 유전정보는 자신만 아니라 가족 구성원의 정보까지 포함하고 있다. 유전적 프라이버시를 지키기 위해서는 유전정보의 수집과 분석, 보관, 폐기, 공개의 모든 과정에 걸쳐 본인의 동의를 의무화해야 한다. 또한 동의가 이루어지기 전에 동의 여부를 결정할 수 있는 충분한 정보와 시간이 주어짐으로써 피검사자의 자율적 의사를 최대한으로 존중해야 한다.

넷째, 생명 특허의 문제이다. 유럽연합은 1998년에 『생명공학관련발명의 보호에 관한 지침』을 제정하였는데, 이에 따르면, 여러 형성 및 발생 단계의 인간 및 유전자 서열을 비롯한 인체 구성요소의 단순발견은 특허가 될 수 없으며, 발명의 상업적 이용이 공공의 질서나 도덕에 반하는 경우에는 특허를 받을 수 없다.

이 규정에 의해 인간복제방법, 인간의 유전적 동일성을 변형하는 방법, 산업적 목적 또는 상업적 목적으로의 인간 배아의 사용, 사람 또는 동물에 대한 실질적이고 의학적 이익 없이 동물을 학대할 수 있는 동물의 유전적 동일성을 변형하는 방법 및 이로부터 얻어진 동물은 특허되지 않는다.

마지막으로, 부정확한 검사, 치료로 인한 한계이다. 가장 중요한 유전자검사의 한계는 검사를 통해 얻은 정보가 진단 및 치료와 종종 일치하지 않을 수 있다. 또한 많은 질병과 여러 종류의 암은 최적의 선별 검사가 아직 미흡하기 때문에 종종 잘 알려진 예측 증상을 가진 경우에도 조기 진단이 가능하지 않을 수 있다는 점을 유념해야 한다.

1. 찬성의견

인간 유전자의 서열과 개별 유전자의 기능 등에 대해 알게 되어 많은 질병들이 원인에서부터 치료할 수 있는 가능성이 열리게 되었다. 동시에 사생활의 보호, 사회적 차별의 금지 등 많은 사회 · 경제적, 윤리적 논란거리를 제공하기도 한다.

유전자의 아주 작은 부분이라도 결실되거나 이상이 생긴다면 그로 인하여 각종 기형, 질환, 심한 경우 사망에 이르기까지 다양한 결과를 초래하기 때문이다. 유전자 검사는 결과가 유전자 변이에 대해 양성인지 음성인지에 관계없이 잠재적인 이점을 가지고 있다고 생각된다.

가. 건강한 태아의 출생이나 선별적 출생에 이용될 수 있다.

나. 유전적 질환의 치료에 이용될 수 있다.

다. 여러 유전적 위험 요인 예방이 가능하다.

2. 반대의견

유전자가 모든 것을 결정한다는 '유전자 결정론'의 유포는 개인적 차원에서는 유전자 검사의 결과에 과도하게 집착하게 만들고, 보건학적으로는 질병 예방에 있어 환경과 건강한 생활습관의 중요성을 간과하게 하는 부작용을 가져올 수도 있다.

또한 돌연변이 유전자, 특정 질환과 연관된 유전자 변이 등도 확인이 가능하게 되었고 어떤 유전자에 대해서는 미래에 발병 가능한 질환을 예측할 수도 있게 되었다. 하지만 다음과 같은 문제가 발생할 수 있다.

가. 생명 경시 사상이 생겨날 수 있다.

나. 장애인에 대한 사회적 차별의 문제이다.

다. 유전자 검사로 알아낸 유전 정보가 오용되는 경우가 있다.

라. 유전자 검사업체의 정직성에 관한 점이다.

마. '생명윤리 및 안전에 관한 법률'의 이행여부이다.

3. 사회적 문제점과 대안

현대사회에서는 매체를 통해 다양한 의학정보와 유전정보를 쉽게 접할 수 있다. 그러나 이러한 정보들 중에는 비전문가가 작성한 잘못된 정보가 많이 있다는 점을 알고 있어야 하며, 정확한

정보를 이용할 수 있도록 홍보가 필요하다.

비과학적인 유전자검사와 유전정보를 이용한 판매 행위는 법적 통제가 필요하다. 유전정보를 보험이나 취직 등에 이용하는 것은 엄격한 검토가 필요하며, 인종차별이나 우생학적 이용은 절대 금지되어야 한다. 임상과 연구에서는 다양한 종류의 유전자검사가 이루어지고 있지만 그렇다고 하여 모든 유전자검사가 무제한적으로 허용될 수는 없다.

현행법에서는 과학적 증명이 불확실하여 검사대상자를 오도할 우려가 있는 신체외관이나 성격에 관한 유전자검사 또는 그 밖에 국가위원회의 심의를 거쳐 대통령령으로 정하는 유전자검사를 금지하고 있으며, 배아 또는 태아 대상 유전자검사는 근이영양증, 연골무형성증 등을 포함하여 154개의 유전질환에 대하여만 허용하고 있다.

진단목적 유전자검사의 경우에도 피검사자의 이익을 위하여 이루어지고 의료법칙에 합당하게 이루어질 수 있도록 감독하고, 관리하는 노력이 요청된다.

참고문헌

- 고수현, 생명윤리학, 양서원, 2014.
- 공병혜, 구인회 외, 생명윤리, 현문사, 2019.
- 남명진, 영화 속 생명윤리 이야기, 지코사이언스, 2010.
- 남문희, 김요나 외, 전문직과 간호윤리, 수문사, 2019,
- 노기호. 정문식, 인간복제의 헌법적 문제. KCI, 2004.
- 노희선 외, 인간행동과 사회환경, 양서원, 2012.
- 노희선, 류동수, 현대사회와 정신건강, 2013.
- 대한진단검사의학회, 진단검사의학 완전개정판 제4판.
- 박태정, 유전자 검사와 치료에 대한 윤리적 문제 고찰, 부산가톨릭대학교 대학원. 2009.
- 삼성서울병원, 암유전 클리닉.
- 서울아산병원, 생활 속 건강-유전자와 검사
- 서울아산병원, 유전자와 검사.
- 황만성, 생명윤리법상 유전자검사의 허용기준에 관한 법적 논의, 원광대학교 법학연구소, 2011.

7. 유전자치료

Ⅰ. 유전자치료

1. 유전자치료의 개념

유전자 치료는 외부에서 유전자를 주입하여 이상이 생긴 유전자를 치료하는 방법이다. 체세포 유전자 치료와 생식세포 유전자 치료로 나뉘는데 현재 찬반양론으로 나뉘어 논란이 되는 유전자 치료는 생식세포 유전자 치료이다.

체세포 유전자 치료는 체세포에 정상 유전자를 넣어 배양한 후 다시 환자에게 주입하는 방식으로 시험관 내에서 근육세포, 간세포, 혈관 내피세포 등의 체세포에 정상 유전인자를 넣고 배양한 후 재주입하는 방법이다. 이는 체세포의 수명이 짧고 분열이 잘 일어나지 않아 치료법이 영구적이지 않다.

한편, 생식세포 유전자 치료는 수정란이나 배아의 발생 초기에 유전자를 삽입하는 것으로 일생동안 체내에 존재할 뿐 만 아니라 그 후 자손들에게 지속적으로 유전되기에 심각한 사회문제가 될 가능성이 있다. 과거에는 SCID와 같은 일부 희귀 유전질환에만 국한되었으나 최근에는 종양, 심혈관 질환, 후천성면역결핍증(AIDS)의 치료 등에 적용하고자 하고 있다. 기존의 좋은 치료법이 없을 때 대체치료법으로도 각광받고 있다.

2. 유전자치료의 유형

유전자치료는 크게 체세포 유전자치료법과 생식세포 유전자치료법으로 나누어진다.

체세포 유전자치료법은 시험관 내에서 근육세포, 간세포, 혈관 내피세포 등의 체세포에 정상 유전인자를 넣고 배양한 후 사람에게 다시 주입하는 것이다. 이 방법은 체세포가 수명이 짧고 대개 세포분열이 잘 일어나는 세포가 아니므로 치료법이 영구적이지 않다는 문제점이 있다.

생식세포 유전자치료법은 같은 원리로 수정란이나 발생 초기의 배아에 유전자를 삽입하는 것으로 일생동안 삽입된 유전자가 체내에 존재할 뿐만 아니라 그 후 자손들에게까지 지속적으로 유전된다. 이런 이유로 유럽에서는 이 방법이 1992년부터 엄격히 제한되고 있다.

유전자치료의 종류로는 체세포, 생식세포 및 줄기세포가 있다. 체세포는 체세포 유전자 치료(SCGT)에서 치료에 필요한 유전자는 배아 세포, 배우자 세포 또는 미분화 줄기 세포가 아닌 다른 세포로 옮겨진다. 그러한 유전체 변형은 개개인에게만 영향을 미치며 자손에게 유전되지 않는다. 체세포 유전자 치료법은 질병을 치료하기 위해 치료용 DNA를 사용하는 기본적인 치료법이다.

생식세포는 생식세포 유전자 치료(GGT)에서, 생식세포(정자 또는 난자 세포)는 기능 유전자를 그들의 유전체로 도입함으로써 변형된다. 생식세포를 수정하면 해당 생물체의 모든 세포가 변형 된 유전자를 포함하게 된다. 그러므로 이러한 생식세포 유전자 치료에 의한 유전체의 변화는 유전되어 다음 세대로 넘어간다.

줄기세포는 자기 재생능력을 갖는 줄기세포를 이용하여 유전자 치료를 하게 되면, 원하는 유전자를 갖는 세포가 오랜 시간 체내에 남아있기 때문에 이러한 번거로움을 줄일 수 있어 주기적으로 치료를 받아야하는 번거로움을 줄일 수 있다.

3. 유전자치료의 목적과 활용

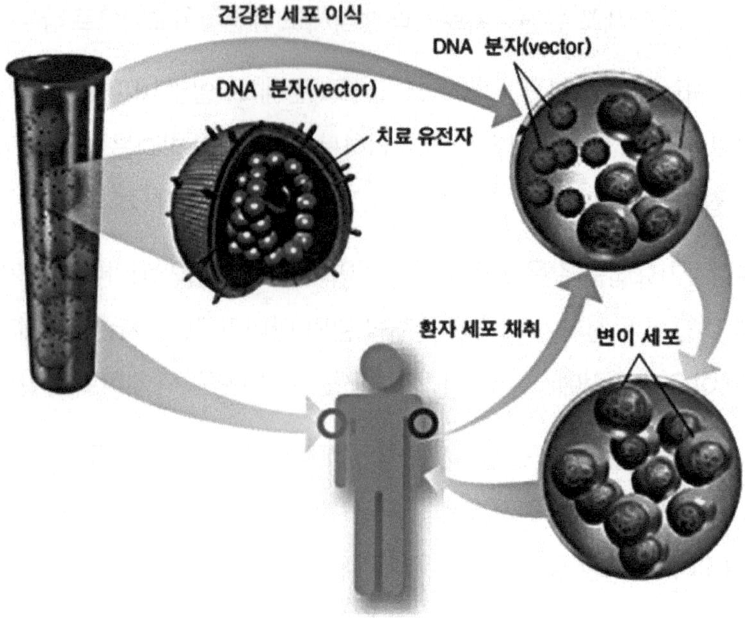

가. 유전자 치료의 목적

1) 유전자 치료는 질병의 예방 또는 치료를 목적으로 한다. 최근 많은 질환이 유전자 이상에 의해 초래된다는 것이 밝혀짐에 따라 질병의 치료도 증상에 맞춰 치료하기보다는 이상 유전자 자체를 치료함으로서 치료 효과를 향상시키자는 목적을 가지고 시작되었다.

2) 유전 질환을 앓고 있는 사람의 유전적 결함을 교정하는 데 있다. 질병이 원인이 된 유전자를 대체시키거나 비정상적인 유전자의 활성을 억제시켜 질병을 치료하고 난치성 질환의 치료에 기여한다.

나. 유전자치료의 방법

유전자 치료의 핵심 개념은 바로 비정상적 유전자를 수정하기 위해 환자의 전체 유전자 지도, 즉 게놈에 정상 유전자를 삽입하는 것이다. 정상 내지는 치료적 유전자를 표적 세포에 전달하여 삽입하는 것은 벡터, 즉 운반체가 필요로 한다.

환자의 체세포 채취 - 정상바이러스와 바이러스 유전자 재조합 - 환자의 세포 염색체로 삽입 - 정상유전자와 치환된 세포 배양 - 환자에게 주입

다음은 유전자 치료에서 사용되는 벡터들의 일부 종류들이다.

1) 바이러스 벡터 : 바이러스는 정상 유전자 도입에 가장 많이 사용되는 벡터다. 바이러스는 표적 세포를 감염시키는 과정을 통해 정상 유전자를 도입한 뒤 세포 유전자에 삽입된다. 레트로바이러스, 아데노바이러스, 아데노 연관 바이러스 및 단순헤르페스 바이러스 등이 유전자치료에 자주 사용되는 바이러스 종류들이다.

2) 직접 도입 : 직접 도입은 유전자 치료에서 가장 단순한 기법이다. 직접 도입은 바이러스 벡터를 사용하지 않는 기법으로서, 큰 DNA가 필요로 하는 특정한 생체조직에만 사용될 수 있는 방법이다.

3) 리포좀 도입 : 리포좀은 체내로 유전자나 특정 분자들을 수송할 수 있는 인공지질이다. 리포좀 내부의 수용성 중심을 이용해 표적 세포막 내부로 유입될 수 있다.

4) 치료용 DNA : 치료용 DNA는 세포의 특수한 수용체에 결합할 수 있는 분자와 화학적으로 연결될 경우 표적 세포 내부로 진입할 수 있다. 이러한 수용체들에 결합한 뒤, 치료용 DNA는 식세포 작용으로 유입된다.

5) 인공 염색체 : 과학자들은 현재 자체적으로 기능하며 벡터로 사용될 수 있는 47번째 염색체를 인공적으로 만들어 도입하는 과정을 실험하고 있다. 현재까지의 연구 결과에 따르면 47번째 염색체를 도입하더라도 인체에 돌연변이가 발생하지는 않을 것이다.

다음은 유전자 치료가 다루는 질환들이다.

1) 유전 면역 질환 치료 : 유전자 치료는 중증 복합성 면역결핍 및 아데노신 탈아미노효소 결핍증과 같은 유전 면역질환 등을 성공적으로 치료했다. 해당 치료 기법은 환자에게서 추출한 혈액 줄기세포를 사용한다. 레트로바이러스에 정상 유전자들을 삽입한 후 줄기세포에 도입하며, 이후 줄기세포를 다시 환자에게 주입하여 치료 과정을 마무리한다.

2) 혈우병 완치 : 또한, 유전자 치료를 사용해 혈액 응고 조직에 영향을 미치는 특정 단백질들의 결핍으로 인해 발생하는 혈액 질환인 혈우병을 완치할 수 있다. 대부분의 피험자들은 해당 치료가 끝난 후 출혈의 빈도가 줄어들었다고 보고하였다.

3) 파킨슨병 치료 : 유전자 치료는 동작 통제를 잃는 신경퇴행성 질환인 파킨슨병의 치료에도 사용될 수 있다. 말기 파킨슨병 환자를 대상으로 진행한 임상시험에서 환자들은 뇌의

일부 영역에 레트로바이러스 벡터를 사용해 세 가지 유전자를 도입하는 치료를 시술받았다. 이 유전자들은 해당 뇌 영역의 세포들이 도파민을 생성하도록 만들었다. 치료가 끝난 이후 피험자들은 근육 통제 능력이 향상됐음을 보고했다.

다. 성공적인 유전자 치료의 요건

1) 대상질환을 잘 파악해야 한다.

2) 전달할 유전자의 구조와 기능을 잘 알고 있어야 한다.

3) 높은 효율로 유전자를 전달해야 한다.

4) 전달된 유전자의 장기적 발현과 조절이 가능해야 한다.

5) 백터나 치료유전자에 따른 면역반응이 없거나 제어 가능해야 한다.

6) 설계된 임상실험과 동물실험으로 환자에게서의 안정성과 치료효과, 위약효과가 검증되어야 한다.

7) 의료진은 환자 또는 보호자에게 충분한 설명에 근거한 동의를 받아야한다.

Ⅱ. 유전자치료 주요사례와 의미분석

1. 유전자치료제로서 허가 범위

암, AIDS, 유전질환 등 생명을 위협하거나 심각한 장애를 초래하는 질환 치료제, 현재 이용 가능한 치료법이 없는 질환 치료제, 현재 이용 가능한 다른 치료법과 비교하여 우수함을 예측할 수 있는 치료제 등이다. 반면, 사람생식세포의 유전적 변형을 이용한 치료제와 생식세포의 유전적 변이를 초래할 우려가 있는 치료제는 허가를 제한한다.

2. 문제점

백혈병, AIDS 와 같은 레트로바이러스에 의한 종양 발생 가능성, 배아 줄기세포를 이용한다는 점에서 발생하는 윤리적 문제, 인간의 치료가 아닌 다른 목적으로 유전자 치료를 받을 때 후대에까지 영향을 미쳐 심각한 사회문제가 될 가능성이 있다.

유전자 치료의 문제점은 세포를 환자 몸에 주입 시 과도한 면역반응으로 치명적인 결과가 초래할 수 있다는 점이다. 유전자 조작에서 가장 중요한 문제점인 'OFF-target' 원하지 않은 부분에 발생하는 유전자 교정 또는 유전자 돌연변이를 뜻한다. 또한 유전자 편집술이라 불리는 유전자가위 기술은 잠재되어 있던 인간복제 문제를 재등장시키고 있다. 인간의 존엄성을 해칠 수 있는 위험성을 제기하고 있다.

장기적인 관점에서 생식세포의 유전자 치료는 의료자원의 분배로 귀결될 가능성이 높다. 향후 유전자 조작 기술과 관련하여 의료혜택의 공정성 및 형평성의 문제가 부상될 가능성이 존재. 경제적 불평등이 생명의 탄생과 성장에 관여함으로써 경제적 차원의 빈익빈 부익부를 넘어선 종의 우월성에 이르는 새롭고 다양한 차원의 불평등을 겪게 될 가능성도 있다

Ⅲ. 유전자 치료의 쟁점

유전자 치료는 1990년 중증면역결핍증(SCID)에 걸린 4세 유아를 최초로 완치시키면서 가능성을 보여주었다. 유전자 발현 체계를 이용해 치료 유전자를 질병 부위에 전달하고 이상 유전자를 대치하거나 그 부위에 치료용 단백질을 생산케 하여 질병을 치료하는 방법이다. 이는 기존의 의약품과는 차별화된 신개념의 치료 방식으로 유전자의 이상으로 인해 발생하는 질환을 치료하기 위해 정상적인 유전자를 환자에 도입하여 치료하는 방법을 의미한다.

1. 찬성의견

가. 유전질환 환자들의 유전적 결함을 교정한다. 주요 질환인자를 제거함으로써 불필요한 부작용을 최소화할 수 있다. 유전자의 염기서열만 알면 된다.

나. 난치병 치료제로 활용한다. 개발에 사용되는 비용과 기간이 비교적 적다. 김진수 IBS 유전체교정연구단장 연구팀과 슈트라트 미탈리포프 미국 오리건보건과학대(OHSU) 교수팀이 우리나라의 유전자 가위 기술이 인간의 배아 유전자를 조작하여 선천성 심장병을 예방할 수 있는 새로운 방법을 찾은 것을 들 수 있다. 비후성 심근증을 유발하는 돌연변이 유전자를 교정하는 데에 성공하였다.

다. 바이오메디컬 산업과 차세대 식품 산업, 바이오 에너지 산업의 활성화를 가져올 수 있다. 의약품 대량생산, 유전병 치료, 암 치료 등등에서 유전자 조작 기술이 널리 사용 및 연구되고 있다.

라. 인류의 건강증진과 기아문제 해결에 기여한다. 제 3세계의 심각한 기아 문제를 해소하며, 유전자 생물을 통한 바이오에너지로의 활용이 가능하다.

마. 암의 활성 및 억제를 담당하는 유전자의 기능을 조절함으로써, 암의 활성을 억제할 수 있다. 또한, 면역 기능의 활성화를 통해 외부 자극에 의한 돌연변이 세포를 제거하고 발전을 막을 수 있다.

2. 반대의견

가. 배아에 대한 실험과 폐기는 결코 용인될 수 없는 생명의 존엄성을 무시하는 행위이다.

나. 유전자를 편집하는 것 자체가 자연의 순리를 거스르는 행동이다. 유전자를 선택하고 빼는 행위가 인간의 존엄성에 어긋난다. 치명적이지 않는 인간 특성의 선호와 개량으로 이어질 가능성이 높다.

다. 운반체가 바이러스일 경우 레트로바이러스의 독성으로 인하여 종양 유발 가능성이 있다는 것이다. 또한 생식세포 유전자치료의 경우 유전자가 발생과정에서 엉뚱한 현상이 일어날 수도 있다.

3. 사회적 문제점과 대안

대부분의 국가에서 치료 목적의 유전자 연구는 허용되나 인간 배아를 목적으로 하는 유전자 치료 자체는 금지하고 있다. 다가올 미래 세대에선 치료의 기술적, 윤리적 한계선을 설정해야 하고, 안정성 확보를 위한 장기간의 추적조사, 경제력에 의존하지 않는 보편적 의료접근권 보장을 법제화해야한다.

또한, 치료에 관한 시행 지침 마련되어야 한다. 유전자 이입의 효율성 향상, 이입된 유전자의 적절한 발현 및 기능 유지, 부작용의 예방을 위시한 안정성의 확보 등 해결해야 할 많은 과제가 있다.

유전자 치료의 성공적 수행을 위해서는 객관적이고 엄정한 윤리적, 사회적 검증이 수반되어야 하며, 유전자 치료에 관한 시행 지침에 따라 새로운 치료의 장을 열어가는 지속적인 노력이 필요하다.

참고문헌

- 고수현, 생명윤리학, 양서원, 2014.
- 공병혜, 구인회 외, 생명윤리, 현문사, 2019.
- 김정순, '인체 유전자 치료분석을 중심으로', 한국법제연구원, 2011.
- 남명진, 영화 속 생명윤리 이야기, 지코사이언스, 2010.
- 남문희, 김요나 외, 전문직과 간호윤리, 수문사, 2019,
- 노기호. 정문식, 인간복제의 헌법적 문제. KCI, 2004.
- 노희선 외, 인간행동과 사회환경, 양서원, 2012.
- 노희선, 류동수, 현대사회와 정신건강, 2013.
- 녹십자셀, '인간배아 유전자교정 성공'. 2017.
- 생물학전문연구정보센터, 유전자치료의 현황과 윤리적 쟁점, 울산대학교 의과대학,2002년.

8. 유전자변형생물체

Ⅰ. 유전자변형생물체

1. 유전자변형생물체의 개념

유전자변형생물체란 특정 생물로부터 유용한 유전자를 취해 이를 기존의 생물체에 도입함으로써 그 유전자 기능을 발휘하도록 조작한 생물체를 말한다. 유전자 변형 생물체(genetically modified organism, GMO), 또는 유전자조합생물체(living modified organism, LMO)라고도 한다.

일반적으로 농산물에 특정 유전자를 도입시킨 후 이를 가공하여 식품의 형태로 가공된 것으로, 유전자재조합기술을 이용하여 인위적으로 유전형질이 변형된 농 · 축 · 수산물 중 그 안전성이 확인되어 식품과 식품첨가물로 이용될 수 있는 식품을 말한다.

현재 일반농가에서 재배되고 있는 작물은 석유산업의 부산물로 생산된 비료나 농약을 통해 생산량을 늘릴 수 있도록 같은 종간의 교배와 선택과정을 통한 품종이 대부분이다. GMO와 기존 작물의 차이점은 종(種)간의 경계를 넘어 이종 간의 결합을 통해 조작되었다는 점이고, 공통점은 당대의 과학기술을 통해 이롭게 만들려고 했다는 점이다.

LMO (Living Modified Organism)와 GMO (Genetically modified Organism)의 차이를 살펴보면, 전자는 유전자변형유기체로 생식이나 번식이 가능하지 않는 것도 포함하는 포괄적인 의미이고, 후자는 유전자변형생물체로 생식, 번식이 가능한 것을 의미한다. 생물다양성협

▼ 유전자변형생물체를 말하는 다양한 용어들

LMO Living Modified Organisms	LMO법(유전자변형생물체의 국가 간 이동 등에 관한 법)에 따르면, '생명공학기술을 이용하여 얻어진 새로운 유전물질의 조합을 포함하고 있는 모든 살아있는 생물체'를 의미합니다. LMO는 그 자체 생물이 생식, 번식이 가능한 것, 즉 살아 있음(Living)을 강조하는 용어입니다.
GMO Genetically Modified Organisms	농산물품질관리법에 의하면, '인공적으로 유전자를 분리 또는 재조합하여 의도한 특성을 갖도록 한 농산물'을 의미합니다. LMO와 GMO는 통상 같은 의미로 사용되며, GMO는 LMO가 생명력을 잃고 냉장, 냉동, 가공된 식품(ex. 두부, 두유, 통조림 상태의 GM옥수수)과 같이 생식이나 번식이 가능하지 않은 것도 포함하는 포괄적인 용어로 정의할 수 있습니다.
유전자 변형식품	유전자변형생물체를 포함하거나 유전자변형생물체에서 유래한 원료를 사용한 식품과 사료를 각각 유전자변형(GM)식품, 유전자변형(GM)사료라고 부릅니다
기타 용어	유럽 등 많은 국가에서 GMO라는 용어를 일반적으로 사용하고 있으며, 미국은 GEO(Genetically Engineered Organism), 또는 바이오텍 제품(Biotech Product)이라는 용어도 사용하고 있습니다. 우리나라에서는 "유전자변형생물체", "유전자변형농산물", "유전자재조합식품" "유전자조작식품" 등의 용어가 혼용되고 있습니다

약(CBD)에서 명명한 카르타헤나의정서에서는 현대의 생명공학기술을 이용하여 개발된 새로운 유전물질의 조합을 포함한 모든 살아있는 생물체를 LMO를 정의하고 있다. 따라서 LMO는 GMO의 한 부분이라고 할 수 있다.

2. 유전자변형생물체의 유형

GMO의 종류는 식물, 미생물, 동물로 구분해볼 수 있다. 식물에는 제초제 내성 콩이나 옥수수, 캐놀라(유채), 해충저항성 옥수수 · 목화 등이 있다. 미생물로는 의료물질, 화학물질, 식품첨가물 등이 있는데 이는 펄프표백과 콘택트렌즈용액 및 제빵 효소 등을 말한다. 동물에는 모유성분을 생산하는 젖소, 의약물질을 생산할 수 있는 염소, 형광물고기, 고속성장 연어 등을 들 수 있다.

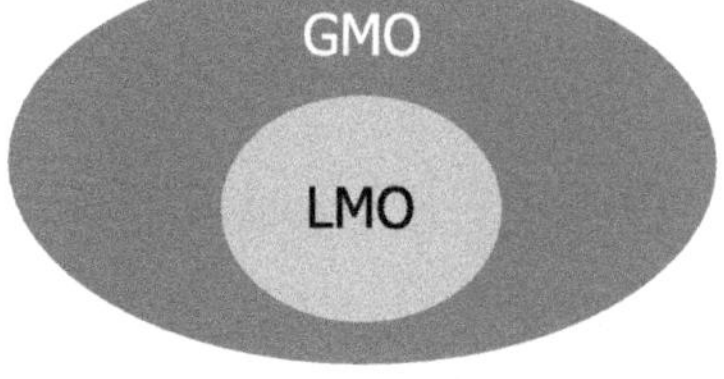

2010년 기준, 전체 GMO 농산물 재배 면적에서 가장 많은 비중을 차지하는 것은 GMO 콩이며, 전체 면적의 약 50%에 이른다. GMO 옥수수는 약 31%, GMO 목화는 약 14%, GMO 카놀라는 약 5%를 각각 차지하고 있다.

Ⅱ. 유전자변형생물체의 활용과 사례

1. 유전자조작식품 표시제형

우리나라는 GMO의 안전성에 대한 논란은 접어두고, 안전성 문제와는 별도로 GMO에 대한 소비자의 알권리와 선택의 권리를 보장하기 위하여 GMO 표시제를 시행하고 있다. 그러나, 표시제의 근본취지가 최종소비자에게 정확한 정보전달을 목적으로 함에도 불구하고, 현재 농산물 및 식품에 대한 GMO 표시는 행정편의주의에 묶여 본래의 목적을 전혀 충족시키지 못하고 있는 실정이다.

유전자조작식품의 표시제는 「식품위생법」제10조에 근거 '유전자재조합식품 등의 표시기준' 고시에 의해 운영되고 있다. 그러나, 표시대상을 「농산물품질관리법」에 의해 GMO 표시를 하는 농산물을 이용한 식품에만 표시하도록 하고 있어서 콩, 옥수수, 감자를 제외한 유전자조작식품에 대해서는 전혀 관리가 되지 않고 있다.

또한 식용유, 간장, 액상과당 등은 최종 생산물에서 GMO를 검출할 수 없다는 이유로 표시제에서 제외하고 있으며, 제조품의 경우에는 상위 5가지로만 제한하고 있다. 외식산업의 경우에는 표시를 제외하고 있어 유전자조작식품 표시제가 무의미한 실정이다.

표시제를 시행하고 있는 일본을 비롯한 세계 주요 국가들이 재배 또는 수입·승인된 모든 작물 및 이를 원료로 하는 식품을 표시 대상품목에 집어넣고 있으며 유럽은 단순 표시를 넘어서 이력

추적제를 도입함으로써 안전성이 불확실한 GMO에 대한 사전예방체계를 강화하고 있는 것과 비교하면 큰 차이를 보인다.

유전자조작 콩·옥수수의 무방비 노출로 국내 재배가능성도 배제할 수 없게 됐다. 현재까지 국내에는 상업재배를 승인한 GMO가 한 건도 없음에도 불구하고, 국내 시중에 유통 중인 콩에서 매년 30~60건의 GMO가 비의도적 혼입 허용비율 3퍼센트 내에서 지속적으로 검출되고 있기 때문이다.

이는 국내 수입되는 콩은 대부분 가공용으로만 사용해야 하지만, 일반관세(487퍼센트)에 비해 의무도입물량의 관세(5퍼센트)가 매우 낮기 때문에 이러한 가격 차이를 노린 불법행위에 의해 시중 유통되었을 가능성이 매우 높다. 이렇게 시중에 불법 유통중인 유전자조작 콩은 생산농가가 비의도적으로 재배할 가능성을 배제할 수 없는 것이다.

GMO에 대해서 개발업자는 그동안의 품종육종도 일종의 유전자조작이라며, 상업적으로 재배되고 있는 GMO는 개발과정에서 과학적 검정과정을 거쳐 안전하다는 주장을 펼쳐오고 있다. 그러나 이미 승인된 GMO가 알레르기 유발 등으로 취소되기도 하고, 오래 전 경고하였듯이 수퍼 잡초의 등장으로 제초제 사용이 줄기는커녕 더 늘어나고 있으며, 내성을 가진 잡초까지 출연하고 있어 생태환경에 심각한 해가 될 전망이다.

무엇보다 안전성이 확보되지 않은 GMO는 사전예방의 원칙에 따라 철저한 검정과정을 거쳐야 하며, 검정과정을 거쳤다 하더라도 아직까지는 안전성에 논란이 있는 만큼 최종 소비자가 충분한 정보를 파악해서 스스로 선택할 수 있도록 해야 한다. 그러기 위해서는 현재 일부 품목에만 제한되어 있는 GMO 표시 대상 농산물을 모든 품목으로 확대해야 한다. 식품에서도 모든 품목에 대해서 표시를 해야 하며, 단백질을 검출할 수 있는 단계까지만이 아니라 최종소비자가 GMO에 대해서 선택할 수 있도록 최종 소비단계까지 표시되어야 한다.

GMO의 무분별한 유통으로 인해 국내 농업환경, 특히 GMO를 포함해서는 안 되는 유기농업을 지키기 위해서는 GMO의 유통관리를 철저히 해야 한다. 이를 위해서 현재 3퍼센트로 되어 있는 비의도적 혼입비율을 1퍼센트 이하로 낮추고, GMO에 대해서는 철저한 이력관리를 통해 문제가 발생했을 경우에는 곧바로 수거할 수 있는 체계를 구축해야 한다. 또한 GMO의 국가간 이동을 통제하고 위해성 평가를 규정한 LMO법이 조속히 발효될 수 있도록 「바이오안전성의정서」를 비준해야 한다.

2. 글리포세이트 문제

국제암연구소(IARC)는 글로벌 종자업체인 몬산토사의 제초제 글리포세이트를 '발암추정물질'로 지정했다. 콜롬비아는 국제암연구소의 발표 이후 항공기를 이용한 글리포세이트 살포를 금지했고, 미국 캘리포니아 주정부 환경청은 글리포세이트를 발암물질 목록에 포함시켰다. 세계 각국에선 이미 글리포세이트 퇴출 움직임이 확산되고 있다.

특히, 글리포세이트는 전 세계에서 가장 많이 쓰이는 제초제로 2012년에만 72만t이 생산됐으며 1996년 이 제초제에 대한 내성을 가진 유전자변형 콩이 개발되면서 사용량이 폭발적으로 증가했다. 잡초는 물론 주경작작물도 죽일 수 있는 '비선택성' 제초제여서 농작물에는 잘 뿌리지 않았는데, 이 제초제를 견딜 수 있는 유전자변형작물(GMO)이 등장하면서 잡초를 죽이는데 널리 쓰이게 된 것이다.

글리포세이트 사용량은 미국에서만 지난 40년간 250배 증가했고 전 세계적으로는 100배 늘었다. 미국에선 한 해 글리포세이트를 8만t 이상 사용했다. 이 제초제가 대량 살포된 유전자변형작물이 밥상을 점령하고 있어 안심할 수는 없는 상황이다.

수입된 유전자변형작물 가운데 식용 콩은 99% 이상이 콩기름 제조에, 콩기름을 만들고 남은 콩깻묵은 간장 등 장류 가공용으로, 콩깻묵에서 단백질과 탄수화물 성분만을 추출해 만든 분리대두단백은 다양한 식품에 이용되고 있다. 옥수수는 전분과 전분으로 만든 감미료인 '전분당'에 사용된다. 빵, 과자, 아이스크림 등 전분당이 들어가는 식품은 무궁무진하다.

미국 노스캐롤라이나와 아이오와주에서 시행한 연구에 따르면 글리포세이트는 혈액암의 하나인 비호지킨 림프종 발생위험을 2.1배 증가시킨다. 캐나다 6개 주에서 이뤄진 연구를 보면 다발성 골수종 발생 위험을 2배 높이는 것으로 알려졌다 국제암연구소는 글리포세이트를 발암추정물질로 지정하며 보고서에서 "글리포세이트가 사람에게 비호지킨림프종과 폐암을 일으킨다는 제한적인 증거가 있으며 실험용 쥐 등 동물에 대한 발암과 관련해서는 증거가 확실하다"고 설명했다. 연구공동체 '건강과대안' 변혜진 상임연구원은 "글리포세이트에 계면활성제 등 다른 물질을 혼합해 제초제를 만들면 독성이 더 증가한다"고 말했다.

3. GMO의 사례

『슬픈 옥수수』는 저자인 케이틀린 셰털리가 원인을 알 수 없는 병으로 고통받은 4년간의 시간의 경험을 기록한 책이다. 이 책의 첫 장은 미국 중앙에 위치한 대평원의 너른 옥수수 밭, 그 광활한 황금빛에서 출발한다.

"시선이 닿을 수 있는 먼 곳까지, 사방은 바싹 마른 갈색의 콩밭과, 마찬가지로 바싹 마른 황금색 옥수수 밭이었다. … 하늘 끝과 맞닿은 곳까지, 오로지 드넓은 … 옥수수 밭"뿐인 곳에 홀로 서서 저자는 길고 고된, 그러나 진실을 향한 새로운 여정을 시작한다.

그녀의 증세는 시간이 흐를수록 점차 심해져 "몸 관절 전체에 통증이 번지고 허벅지와 발목이 약해져서 마치 아흔 살 먹은 노파처럼 절뚝거리며 다녀야 할 정도"였다. 그 병은 다름 아닌 '유전자 조작 옥수수에 대한 과민 반응'이었다. 더구나 첫아들인 마스든 역시 한 살 무렵부터 원인을 알 수 없는 호흡 곤란과 발작 증세를 보여 왔고, 코에서는 점액과 콧물이 흐르며, 일찍이 심한 습진에 시달려 오던 터였다. 저자에게도 비슷한 증세가 포착되고 있었다.

셰털리 가족은 알레르기 테스트에서 별다른 문제를 발견하지 못했으나, 결국 의사와의 상담 끝에 알레르기를 유발하는 모든 식품을 가족의 식단에서 제외하기로 결정한다. 특히 옥수수를 먹지 않은 뒤로 그들의 증세가 현저히 나아졌고, 이러한 개인사가 옥수수에 대한 관심, 나아가 GMO 전반에 대한 그녀 자신의 관심사로 확장되기에 이른다.

이 책에서 보여주는 사례는 일례일 가능성이 높아지고 있다. GMO는 공일까 과일까! 잘 알려진 주요사례를 더 살펴보기로 한다.

GMO식품의 유통현황

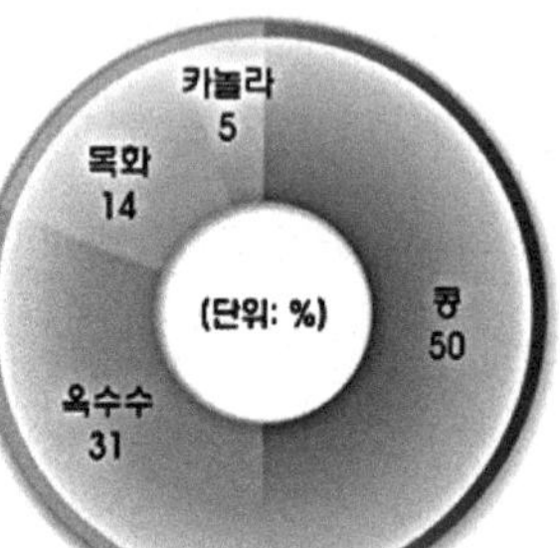

(국제 농업 생명 공학 정보 센터, 2010)

- 병충해에 강한 벼
- 무르지 않는 토마토
- 농약에 잘 견디는 콩
- 성인병을 예방하는 상추
- 유채꽃의 독성 물질을 제거한 카놀라유

4. GMO의 사례

가. 유전자조작 콩 먹인 쥐

2005년 10월 러시아 과학자 일리나 에르마코바는 의미심장한 실험을 진행했다. 쥐에게 유전자조작 콩을 먹여 쥐의 상태를 관찰하는 실험이다. 일반사료에 유전자조작 콩 분말을 섞어 임신 2주 전부터 쥐에게 먹인 결과 실험쥐에서 태어난 새끼 45마리 중 25마리가 사산되었다. 뿐만 아니라, 출산한 쥐의 36퍼센트가 20그램 이하로 극도로 허약한 상태였으며, 이후 성장도 일반 콩을 먹은 쥐의 절반 정도로 아주 둔화되는 결과를 가져왔다.

나. 캐나다 〈슈마이저 사건〉, 1998년.

유채 재배지가 몬산토의 GM유채로 오염된 사건으로서, 몬산토는 슈마이저를 자사종자 무단사용 및 특허권침해로 제소됐다. 법원은 GM유채의 혼입경위와는 상관없이 존재자체만으로도 특허권침해가 성립된다고 보고, 농민의 권리보다는 기업의 특허권 보호가 우위임을 판결하였다. 이러한 판결은 혼입 이후 농가가 가지고 있는 종자, 작물, 수확물 모두 몬산토의 소유물이 됨을 의미하고 있어 심각한 문제를 제기하고 있다.

다. 인도 농민의 잇단 자살사건, 2006년.

인도 마하슈트라 주의 면화재배 지역인 비다르바에서는 2000년도 이후로 2300명이 자살했다. 몬산토가 병충해에 강하며 농약이 적게 든다고 선전한 GM목화를 일반종자보다 4배 이상인 가격을 주고 구입하였으나, 오히려 병해충의 피해가 악화되어 빚을 내어 종자를 구입한 농민들이 잇달아 자살하였다.

라. 프랑스 칸 대학의 질-에릭 세라리니 교수 실험

연구진은 2012년 9월 2년 간 미국 농화학기업 몬산토의 제초제 글리포세이트 저항성실험을 하였다. GMO옥수수(NK603)를 먹은 쥐가 그렇지 않은 쥐에 비해 2~3배 빨리 죽었으며, 종양이 생겼다는 결과를 내놨지만 대조군의 부족으로 실험의 기본요건을 갖추지 못했다는 이유로 철회되었다. 글리포세이트의 발암성 논란도 GMO 반대운동을 하는 측의 입장이다. 하지만 도리어 식용유와 전분당으로 만들어 쓰는 GMO에서 검출될 가능성이 낮다는 전문가들의 입장도 있다.

또한 미국, 브라질, 파라과이 등 글리포세이트 검증 사례를 살펴보면 오히려 GMO가 아닌 밀과 귀리에서 더 많이 검출됐다는 의견이 있다. 때문에 찬성론자들은 GMO는 한 단계 업그레이드된 육종 기술이며 GMO는 특정 유전자를 변화시킨 것이기에 추가된 유전자가 문제가 된다는 실험이나 연구결과는 없을 뿐 아니라 육종 중에서도 유전자 변화가 가장 적은 것이라고 주장한다. 하지만 육종의 경우 안전성 검사 없이 시험재배를 맡기는 사례로 인해 안전 문제가 발생하기도 한다. 실제로 2013년 6월 대형마트에서 판매된 신품종 잣버섯을 먹은 사람들이 구토와 설사를 한 사례가 나오기도 했다.

5. GMO의 효용성과 안전성을 둘러싼 공방

빌 게이츠는 "GMO는 제대로 감독만 한다면 전 세계 기근과 영양 결핍을 해결할 수 있는 잠재력을 갖고 있다"고 강조했다. 이탈리아 생명과학연구소 엘리사 펠레그리노 박사도 1996년부터 2006년까지 미국, 유럽, 남미, 아시아, 아프리카, 호주에서 재배한 GMO 옥수수 데이터를 가지고 GMO 옥수수가 환경, 농업, 독성에 미치는 영향을 분석했다.

데이터에 따르면 유전자가 변형된 옥수수는 일반 옥수수와 비교했을 때 단백질, 지방, 섬유질 등 곡물 품질에 전혀 차이가 없었고 수확량은 더 많았다. 또 인체에 해로운 독성이 일반 옥수수보다 적은 것으로 나타났다. 또한 국제학술지 '사이언티픽 리포트'가 지난 21년간 GMO 관련 학술논문 6006편에 실린 데이터를 종합 분석한 결과를 발표했다.

생명공학연구원 바이오안전성정보센터 장호민 센터장은 "이탈리아 연구진 분석은 GMO 작물 소출량이 최대 25%까지 늘어날 수 있고 안전성에도 문제가 없다는 시사점을 준다"며 "GMO 식품이 '안전하다'는 데 과학계 의견이 수렴되고 있고 1990년대 상업화된 이래 30년 넘게 부작용과 위험이 보고된 적이 없다는 것은 그만큼 GMO 작물을 신뢰할 만하다는 증거"라고 설명했다.

그럼에도 불구하고, GMO의 안전성 논란 여전하며 학계, 식품기업 및 시민단체에서 논쟁이 뜨겁다. 최근 미국의 한 유기농단체에서 제작한 '유전자 룰렛-생명에 대한 도박'이라는 다큐멘터리 영화가 화제가 됐다. 영화는 GMO의 위험성을 알리려 제작, 부정적 인식이 높다. 현재까지 GMO 소비가 인간이나 동물에게 유해성이 입증된 사례가 단 하나도 확인되지 않았다는 것에

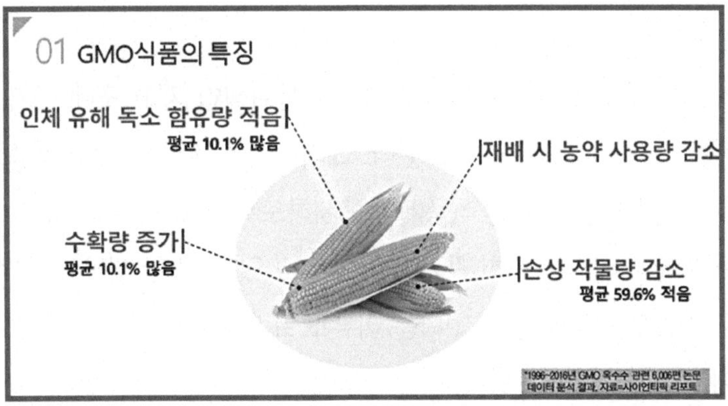
01 GMO식품의 특징
인체 유해 독소 함유량 적음
평균 10.1% 많음
재배 시 농약 사용량 감소
수확량 증가
평균 10.1% 많음
손상 작물량 감소
평균 59.6% 적음
*1996~2016년 GMO 옥수수 관련 6,006편 논문 데이터 분석 결과. 자료=사이언티픽 리포트

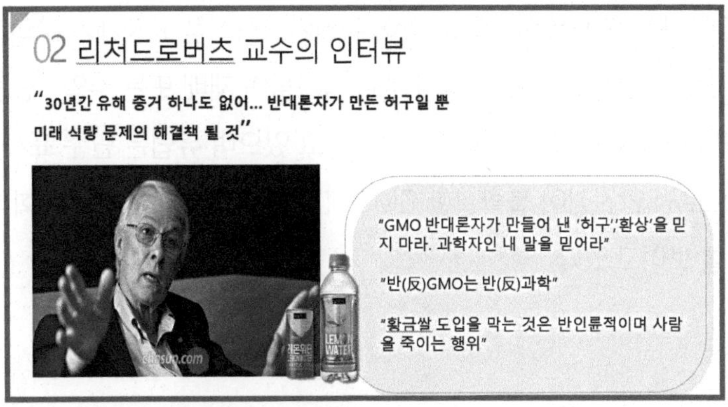
02 리처드로버츠 교수의 인터뷰
"30년간 유해 증거 하나도 없어... 반대론자가 만든 허구일 뿐
미래 식량 문제의 해결책 될 것"
"GMO 반대론자가 만들어 낸 '허구','환상'을 믿지 마라. 과학자인 내 말을 믿어라"
"반(反)GMO는 반(反)과학"
"황금쌀 도입을 막는 것은 반인륜적이며 사람을 죽이는 행위"

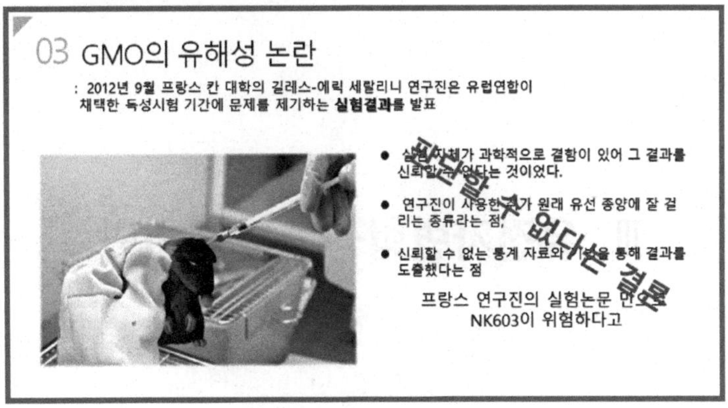
03 GMO의 유해성 논란
: 2012년 9월 프랑스 칸 대학의 길레스-에릭 세랄리니 연구진은 유럽연합이 채택한 독성시험 기간에 문제를 제기하는 실험결과를 발표
실험 자체가 과학적으로 결함이 있어 그 결과를 신뢰할 수 없다는 것이었다.
연구진이 사용한 쥐가 원래 유선 종양에 잘 걸리는 종류라는 점,
신뢰할 수 없는 통계 자료와 기법을 통해 결과를 도출했다는 점
프랑스 연구진의 실험논문 만으로 NK603이 위험하다고
판단할 수 없다는 결론

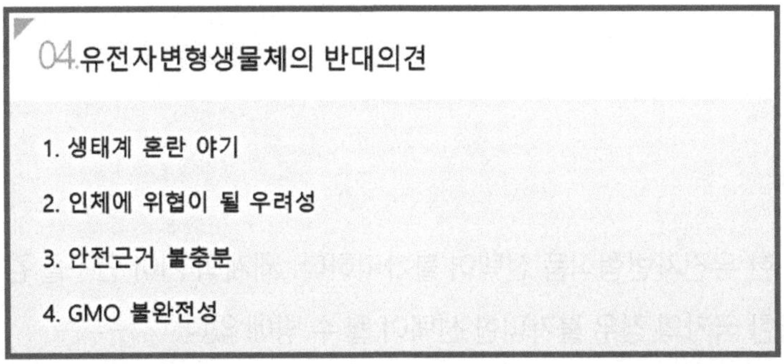
04.유전자변형생물체의 반대의견
1. 생태계 혼란 야기
2. 인체에 위협이 될 우려성
3. 안전근거 불충분
4. GMO 불완전성

대한 반론인 것이다.

둘째, 유전자조작식품의 표시제의 문제이다. 「식품위생법」제10조에 근거 '유전자재조합식품 등의 표시기준' 고시에 의해 운영되고 있다. 그러나 표시대상을 「농산물품질관리법」에 의해 GMO 표시를 하는 농산물을 이용한 식품에만 표시하도록 하고 있어서 콩, 옥수수, 감자를 제외한 유전자조작식품에 대해서는 전혀 관리가 되지 않고 있다. 또한 식용유, 간장, 액상과당 등은 최종 생산물에서 GMO를 검출할 수 없다는 이유로 표시제에서 제외하고 있으며, 제조품의 경우에는 상위 5가지로만 제한하고 있다.

외식산업의 경우에는 표시를 제외하고 있어 유전자조작식품 표시제가 무의미한 실정이다. 표시제를 시행하고 있는 일본을 비롯한 세계 주요 국가들이 재배 또는 수입·승인된 모든 작물 및 이를 원료로 하는 식품을 표시 대상품목에 집어넣고 있으며 유럽은 단순 표시를 넘어서 이력추적제를 도입함으로써 안전성이 불확실한 GMO에 대한 사전예방체계를 강화하고 있는 것과 비교하면 큰 차이를 보이고 있다.

Ⅲ. 유전자변형생물체의 찬반

1. 찬성의견

가. 생존을 위한 유전자변형식품 선택이 불가피하다. 세계의 기아 인구를 감안할 때 곡물자급률이 부족한 국가의 경우 불가피한 선택이 될 수 밖에 없다.

나. 효용성이 크다. 비타민 A가 많이 들어있는 황금쌀, 알레르기 예방 작물, 제초제 내성 작물, 치료 약물이 포함된 작물 등 다양한 GMO 작물들의 효용성을 무시할 수 없다.

다. 품종생산성 향상에 기여한다. 해충과 잡초 등에 잘 견디고 유통과정에서 쉽게 부패되지 않는 유전자를 통해서 각 품종에 대한 생산성을 높일 수 있다.

2. 반대의견

가. 녹색혁명(Green Revolution)의 왜곡이 심해지고 있다. 농업을 석유화학산업에 의존하게 하였고 그 결과 다국적기업들의 파워만 키워놓았다. 즉, 녹색혁명은 다국적기업들의 식량 지배를 강화하였고, 이들은 생명공학과 GMO를 매개로 종자, 농화학, 제약, 식품, 곡물유통, 동물약품 분야의 시장질서를 왜곡하고 있다.

나. 다국적기업과 선진국의 독과점이 우려 된다. 종자산업과 농화학산업에 기술력을 가진 몬산토(Monsanto)는 자사의 제초제인 '라운드업'에만 저항성을 갖도록 유전자 조작된 '라운드업 레디'라는 콩을 개발하여, 이를 제초제와 한 세트로 같이 농민들에게 팔고 있다. 이들은 종자가 다음 해에는 싹이 트지 않도록 유전자 조작하는 '터미네이터 기술', 그리고 자사의 농약을 뒤집어써야만 싹이 트도록 유전자조작하는 '트레이터 기술'을 개발하여, 종자시장을 독점하고 있다.

다. GMO는 일반적인 자연상태의 유전형질의 발현 기간을 단축시킬 수 있다. 미생물의 유전자를 동물 또는 식물에 식물의 유전자를 동물에 삽입하고 발현 시킬 수 있으며 그 반대 방향으로 기술을 적용하여 진화과정의 시간을 단축시키고 가속화함으로써 자연적으로 발생하는 생물종의 진화과정을 파괴할 수 있다.

라. GMO의 인체유해성이다. 과학자들은 알레르기 유발, 독소 발생, 항생물질 내성 등의 위험을 경고하고 있다.

마. 생물 다양성의 교란문제이다. 인간에 의해 창출된 LMO로 인해 재배품종이 몇몇 품종으로 단순화 되어질 경우 생물 다양성이 파괴될 수 있으며 이는 농업 생태계를 포함하여 상호 의존하는 생태 공동체의 붕괴를 가져올 가능성도 있는 것이다.

참고문헌

- 강기갑, '유전자조작 콩 먹인 쥐에게 벌어진 일', 에코뷰, 2016.
- 고수현, 생명윤리학, 양서원, 2014.
- 공병혜, 구인회 외, 생명윤리, 현문사, 2019.
- 김경태, GMO식품 인식 '부정에서 긍정' 변화. 인터넷 환경일보, 2018.
- 김동주, '수입콩, 두부서 GMO 무더기 검출…가공식품도 예외 없다', 메티컬투데이, 2018.
- 김성모, 'GMO식품은 안전, 과학을 믿어라'. 조선일보, 2017.
- 김윤진, '유전자변형 GMO작물 과도한 걱정은 기우', 매일경제, 2018.
- 김은진, '전국에서 자라는 유전자조작농산물... 심사는 형식적'. 오마이뉴스, 2013.
- 김현옥 , 'GMO 표시제 확대, 누구를 위한 정책인가', 식품음료신문.2013.
- 김훈기, 유전자변형생명체 안전관리의 제도적 보장, 원광대학교 법학연구소. 2016.
- 남명진, 영화 속 생명윤리 이야기, 지코사이언스, 2010.
- 남문희, 김요나 외, 전문직과 간호윤리, 수문사, 2019,
- 노희선 외, 인간행동과 사회환경, 양서원, 2012.
- 이강훈, 세계빈민구제책으로 유전자변형식품? ..건강에 이상 없나, 리서치페이퍼, 2018.
- 이현정, '발암 우려' GMO 식탁 오르는데… 알권리 없는 한국, 서울신문, 2016.
- 정혜경, GMO: 논란을 넘은 성장의 역사(1994~2000), 한국사회역사학회. 2005.
- 천재학습백과, 유전자 변형 기술(초등 사회 6-2), 천재교육.
- 최낙언, GMO를 두려워한 사람은 과학자들. 식품저널인터넷식품신문. 2018.
- 케이틀린 셰털리, 역 김은영, 『슬픈 옥수수』, 풀빛, 2018.
- 하성철, GMO 안전성 과연 문제없나, 사이언스 온, 2010.
- 한국생명공학연구원 , 유전자변형생물체 Q&A 용어집.
- 한국생명공학연구원, GM옥수수 혜택에 대한 분석, 2017-2018.
- 한지희, 유전자변형생물체(LMOs)로 인한 손해배상에 관한 연구, 2009.
- 헤럴드경제, '식량혁명 vs 밥상 위 살균제. GMO, 그 끝없는 논란'. 2016.

9. 동물실험

Ⅰ. 동물실험

1. 동물실험의 정의와 역사

동물실험이란 교육, 시험, 연구 및 생물학적 제제의 생산 등 과학적 목적을 위해 동물을 대상으로 실시하는 실험 또는 그 과학적 절차를 말한다. 새로운 제품이나 치료법의 효능과 안전성을 확인하기 위한 것으로 의약품뿐만 아니라 농약이나 화장품, 식품 등이 인체에 미치는 영향을 예측하는데 활용된다.

의학이나 생물학 분야에서는 해부를 통해 동물의 생체를 관찰하거나 유전적 특징, 성장 과정, 행동 양식 등을 연구하기도 하고, 때론 의약품의 원료가 되는 재료를 채취한다. 동물실험에 의해 희생당하는 동물은 세계적으로 연간 약 5억 마리이며, 국내에서는 500만 마리 이상이라고

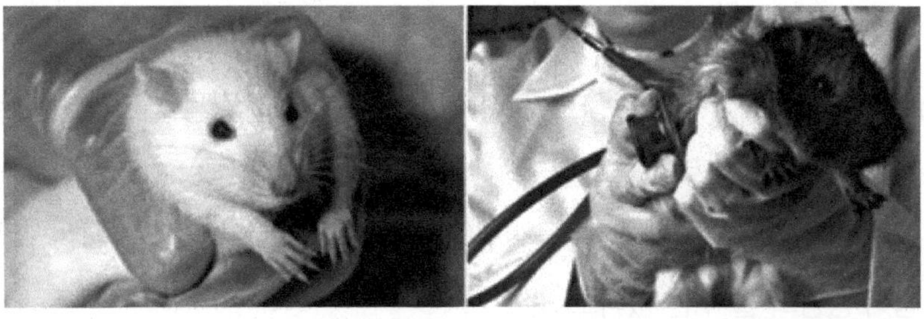

추산된다. 대학, 병원, 농장뿐만 아니라 제약 회사, 화장품 회사, 식품 회사 등 많은 곳에서 동물실험은 광범위하게 이루어지고 있다.

동물에 대한 해부와 실험의 기원은 고대 그리스 시대로 거슬러 올라간다. 히포크라테스(Hippocrates, BC460? ~BC377?)는 동물 해부를 통해 생식과 유전을 설명했고, 아리스토텔레스(Aristoteles, BC384~BC322) 역시 동물을 관찰하여 해부학과 발생학을 발전시켰다.

로마의 갈레노스(Claudios Galenos, 129~199)는 원숭이, 돼지, 염소 등을 해부하여 심장, 뼈, 근육, 뇌신경 등에 대한 의학적 사실을 규명하였다. 16세기 베살리우스(Andreas Vesalius, 1514~1564)에 의해 인체해부학이 발전하기 전까지 동물 해부 연구는 의학에서 가장 중요한 토대였다. 동물실험이 독성학, 생리학 등의 분야에서 본격적으로 활용된 것은 19세기 이후이다.

1860년대에 프랑스의 생리학자 클로드 베르나르(Claude Bernard, 1813~1878)는 특정한 물질이 인간과 동물에게 미치는 영향은 정도의 차이만 있을 뿐 동일하기 때문에 동물에 대한 실험이 독성학과 인간 위생학에서 확실한 증거로 활용될 수 있다고 주장함으로써, 동물실험을 생리학 분야의 표준적인 연구 방법으로 확립시켰다.

파스퇴르(Louis Pasteur, 1822~1895)의 탄저병 연구와 백신 실험에도 양 등을 활용한 동물실험이 기초가 되었다. 한편, 1900년경에 러시아의 생리학자 이반 파블로프(Ivan P. Pavlov, 1849~1936)는 개의 식도에 관을 삽입해서 타액이 입 밖으로 나오도록 수술한 뒤에 조건반사(conditioned reflex) 실험을 한 것으로 유명하다.

이렇게 동물실험이 의학과 생물학을 진보시키는 데 필수적인 과학적 방법으로 자리잡는 동안, 동물실험을 반대하는 사람들도 늘어갔다. 베르나르의 실험을 가장 가까이에서 지켜봤던 가족과 조수들은 열성적으로 동물실험에 반대했는데, 베르나르의 부인인 마리 프란시스 마틴(Marie Françoise Martin)은 1883년에 프랑스 최초로 동물생체해부 반대 협회를 설립했다.

다윈(Charles Darwin, 1809~1882)도 동물실험에 마음의 갈등을 느낀 것으로 유명한데, 그의 주도 하에 1876년 최초로 동물실험을 규제하는 동물학대법(Cruelty to Animals Act)이 제정되었다. 다윈은 생리학 분야에서 동물실험이 실제로 유용할 수 있다는 점은 인정했지만, 끔찍한 동물실험이 정당화 될 수는 없다고 보았다.

1900년대 초에는 런던대학의 베일리스(William Maddock Bayliss, 1860~1924) 교수의 심리학 실험실에서 갈색 테리어 개를 해부한 실험의 합법성을 두고 의대생들과 동물생체해부 반대자들 사이에서 논쟁이 벌어졌다. 이후, 동물생체해부 반대자들이 죽은 개를 기리는 동상을 세우면서 동물실험 찬성파와 반대파 사이의 갈등이 수년간 계속되었고, 이 갈색개 사건(brown dog affair)을 계기로 동물실험을 둘러싼 문제들이 대중적으로 알려지게 되었다.

2. 동물 실험의 윤리성

동물실험이 정당하다고 보는 입장에서 주로 근거로 삼는 것은 도구 사용 능력이나 언어 능력, 또는 이성 등 인간이 갖는 고유한 특성이다. 인간과 동물의 차이점을 근거로, 인간과 동물을 다르게 대우해도 된다고 주장한다.

인간과 동물을 절대적으로 가르는 특성을 명확히 구분해낼 수 없더라도, 사람들끼리 서로 같은 인간 종이라는 그룹에 속해있다는 직관적인 사실이 동물실험의 정당성을 보장해준다는 주장도 있다. 같은 DNA 또는 유대감을 공유하는 구성원으로서 계약 관계를 맺고 있는 인간만이 도덕적 고려의 대상이 될 수 있으며, 그렇지 않은 동물을 실험에 사용하는 것은 도덕적으로 문제가 되지 않는다는 것이다.

그러나, 현재 동물행동학 연구들은 동물들에게도 지능이나 문화가 존재함을 밝히는 등 인간과 동물의 근본적인 차이를 부정하는 결과들을 내놓고 있다. 뿐만 아니라, 동물의 복지를 주장하는 생명윤리학자들은 설사 인간과 동물이 이성이나 언어 능력 등에서 차이가 있다고 하더라도, 이러한 사실이 동물실험을 해도 된다는 결론으로 이어지지 않는다고 본다.

이들은 동물이 인간과 여러 가지 면에서 차이가 있다고 할지라도, 동물 역시 인간과 마찬가지로 고통을 느끼기 때문에 인간과 동등하게 배려되어야 한다고 주장한다. 이러한 논리는 벤담(J. Bentham, 1748~1832)의 공리주의 철학에 입각한 것으로, 통증과 고통은 그 자체가 나쁜 것이며 인종이나 성별 또는 동물의 종류와 관계없이 예방되거나 최소화되어야 한다. 따라서 공리주의자라면 인간의 고통은 물론 동물의 고통에도 당연히 관심을 가져야 한다.

■ 실험동물의 사용 분야

구분	분야	연구내용
기초연구	의학분야	- 소아마비, 결핵, 폐렴 등 질병의 원인 규명 및 예방·치료법 연구 - 당뇨병: 췌장을 적출한 개를 통하여 원인 규명 - 심장병 연구
	자연과학	- 염색체 및 유전자 분석 - 온도, 습도, 불쾌지수 등 분석 - 우주개발
	사회과학	- 행동학, 심리학
응용개발	의약품 개발	- 약효, 안전성 등 실험
	동물약품및 농약	
	식품 분야	- 식품 첨가물, 포장재 - 식이요법 및 성인병 연구
기타 분야	품질관리	- 발열성 실험

생명윤리학자인 피터 싱어(Peter Singer, 1946~)는 인간의 행복만을 중요하게 취급하는 인간중심주의는 일종의 종차별주의(speciesism)이며, 결국 인종차별주의나 성차별주의와 다를 바가 없는 것이라고 비판한다. 공리주의적 입장에 선 학자들은 동물실험 자체를 부정한다기보다는 그것이 전체 복지의 감소를 초래하는 상황을 문제 삼는다. 따라서 동물에 대한 충분한 배려와 의무 속에서 전체적인 복지를 증가시킬 수 있는 일부 동물실험은 허용될 수 있다.

이와 달리, 레건(Tom Regan, 1938~)과 같은 철학자는 각 동물 개체가 '삶의 주체'(subject of a life)로서 갖는 가치가 있다고 주장하면서, 동물에게는 실험에 이용되지 않을 권리가 있다고 본다. 삶의 주체가 된다는 것은 믿음, 욕구, 지각, 기억, 미래에 대한 의식, 감정, 행위 능력, 정체성 등을 갖는 것을 의미하는데, 이러한 고유한 가치를 지닌 존재는 존중되어야 하며 결코 수단으로 취급되어서는 안 된다. 따라서 몇몇 포유류와 같이 개체로서의 가치와 동물권을 지니는 대상은 그 어떤 실험에도 사용되어서는 안 된다는 것이다.

이렇게 동물실험을 반대하는 철학적 입장은 다양하며, 각 입장에 따라 도덕적으로 고려되어야 할 동물의 범위도 달라진다. 실제로 동물의 쾌락과 고통 감수능력이나 지각능력 등을 어떻게 평가할 것인지에 대해서는 논쟁이 분분하며, 이에 따라 동물실험의 허용 범위와 개선 방안도 달리 제시된다. 하지만 이들이 공통적으로 주문하는 것은 인간중심주의에서 벗어나 동물실험의 정당성을 근본적으로 평가해보고, 그 절차와 방법을 개선하기 위해 끊임없이 노력하라는 주문이다.

3. 동물실험의 윤리적 기준

동물실험의 윤리적 기준 대체(Replacement), 감소(Reduction), 개선(Refinement)으로 요약되는 3R 원칙을 기반으로 하고 있다.

제 1 원칙, 대체 : 되도록 다른 방법을 써라.

제 2 원칙, 감소 : 사용되는 동물을 최대한 줄여라.

제 3 원칙, 개선 : 동물 사육이나 실험 조건을 최대한 개선하라.

이 원칙에 기초하여 많은 국가와 단체에서 동물실험에 대한 고유한 윤리적 기준들을 마련하였다. APA(미국심리학회)는 동물연구 수행지침은 다음과 같다.

가. 동물에게 무언가를 시킬 수 있으나, 그 어려움은 야생에서 그들이 하는 것보다 높아서는 안 된다. 동물에게 혐오자극을 주지 않고도 필요한 데이터를 얻을 수 있다면, 써서는 안 된다.

나. 동물에게 혐오자극을 주는 것이 정말 필요하다면, 연구가 필요로 하는 것보다 더 강해서는 안 된다.

다. 혐오자극의 사용은 연구를 통해서 얻어지는 이득으로 정당화되어야만 한다.

첫째, 동물실험은 인류의 복지 증진과 동물 생명의 존엄성을 고려하여 실시하여야 한다(동물보호법 제23조 제1항).

둘째, 동물실험을 하려는 경우에는 이를 대체할 수 있는 방법을 우선적으로 고려하여야 한다(같은 조 제2항).

셋째, 동물실험은 실험에 사용하는 동물(실험동물)의 윤리적 취급과 과학적 사용에 관한 지식과 경험을 보유한 자가 시행하여야 하며 필요한 최소한의 동물을 사용하여야 한다(같은 조 제3항).

넷째, 실험동물의 고통이 수반되는 실험은 감각능력이 낮은 동물을 사용하고 진통·진정·마취제의 사용 등 수의학적 방법에 따라 고통을 덜어주기 위한 적절한 조치를 하여야 한다(같은 조 제4항).

다섯째, 동물실험을 한 자는 그 실험이 끝난 후 지체 없이 해당 동물을 검사하여야 하며, 검사 결과 해당 동물이 회복될 수 없거나 지속적으로 고통을 받으며 살아야 할 것으로 인정되는 경우에는 가능하면 빨리 고통을 주지 아니하는 방법으로 처리하여야 한다(같은 조 제5항).

Ⅱ. 동물실험의 실태

동물실험을 대체할 수 있는 여러 가지 대체실험법이 개발되고 있다. 또한, 동물실험이 유용하다 할지라도, 이를 대체할 수 있는 방법이 있다면 동물실험을 하지 않는 것이 마땅하다는 주장도 제기되었다. 환자 관찰이나 사체 연구, 인간 세포와 조직을 이용한 실험, 컴퓨터 시뮬레이션을 통한 연구 등을 적절히 활용한다면 동물실험을 하지 않고도 충분히 동물실험을 통해 얻어지는 것 이상의 정보를 얻을 수 있다는 것이다.

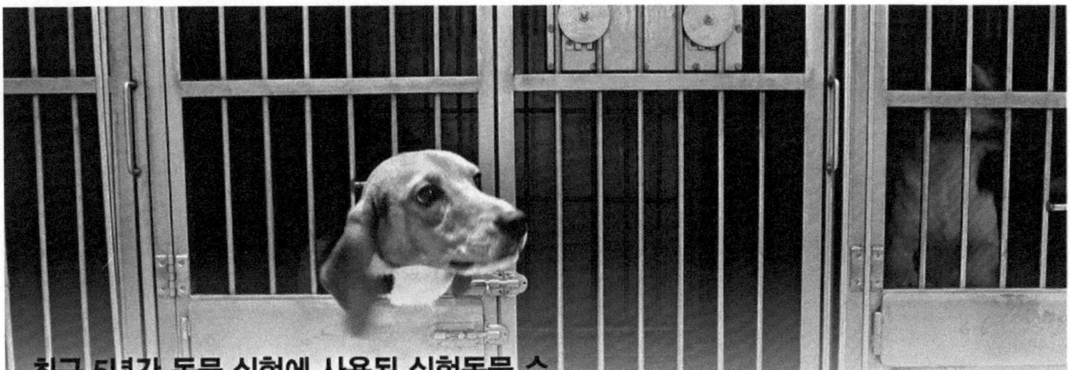

최근 5년간 동물 실험에 사용된 실험동물 수

	2013년	2014년	2015년	2016년	2017년
총사용동물수	1,966,848	2,411,727	2,507,157	2,878,907	3,082,259

최근에는 살아있는 동물 대신 인간 세포나 인공 피부를 사용하거나 동물의 반응을 본뜬 컴퓨터 모델링을 활용하는 방법 등 다양한 대체실험법이 개발되고 있다. 결국, 동물실험 반대 입장에서는 의학의 진보에 있어서 동물실험의 역할을 과대평가 해오던 습관에 제동을 걸고, 동물실험보다 더욱 실효성이 있으면서도 윤리적으로도 정당한 방안을 찾는 중이다.

동물실험을 대체할 수 있는 실험은 세포를 이용한 각막 실험, 인공 각막배양세포 대체 실험 및 인공 배양피부 대체실험과 인공피부를 이용한 피부자극성 실험이다.3차원으로 배양된 인공피부조직을 사용하며, Virolife-skin등에서 판매한다. 배양되는 조직은 이산화탄소 배양기에서 배양이 가능하고, 약물을 처리한 이후 약물 노출 시간을 60분 정도 수행 후 PBS로 워싱, 세포의 생존 여부를 MTT로 확인이 가능하다.

IL-1a의 발현 정도도 확인 가능하다. 이 방법은 화장품 원료의 피부 자극 실험 용도로 활용되고, 기존 실험동물 피부에 적용하여 나타나는 염증 등을 검시하는 방법을 대체할 수 있다. 광독성 실험은 화학물질이 인체에 적용된 이후 빛에 의해 유도되었을 때 나타나는 독성 반응을 확인하기 위한 실험으로, 광유전 독성, 광발암성 물질로 변형되는 것을 확인한다. 기존 방법은 동물에 약물을 처리하고 화학물질의 흡광계수가 가장 높은 준위에서 빛에 노출을 지속적으로 수행 후 확인했다.

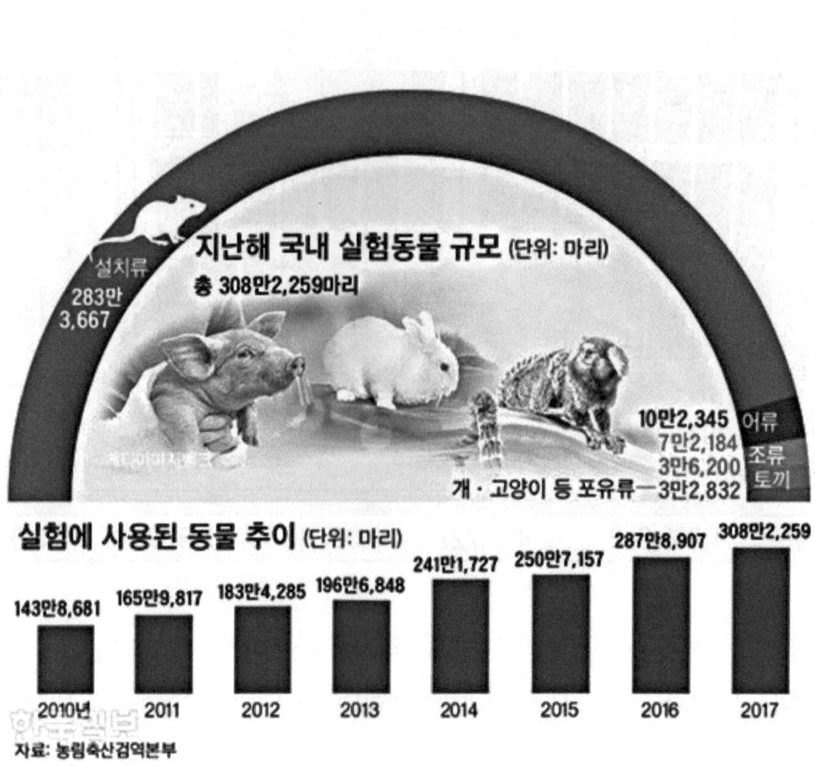

대체법의 경우 실험용 마우스 (BLAB/c)유래 세포주 NIH3T3을 96 well plate에 단층배양 시킨 후 시험물질을 1시간 동안 처리, 빛 노출 후 neutral red의 흡수 정도를 통해 세포의 생존률을 검사한다. 유전 독성 실험은 in vitro 실험과 실험동물을 이용하는 방법 등을 모두 활용중이다.체내 소핵실험의 경우 현재까지도 동물을 사용하는데 최근 이를 대체할 세포주를 이용한 실험 방법이 개발 중이다.

동물실험과 관련한 문제 사례는 다음과 같다.

먼저, 입덧치료제 탈리도마이드사용 문제를 들 수 있다. 유럽과 일본에서 많이 팔렸는데 이 약을 복용한 임산부들은 혈관 생성에 문제가 나타나 팔과 다리가 짧은 기형아를 낳았다. 다만 배아에 대한 실험이 진행되지 않았고 미국에선 이를 이유로 판매를 허용하지 않아 문제가 생기지 않았다. 동물실험 자체에 문제가 있다고 보기는 힘들다. 현재는 임산부에게 투여하지 않는 조건부로 한센병 합병증 치료제 및 다발성 악성종양 치료제로 사용된다.

둘째, 클리오퀴놀 오남용사례이다. 처음에는 복용하는 설사를 치료하는데 쓰는 약제로 실험을 진행했다. 1976년 일본에서 동물 실험에 통과하여 시중에 판매하였는데, 이 약을 복용한 약 1만명의 사람들이 시력을 잃거나 마비 증상을 겪었고 수백 명이 사망했다. 현재는 피부에 바르는 연고 형태의 항생제로 이용된다.

셋째, 동물실험을 넘어 동물학대 수준으로 인식되는 문제이다. 2010년 영국의 한 제약회사 실험실에서 행해지고 있는 동물 실험의 모습이 공개되어 충격을 주었다고한다. 그 영상에는 수십 마리의 토끼들이 플라스틱 기계에 묶인 채 약물 실험을 당하는 현장이 담겨 있었고, 이 실험에서 사용된 의약품이 병을 고치는 치료제가 아닌 성형 시술에 쓰이는 약물임이 밝혀지면서 거센 비난이 쏟아졌다.

농림축산검역본부는 동물보호법 시행령 및 시행규칙 관련 규정에 따라 국내 동물실험시행기관의 2017년도 동물실험 및 실험동물 사용실태 조사 결과를 11일 발표했다. 실험동물은 동물실험을 시행한 351개 기관에서 총 308만 2,259마리(기관 당 평균 8,781마리)로 전년 대비 7.1% 증가했다.

연도별도 실험동물 마릿수는 2013년 196만6,848마리, 2014년 241만1,727마리, 2015년 250만7,157마리, 2016년 287만8,907마리, 2017년 308만2,259마리로 집계됐다. 종별로 실험동물 수는 설치류(마우스, 래트 등)가 283만 3,667마리로 전체 실험동물의 91.9%를 차지했다. 다음으로 어류 10만 2,345마리(3.3%), 조류 7만 2,184마리(2.3%), 토끼 3만 6,200마리(1.2%), 기타 포유류 3만 2,852마리(1.1%) 순이었다.

동물실험은 동물이 느끼는 고통의 정도에 따라 가장 낮은 A등급부터 가장 심한 E등급까지 5단계로 구분한다. 조사 결과에 따르면 고통등급이 가장 높은 E그룹의 동물실험에 102만 7,727마리(33.3%)가 사용됐다. 이어 중등도 이상의 고통이나 억압을 동반하는 D그룹에 102만 3,406마리(33.2%), 단시간의 경미한 통증 또는 스트레스가 가해지는 C그룹에 86만 7,154마리(28.1%), 거의 스트레스를 주지 않는 B그룹에 16만 3,972마리(5.3%)의 실험동물이 사용됐다.

한편, 신약을 연구개발 할 때 안전성을 확인하기 위한 독성 평가는 필수적이다. 의약품의 등의 독성평가 시 사람을 대신해서 쥐, 토끼, 개와 같은 포유동물이 주로 이용된다. 제약산업이 발전하면서 독성평가 수요는 점차 늘어나고 있지만 동시에 동물실험윤리 규정도 점차 강화되는 추세이다. 이런 분위기를 감안해 동물연구윤리로부터 보다 자유로운 '제브라피쉬'(Zebrafish)와 '예쁜꼬마선충(Caenorhabditis elegans)' 등이 차세대 실험동물로 주목받고 있다.

Ⅲ. 동물실험의 찬반

1. 찬성의견

동물실험은 유전적 영향의 제약으로부터 자유롭다는 것이다. 만일 인간을 대상으로 실험한다면 각 피험자의 과거 생애나 경험이 제각기 다르기 때문에 상당히 제약이 다를 수 있다.

일반적으로 신약의 개발은 후보물질 탐색, 비임상과 임상 순으로 진행되기 때문에 동물실험을 금지한다면, 검증되지 않은 후보물질을 바로 사람한테 주입해야 한다는 부담이 있다. 신약을 개발하려면 무엇보다 안정성을 확보해야하기 때문에 동물실험이 사람에게 직접 주입하는 것보다 더 안전하고 거부감이 덜 든다고 판단할 수 있다.

둘째, 대부분의 경우 동물실험의 결과로 인간의 상황을 예측하는 경우이다. 동물실험으로 생물의 개체 단위의 복잡한 생명 활동을 대체할 수 있다는 입장이다. 미국의학협회(1989)에 따르면 지난 100년간 거의 모든 의학의 발전이 동물실험을 통해 직접적, 간접적으로 달성되었다고 설명한다.

이는 인간과 동물의 생물학적 유사성 때문이다. 인간과 쥐는 95%의 유전자를 공유하며, 돼지는 인간과 장기의 크기와 모습이 유사하다. 게놈프로젝트(Genom Project)에 의해 밝혀진 사실에 따르면 침팬지와 인간의 유전자는 99% 동일하며 1% 미만의 차이 밖에 없다. 때문에 동물실험의 결과를 통하여 인간의 질병을 치료할 수 있는 방법을 찾거나, 의약품이나 제품 사용으로 인간에게 발생 할 수 있는 부작용를 확인 할 수 있다.

셋째, 동물실험은 합법이라는 주장이다. 『동물실험법 제23조』을 살펴보면,

① 동물실험은 인류의 복지 증진과 동물 생명의 존엄성을 고려하여 실시하여야 한다.

② 동물실험을 하려는 경우에는 이를 대체할 수 있는 방법을 우선적으로 고려하여야 한다.

③ 동물실험은 실험에 사용하는 동물(이하 "실험동물"이라 한다)의 윤리적 취급과 과학적 사용에 관한 지식과 경험을 보유한 자가 시행하여야 하며 필요한 최소한의 동물을 사용하여야 한다.

④ 실험동물의 고통이 수반되는 실험은 감각능력이 낮은 동물을 사용하고 진통·진정·마취제의 사용 등 수의학적 방법에 따라 고통을 덜어주기 위한 적절한 조치를 하여야 한다.

⑤ 동물실험을 한 자는 그 실험이 끝난 후 지체 없이 해당 동물을 검사하여야 하며, 검사 결과 정상적으로 회복한 동물은 분양하거나 기증할 수 있다. [개정 2018.3.20] [시행일 2018.9.21]

⑥ 제5항에 따른 검사 결과 해당 동물이 회복할 수 없거나 지속적으로 고통을 받으며 살아야 할 것으로 인정되는 경우에는 신속하게 고통을 주지 아니하는 방법으로 처리하여야 한다. [신설 2018.3.20] [시행일 2018.9.21]

⑦ 제1항부터 제6항까지에서 규정한 사항 외에 동물실험의 원칙에 관하여 필요한 사항은 농림축산식품부장관이 정하여 고시한다. [개정 2013.3.23 제11690호(정부조직법), 2018.3.20] [시행일 2018.9.21.]

넷째, 시간과 비용이 절감된다. 임상실험에 비해 방법이 간단하고 세대 간의 간격이 짧아 연구에 드는 시간도 크게 줄일 수 있다.

다섯째, 약물과 약품을 동물에게 먼저 시험하는 것이 좋다는 주장이다. 1978년 미국 항생제 설파밀아미드 사태에서 보듯 동물실험을 거치지 않고 바로 사용하여 107명이 부작용으로 사망한 일은 사전동물실험의 유용성을 보여준다는 주장이다.

2. 반대의견

인간이 가진 질병 3만 가지 가운데 동물이 공유하는 질병은 1.16%이며, 전혀 다른 반응을 보이는 것도 적지 않다는 주장이다. 동물 실험에서는 안전하다고 나왔지만 인간에겐 치명적일 수 있다는 점이다. 실제로 탈리도마이드의 비극이나 사카린의 사례는 이를 증명하고 있다.

둘째, 동물실험은 동물을 학대하는 반윤리적 행위이다. 동물 또한 하나의 생명체로단 하나의 화학물질을 실험하기 위해 수많은 동물들이 죽어가고 있는 가장 큰 착취이다. 공중의 건강을 보호한다는 명분과 소수 인간의 생명을 구한다는 이유로 수천만 마리의 동물에게 끔찍한 고통을 주는 실험은 정당화 될 수는 없으며 비윤리적인 공공정책이다.

셋째, 동물 종끼리도 다른 결과가 나올 수 있다는 점이다. 일부실험에서 동물의 종에 따라 서로 상반된 결과가 나온 사례로 볼 때 동물실험만으로 결과를 예측할 수 없다는 주장이다. 모든 생명은 고통 받지 않고 행복하게 살아갈 권리가 있다는 주장이 있으며, 동물생명도 소중하다는 입장이다.

넷째, 실험의 방식과 철학에 문제가 있다는 입장이다. 실험의 엄밀한 통제와 관리, 그리고 윤리적 강령들이 기업체에서 얼마나 지켜질지 미지수라는 주장이다.

다섯째, 인공피부나 유사한 배양조직들을 얼마든지 활용할 수 있는 등 대체실험의 여건이 가능한 상황이 되었기에 동물실험이 필요 없다는 주장이다.

참고문헌

- LG사이언스랜드, '동물 실험 이제 그만'..줄기세포배양 '대처시험법' 급부상」. 2012.
- The Science Times, 동물실험 필요 없다…'장기칩' 시대. 2018.
- 고수현, 생명윤리학, 양서원, 2014.
- 공병혜, 구인회 외, 생명윤리, 현문사, 2019.
- 김명식, '동물실험', 과학기술의 철학적 이해, 한양대학교 출판부, 2010.
- 김명식, 인간사랑, '동물실험과 심의', [철학], 제 92집, 2007.
- 김상기. 지난해 동물 실험에 208만 마리 희생.., 라포르시안. 2018.
- 김진석, 동물의 권리와 복지, 건국대학교 출판부, 2005.
- 남명진, 영화 속 생명윤리 이야기, 지코사이언스, 2010.
- 남문희, 김요나 외, 전문직과 간호윤리, 수문사, 2019,
- 노기호. 정문식, '인간복제의 헌법적 문제'. KCI, 2004.
- 노희선 외, 인간행동과 사회환경, 양서원, 2012.
- 노희선, 류동수, 현대사회와 정신건강, 2013.
- 이세경. '동물 실험 대신 컴퓨터 시뮬레이션'. 파이낸셜뉴스. 2010.
- 임종빈. 동물 실험 대체 '인공 피부' 개발. KBS뉴스. 2017.
- 최훈, 매사에 공평하라: 벤담 & 싱어, 김영사, 2007.
- 한겨레, '실험동물, 위대한 동반자'?, 2007.

10. 줄기세포와 복제

Ⅰ. 줄기세포와 복제

1. 줄기세포의 정의

줄기세포(stem cell)는 한 개의 세포가 여러 종류의 다른 세포를 생산할 수 있는 세포로서, 손상 받은 신체부위의 세포들을 재생할 수 있다. 이는 환자가 필요로 하는 세포를 특정분화조건에서 분화시켜 환자에게 이식함으로써 다양한 질환 그 중 뚜렷한 치료법이 없었던 난치성, 퇴행성 질환, 심한 외상으로 인한 질병 등에 대한 치료 가능성을 바탕으로 미래의학을 이끌어 갈 차세대 성장 동력으로 인정받고 있다.

줄기세포는 자가 재생산(self - Renewal), 분화유연성(Plasticity) 및 호밍효과의 특성을 가지고 있다. 자가재생산이란 세포분열을 통해 자기와 동일한 형태와 능력을 가진 줄기세포를 스스로 만들어 낼 수 있는 능력으로서, 이러한 능력으로 우리 몸에 이식된 줄기세포는 적은 양으로도 신체 조직이나 기관을 재구성할 수 있으며 오랫동안 재생효과를 유지할 수 있다.

분화유연성이란 미분화 상태로 존재하다가 인체의 필요에 의해 구조 및 기능이 다른 줄기세포로 변화하는 능력을 말한다. 본래 세포가 가지고 있던 분화 프로그램과 다른 종류의 세포로 분화가 가능하여 신체조직에 손상이 발생하면 인체 다른 부위에 있던 줄기세포가 몰려와 손상된 조직으로 변하여 손상된 조직을 치유할 수 있다.

호밍(homing)효과란 우리 몸속에서 줄기세포가 필요한 인체 조직으로 스스로 찾아가는 능력을 말한다. 줄기세포를 정맥으로 투여하였을 경우 혈액을 타고 우리 몸속을 돌다가 복원이 필요한 손상된 부위로 알아서 이동하여 손상된 장기를 재생치료할 수 있는 것이다.

줄기세포에는 성체줄기세포, 배아줄기세포, 역분화줄기세포가 있다. 성체줄기세포(adult stem cell)는 우리 몸의 골수, 탯줄, 혈액 등 다양한 곳에 존재하며 신체가 손상되었을 때 재생작용을 하는 세포로서 골수, 탯줄 등에 있는 조혈줄기세포, 중간엽기질세포 등 이외에도 우리 몸의 거의 모든 장기에는 줄기세포가 존재하는데 이들을 통틀어 성체줄기세포라고 한다.

성체줄기세포는 분화의 방향성이 거의 정해져 있지만 윤리적 문제가 없고 비교적 안전한 세포로 알려져 다양한 임상시험에 사용되고 있다. 백혈병 치료에서 알려진 조혈줄기세포는 이미 환자 치료에 이용되고 있지만, 그 외의 성체줄기세포의 치료 효과와 안전성에 대해서는 확실하지 않다.

둘째, 배아줄기세포(embryonic stem cell)는 정자와 난자가 수정된 배아조직 중 배반포라는 조직에서 얻어지는 줄기세포로서, 체외수정(IVF, In Vitro fertilization) 시술 후 남는 잔여 수정란 등 배아를 이용해서 추출한 줄기세포이다.

신체를 구성하는 거의 모든 종류의 세포로 분화할 수 있는 전분화능을 가지고 있지만, 다른 사람의 수정란에서 얻어지기 때문에 세포치료에 사용하려면 핵치환(배아복제) 과정을 거치게 돼 생명복제 및 배아파괴 등 윤리적 논란이 많다. 얻는 과정에서 환자와 일치하는 유전자를 가진 세포를 얻기가 어려워 발생하는 면역거부반응을 극복해야 한다.

셋째, 역분화줄기세포(유도만능줄기세포; induced pluripotent stem cell)는 성인의 피부나 혈액 등 이미 어른이 된 자기 자신의 세포를 거꾸로 되돌려 미분화 상태의 세포로 역분화 시켜서 배아줄기세포와 거의 동등한 전분화능을 가지게 된 세포이다.

타인의 난자를 사용하는 데 따른 윤리적인 문제도 없고, 체세포로부터 복제과정을 거치지 않고도 환자의 유전자와 일치하는 전분화능을 얻을 수 있어 세계적으로 활발하게 연구되는 세포이다. 면역거부반응을 해결할 수 있지만, 배아줄기세포와 마찬가지로 기형종과 같은 종양을 일으킬 가능성을 완전히 배제할 수 없다.

2. 줄기세포의 분류

앞에서 살펴보았듯, 줄기세포란 근육, 뼈, 뇌, 피부 등 신체의 어떤 기관으로도 전환할 수 있는 만능세포로서 간, 폐, 심장 등 구체적 장기를 형성하기 이전에 분화를 멈춘 배아 단계의 세포이다. 인간의 줄기세포는 3가지로 분류한다. 첫째, 수정란이 처음 분열할 때 형성되는 만능줄기세포, 줄기세포들이 계속 분열해 만들어지는 배아줄기세포, 성숙한 조직과 기관 속에 들어 있는 다기능줄기세포이다. 이중 인간복제에 사용되는 줄기세포는 배아줄기세포이다.

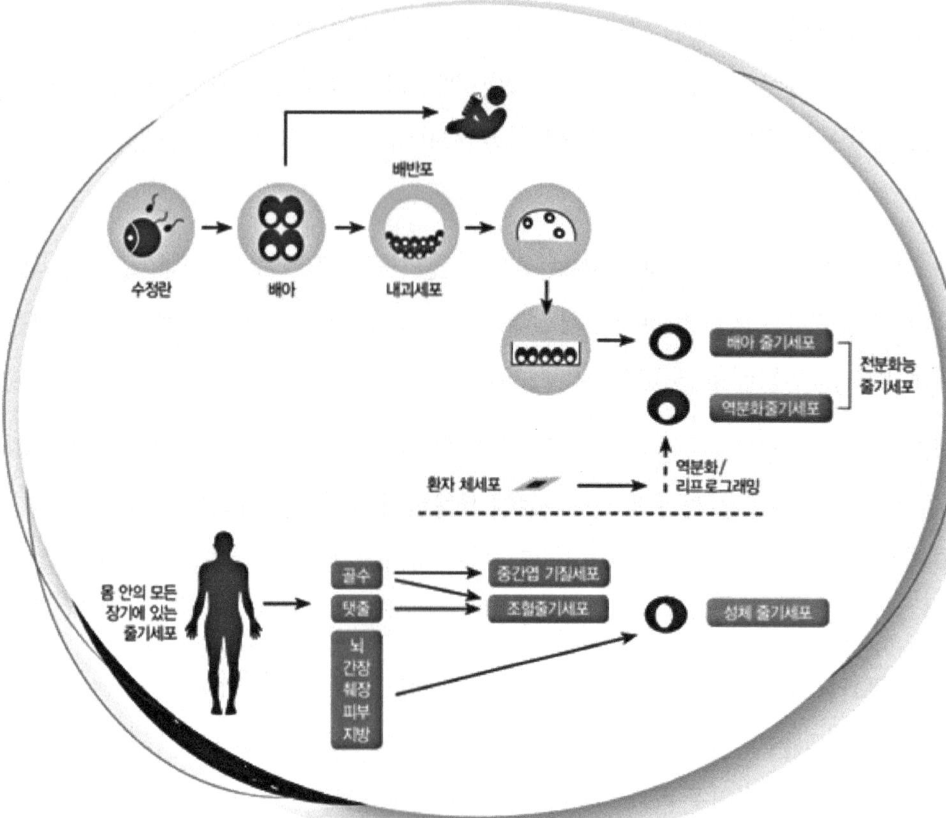

| 줄기세포의 종류 |

Ⅱ. 세포복제의 발전과 위험성

1. 복제기술

복제기술은 '생식세포 복제'와 '체세포 복제'로 나뉜다. 그러나 생식세포 복제 방식이 체세포 복제 방식에 밀려 1990년대 후반부터 거의 사라지는 추세이다. 복제양 돌리가 체세포 복제기술에 의해 지난 1997년 2월 탄생하였고 이후 각국에서 생쥐, 소 등의 체세포 복제가 뒤따랐다.

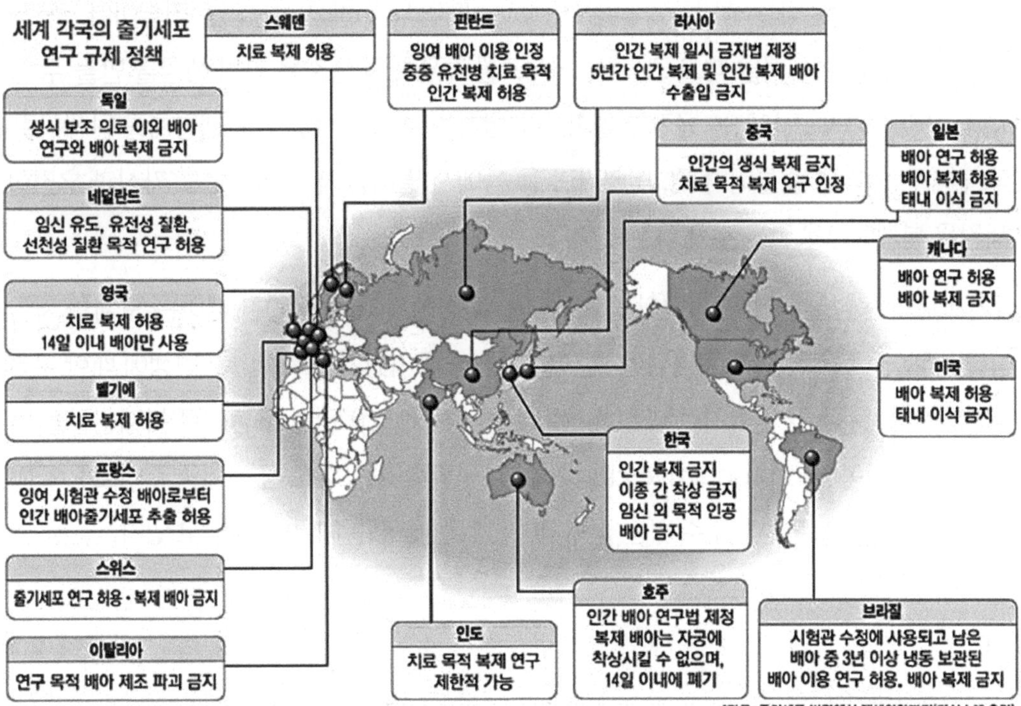

*자료=줄기세포 발견에서 재생의학까지(다섯수레 출간)

< 국가별 임상연구 현황(1999년~2016년 누계) >

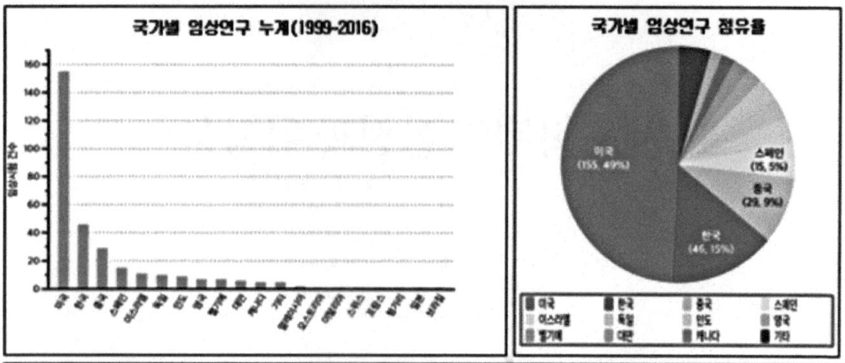

개발국	미국	한국	중국	스페인	이스라엘	독일	인도	벨기에	영국	타이완	기타
(건수)	155	46	29	15	11	10	9	7	7	6	19

배아줄기세포의 경우, 2020년 현재는 핵을 제거한 난자에 면역거부반응이 적은 유전자를 가진 성인의 체세포 핵을 주입하는 '체세포 핵 치환' 기술까지 적용되고 있다. 이 기술을 적용하면 체세포 핵공여자 외에 타인에게도 배아줄기세포 투여가 가능한 상황까지 발전하였다.(한국경제. 차바이오텍 5.21 기사)

체세포 복제는 현존하는 생명체의 몸에서 세포를 떼어 내 이를 착상시키는 기술이다. 즉, 다른 몸에서 추출한 난자의 핵을 빼고 그 대신 체세포를 투입하면 똑같은 복제 생물을 만들 수 있는 원리다. 따라서 체세포 복제는 난자와 정자가 결합하는 수정 과정 없이도 생명체를 탄생시킬 수 있다. 난자만 있다면 손톱이나 귀, 머리카락 등 몸에서 떨어진 세포 하나로도 자신과 유전형질이 똑같은 복제인간을 만들 수 있다는 것이다.

줄기세포의 형성을 위해 인간배아를 사용하는 과정에서 제작된 인간 배아는 모체의 자궁에 이식하면 태아, 즉 인간 개체로 발생할 수 있는 가능성을 지녔기에 복제인간 탄생에 대한 우려를 불러일으킨다. 일각에서는 '치료복제(therapeutic cloning)'라는 표현으로 복제인간을 탄생이 목적인 '생식복제(reproductive cloning)'과 구별하지만, 치료적 복제의 결과로 만들어진 배아 역시 인간 개체로 발생할 수 있는 잠재력이 있다는 점 때문에 비판을 받고 있다.

2. 체세포 복제의 위험성

복제된 인간배아를 자궁에 착상시키면 바로 인간개체복제가 되는 위험성을 지니고 있다. 체세포핵이식에 의한 배아 복제를 통해서 줄기세포줄기를 추출해 내는 과정에서 필연적으로 배아를 해치게 된다. 이것은 인간배아를 목적이 아닌 수단으로 취급하는 것이므로 인간의 존엄성을 침해하는 것이 된다.

인간배아는 이미 생명을 지닌 온전한 생명체이고 완전한 인간으로 되어가고 있기 때문에 인간배아를 실험도구로 사용한다는 것은 분명히 성장한 인간을 실험도구로 이용하는 것과 마찬가지로 인간생명의 존엄성을 파괴하는 비윤리적인 행위이다.

엄밀히 말하면 모든 인간체세포복제는 인간배아복제로 이루어지기 때문에 복제된 개체의 생존을 배아상태로 한정하여 사용하는 것을 일컫는 인간배아복제도 실상은 일종의 인간복제이다.

인간배아 복제는 이미 양이나 소와 같은 동물복제 실험에서 드러난 것처럼 배아 발생률이 매우 낮으며, 유산율, 기형율이 매우 높아서 배아세포의 안정성이 확보되지 않았을 뿐만 아니라 인간배아복제로부터 얻을 수 있는 인간배아줄기세포는 윤리적 문제를 수반하지 않는 인간성체줄기세포와는 달리 럭비공이 튀는 것처럼 분화과정이 쉽지 않고 분화 후 다시 역분화되어 종양세포(암세포)로 발전할 가능성이 높기 때문이라고 한다.

인간복제는 인간의 세포(체세포)를 떼어 내어 이를 착상시키는 방법으로 유전적으로 동일한 또다른 인간을 만드는 것을 말한다. 〈뉴욕타임스〉가 1993년 10월 24일 첫 보도한 것이 전세계적인 이슈로 확산되었다. 인간복제와 관련, 이 신문이 사용한 용어는 'cloning of human embryos(인간 배아의 복제기술)'이다. 여기에는 크게 수정란 분할과 체세포 핵이식의 두 가지 기술이 있다.

인간배아복제를 치료에 이용하고자 시도할 경우, 매번 여성으로부터 수 백 개의 난자를 채취해야만 하는 어려움과 여성의 인권 문제와 윤리적 문제가 발생한다.

예컨대 난자매매, 복제된 배아의 소유권 문제, 난자확보를 위해 불임클리닉들에 가해질 압력, 난자의 과배란 유도, 난자 채취 시에 발생할 수 있는 조직의 손상, 난소절제술의 남용 등, 여성의 몸의 도구화, 그리고 구하기 어려운 인간난자 대신에 쉽게 구할 수 있는 동물난자를 이용하는 이종간교잡행위에 사려 깊지 못한 생명공학자들은 쉽게 말려들 수 있는 위험성 등이 발생한다.

체세포핵이식에 의한 배아복제에서 인위적인 난자활성화시도를 할 때 전기자극법과 그밖에 단백질 합성억제제 등을 사용 할 때의 부작용이 있을 수 있다. 공여된 체세포의 핵이식에서 소위 세포시계를 휴지상태로 유도할 때 이것이 장차 복제될 배아에 미칠 부작용이 있을 수 있다. 탈핵과정에서 난자와 체세포에 나쁜 영향을 끼칠 수도 있고 이것이 나중에 복제배아줄기세포줄기에도 영향을 끼칠 수도 있다. 배아복제과정에서의 높은 유산율과 거대태아증은 배아의 안전과 직결되는 문제이다.

배아복제 및 인간의 난자나 수정란을 활용한 연구는 복제 과정에서 여성의 몸이 심하게 착취당한다. 복제를 하기 위해서는 수핵세포질인 난자가 필요한데 이는 여성에게 높은 용량의 호르몬제를 투여하여 과배란(hyperovulation)을 일으켜서 얻는다. 이 과정에서 여성은 인격체가 아닌 난자의 생산공장으로서 대상화되며, 아울러 호르몬제의 사용으로 인한 갖가지 부작용(간장과 신장의 손상, 난소암 등)이 발생할 수 있다.

인간이 이제까지 자명하게 생각했던 존재의 핵심개념들(부모, 자녀, 생식, 탄생, 죽음 등)을 인간에 의해 조작이 가능해진 유동적인 개념으로 바꿔놓았고 이로 인해 이제까지 인간 삶의 근본 기제로 작동했던 규범과 질서 역시 흔들어 놓았다.

Ⅲ. 줄기세포실험의 논쟁

1. 줄기세포연구 찬성입장

합법적으로 유산된 태아나 체외수정 시술 후 폐기될 초기 배아로부터 세포를 얻어서, 생명을 구하는 목적에 쓰인다면 윤리적으로 허용될 수 있다. 배아줄기세포는 인체의 모든 세포로 분화할 수 있는 가능성을 지녔기에, 난치병과 불치병을 치료하는데 유용하게 쓰일 수 있다는 견해이다. 생명윤리 및 안전에 관한 법률에서는 배아복제 및 배아줄기 세포 등의 인체유해물에 대한 연구를 허용하고 있다.

가. 줄기세포의 배양조건을 잘 맞춰주면 신경세포나 심장세포, 또는 하나의 장기로 분화, 성장할 수 있으나 완전한 인간은 될 수 없다. 때문에 줄기세포를 인간으로 간주할 수 없다.

나. 줄기세포는 무한히 분열할 수 있다. 때문에 줄기세포를 한번 분리하면 원하는 양의 세포를 마음대로 얻을 수 있다. 줄기세포 연구는 생명과학 전반을 거쳐 획기적인 발전을 가져올 것이다.

다. 줄기세포는 인류복지를 위한 무한한 가능성을 가지고 있다. 줄기세포 연구에 의해 많은 불치병을 치료할 수 있을 뿐만 아니라 생명을 구할 수도 있을 것이다.제 1형 당뇨병의 경우 인슐린 합성 능력이 없는 랑게르한스섬을 대체해 완치가 가능하다. 계속해 인슐린을 주사하며 혈당량을 관리 할 필요가 없을 것이다. 파킨슨 병 역시 신경세포를 이식해 치료할 수 있다. 또한 여러 선천성 면역 결핍증 치료에도 줄기세포가 사용될 수 있다. 이와같이 줄기세포를 통해 만성 심장병, 화상 환자 등 수 많은 환자들을 치료할 수 있을 것이다.

라. 배아줄기세포 연구를 통해 불임치료의 가능성을 더욱 높일 수 있다. 시험관시술은 생식 능력을 보완해줄 뿐 대체해주지 못한다. 하지만 핵 치환을 통해 일반세포로부터 수정란을 생성한다면 생식능력이 없는 부부 역시 자녀를 가질 수 있다.

2. 줄기세포연구 반대입장

줄기세포치료는 체외에서 상당한 가공과정을 겪게 되며, 이와 같은 가공을 거치는 과정에서 외래 물질의 혼입, 세포 자체의 생물학적 특성 변화 등을 포함한 다양한 위험이 발생할 수 있고, 체내에 투여하는 과정에서도 의사의 숙련도에 따라 위험성이 달라진다.

줄기세포 치료제와 환자 간 상호작용으로 인하여 원하지 않는 면역반응이 나타나거나 유전자 변형이 일어날 수 있다. 체내에서 오랫동안 잔존하면서 증식 혹은 변형될 가능성이 있다. 이로 인해 발생할 수 있는 부작용의 종류나 발생 시기가 장기적이 될 수 있다.

체외에서 오랫동안의 증식과정을 거치면서 생물학적 변성으로 인해 세포가 암이 되거나 다른 세포들의 암성 변화를 촉진할 가능성도 있으며, 투여 후 의도하지 않은 다른 신체부위로 이동하여 원하지 않는 세포로 분화를 할 가능성이 있다.

자가유래 줄기세포도 세포들을 채취한 후 많은 조작과정을 거치게 되는데 그 과정에서 세포의 특성이 변할 수도 있고, 박테리아나 바이러스 등 질병을 유발하는 병원체에 감염될 수도 있다.

생명을 수정된 시점부터 보는 입장에선 배아줄기세포 연구자들은 14일 이전의 미성숙 수정란은 생명이 없는 것으로 간주해 근본적으로 인간이 될 수 있는 잠재력을 가진 인간배아를 사용할 수 있다는 점에서 이는 인간 생명을 경시하고 생명을 도구화한다. 현재 배아줄기세포 연구와 인간복제연구는 인간의 생명현상을 악용하여 돈을 버는데 이용되는 방향으로 나아가고 있다. 다시 말하면, 이 두 분야는 엄청난 돈과 명예가 걸려있는, 바이오텍 회사들의 주 관심분야이고, 이 기술을 독점하여 엄청난 부를 이루고자 하는 것이다.

그러나, 배아줄기세포를 치료에 적용하였을 경우, 일생 동안의 장기이식에 따른 거부반응을 막기 위해 약물치료를 해야 하며, 배아줄기세포의 빠른 성장으로 인하여 이식을 했을 경우에 암 발생 확률이 높아진다는 점, 그리고 부작용은 큰 단점으로 지적받는다.

실제로, 2001년 8월 New England Journal of Medicine의 보고된 바에 따르면, 태아의 뇌세포를 파킨스병에 걸린 환자에 이식한 결과, 뇌신경계통의 이상으로 지속적인 발작증세와 무의식적인 팔움직임, 무의식적인 씹는 행위 등의 자율신경 제어가 마비된 결과를 초래한 바 있다.

가. 시험관시술(IVF)의 과정에서 남은 잉여배아를 줄기세포의 원천으로 활용할 수 있는가, 줄기세포 획득을 목적으로 체세포핵이식기술을 통한 복제배아를 창출할 수 있는가, 인간 개체복제를 정당화할 수 있는가의 문제가 있다.

나. 줄기세포 등 세포응용연구의 과정에서는 폐기 예정인 잉여배아를 과연 사용할 수 있는가, 누구로부터 동의를 받아야 하는가, 탯줄 혈액에서 줄기세포를 추출하려는 연구인 경우 과연 누구로부터 그 혈액의 사용에 관한 동의를 받을 수 있는가의 문제이다.

다. 세포를 이용하는 연구에는 연구의 목적과 종류에 따라 해당 세포 외에도 혈액, 혈장, 양수 등을 활용해야 하는 경우가 있으며 이럴 때는 조직의 적출에 대해서 유효한 동의 및 피검자의 안전성을 보장하였는가의 문제가 있다.

라. 질병모델동물 제조를 위해 유전자를 변형시킨 동물을 만들면 동물학대라는 비판 외에도 그런 과정을 통해 생태계가 파괴될 수 있다는 반론과 연구의 전 과정에서 동물의 복지와 건강상태를 보살펴야 하는 윤리적인 의무도 논쟁사항이다.

마. 실험실 연구가 성공적으로 끝나서 사람에게 적용하는 단계로 들어가면 안전성에 대한 검증을 피할 수 없다. 줄기세포연구의 안전성에 대한 분명한 검증이 있기 까지는 실험적인 성격을 띨 수밖에 없고, 이런 경우 피검자의 동의를 어떻게 받으며 복지를 어떻게 보장할지에 대한 검토가 있어야 한다. 성공적으로 끝나면 산업화가 가능할 것인데 그럴 때 치료용 줄기세포에 대해 특허권을 어디까지 인정할 수 있는지, 조직제공자와 연구자, 연구비 제공자 간에 수익을 어떻게 배분해야 할지의 문제가 있다.

참고문헌

- 강영희, 생명과학대사전, 여초. 2014.
- 국가생명윤리정책원. '워녹보고서', 2016.
- 권복규, 줄기세포 연구의 윤리적 문제점, 생명공학정책연구센터, 2005.
- 권복기, 허핑턴포스트코리아. '배아줄기세포 치료로 실명환자 시력회복', 2014.
- 권태훈, 줄기세포로 파킨슨병 치료 임상시험 승인…'세계 첫 사례', SBS 뉴스 .
- 고수현, 생명윤리학, 양서원, 2014.
- 공병혜, 구인회 외, 생명윤리, 현문사, 2019.
- 공병혜, 간호윤리, 현문사, 2018.
- 김새미, ' 제대혈은행-줄기세포치료제 순조'. 뉴데일리 경제, 2018.
- 김세훈, 인간복제에 대한 윤리적 고찰, 동국대학교 교육대학원, 2004.
- 남명진, 영화 속 생명윤리 이야기, 지코사이언스, 2010.
- 노기호, 정문식, '인간복제의 헌법적 문제'. KCI, 2004.
- 디라이브러리, '줄기세포 연구의 역사', 2014.
- 박세회, '일본 언론이 주목한 한국의 '사망 개 복제 사업'. msn뉴스, 2018.
- 박영석, '줄기세포 이식 파킨슨병 완화 연구 모식도', 연합뉴스. 2017.
- 생명공학정책 연구센터, 줄기세포연구 찬성과 반대, 2004.
- 신혜정, 인간복제의 생명윤리학적 고찰, 인제대학교 교육대학원, 2002.
- 연합뉴스, '세계 최초 복제 개, 스너피 탄생', 2005.
- 이새봄, 원호섭, '배아복제 연구 줄기세포 발전에 필수', 매일경제, 2014.
- 이영완, '사람 배아줄기세포로 원숭이 심장병 고쳤다', 조선일보, 2018.
- 장성익, 생명윤리 논쟁, 풀빛, 2014.
- 정계선, 생명윤리와 간호, FORNURSE, 2018.
- 전경운, '인간복제의 위험성과 인간복제방지법'. RISS. 2001.
- 진교훈, 생명복제기술의 윤리적 문제와 대안, 생명공학정책연구센터.
- 최승원, '한국 줄기세포 치료제 임상건수 누적 세계 2위'. 의협신문, 2017.
- 크리스첸투데이, '생명을 죽이는 행위인 인간배아복제 반대', 2016.

- 한국의료윤리학회지, 제12권 제4호, 2009.

- 한국줄기세포학회, 「줄기세포치료의 모든 것」, 2015.

- 황신영, 톰슨이 들려주는 줄기세포 이야기. ㈜자음과 모음, 2010.

- L.S. Vygotsky, 조희숙 · 황해익 외 편, 비고츠키의 사회속의 정신, 양서원, 2000.

제3부
생명윤리 및 안전에 관한 법률, 시행령

생명윤리 및 안전에 관한 법률
(약칭: 생명윤리법)

[시행 2019. 10. 24] [법률 제16372호, 2019. 4. 23, 일부개정]

보건복지부(생명윤리정책과 - 총괄, 유전자, 배아) 044-202-2947
보건복지부(생명윤리정책과 - 인체유래물) 044-202-2944

제1장 총칙

제1조(목적)

이 법은 인간과 인체유래물 등을 연구하거나, 배아나 유전자 등을 취급할 때 인간의 존엄과 가치를 침해하거나 인체에 위해(危害)를 끼치는 것을 방지함으로써 생명윤리 및 안전을 확보하고 국민의 건강과 삶의 질 향상에 이바지함을 목적으로 한다.

제2조(정의)

이 법에서 사용하는 용어의 뜻은 다음과 같다. 〈개정 2015. 12. 29.〉

1. "인간대상연구"란 사람을 대상으로 물리적으로 개입하거나 의사소통, 대인 접촉 등의 상호작용을 통하여 수행하는 연구 또는 개인을 식별할 수 있는 정보를 이용하는 연구로서 보건복지부령으로 정하는 연구를 말한다.
2. "연구대상자"란 인간대상연구의 대상이 되는 사람을 말한다.
3. "배아"(胚芽)란 인간의 수정란 및 수정된 때부터 발생학적(發生學的)으로 모든 기관(器官)이 형성되기 전까지의 분열된 세포군(細胞群)을 말한다.
4. "잔여배아"란 체외수정(體外受精)으로 생성된 배아 중 임신의 목적으로 이용하고 남은 배아를 말한다.
5. "잔여난자"란 체외수정에 이용하고 남은 인간의 난자를 말한다.
6. "체세포핵이식행위"란 핵이 제거된 인간의 난자에 인간의 체세포 핵을 이식하는 것을 말한다.
7. "단성생식행위"란 인간의 난자가 수정 과정 없이 세포분열하여 발생하도록 하는 것을 말한다.

8. "체세포복제배아"(體細胞複製胚芽)란 체세포핵이식행위에 의하여 생성된 세포군을 말한다.

9. "단성생식배아"(單性生殖胚芽)란 단성생식행위에 의하여 생성된 세포군을 말한다.

10. "배아줄기세포주"(Embryonic stem cell lines)란 배아, 체세포복제배아, 단성생식배아 등으로부터 유래한 것으로서, 배양 가능한 조건에서 지속적으로 증식(增殖)할 수 있고 다양한 세포로 분화(分化)할 수 있는 세포주(細胞株)를 말한다.

11. "인체유래물"(人體由來物)이란 인체로부터 수집하거나 채취한 조직 · 세포 · 혈액 · 체액 등 인체 구성물 또는 이들로부터 분리된 혈청, 혈장, 염색체, DNA(Deoxyribonucleic acid), RNA(Ribonucleic acid), 단백질 등을 말한다.

12. "인체유래물연구"란 인체유래물을 직접 조사 · 분석하는 연구를 말한다.

13. "인체유래물은행"이란 인체유래물 또는 유전정보와 그에 관련된 역학정보(疫學情報), 임상정보 등을 수집 · 보존하여 이를 직접 이용하거나 타인에게 제공하는 기관을 말한다.

14. "유전정보"란 인체유래물을 분석하여 얻은 개인의 유전적 특징에 관한 정보를 말한다.

15. "유전자검사"란 인체유래물로부터 유전정보를 얻는 행위로서 개인의 식별 또는 질병의 예방 · 진단 · 치료 등을 위하여 하는 검사를 말한다.

16. "유전자치료"란 질병의 예방 또는 치료를 목적으로 인체 내에서 유전적 변이를 일으키거나, 유전물질 또는 유전물질이 도입된 세포를 인체로 전달하는 일련의 행위를 말한다.

17. "개인식별정보"란 연구대상자와 배아 · 난자 · 정자 또는 인체유래물의 기증자(이하 "연구대상자등"이라 한다)의 성명 · 주민등록번호 등 개인을 식별할 수 있는 정보를 말한다.

18. "개인정보"란 개인식별정보, 유전정보 또는 건강에 관한 정보 등 개인에 관한 정보를 말한다.

19. "익명화"(匿名化)란 개인식별정보를 영구적으로 삭제하거나, 개인식별정보의 전부 또는 일부를 해당 기관의 고유식별기호로 대체하는 것을 말한다.

제3조(기본 원칙)

① 이 법에서 규율하는 행위들은 인간의 존엄과 가치를 침해하는 방식으로 하여서는 아니 되며, 연구대상자등의 인권과 복지는 우선적으로 고려되어야 한다.

② 연구대상자등의 자율성은 존중되어야 하며, 연구대상자등의 자발적인 동의는 충분한 정보에 근거하여야 한다.

③ 연구대상자등의 사생활은 보호되어야 하며, 사생활을 침해할 수 있는 개인정보는 당사자가 동의하거나 법률에 특별한 규정이 있는 경우를 제외하고는 비밀로서 보호되어야 한다.

④ 연구대상자등의 안전은 충분히 고려되어야 하며, 위험은 최소화되어야 한다.

⑤ 취약한 환경에 있는 개인이나 집단은 특별히 보호되어야 한다.

⑥ 생명윤리와 안전을 확보하기 위하여 필요한 국제 협력을 모색하여야 하고, 보편적인 국제기준을 수용하기 위하여 노력하여야 한다.

제4조(적용 범위)

① 생명윤리 및 안전에 관하여는 다른 법률에 특별한 규정이 있는 경우를 제외하고는 이 법에 따른다.

② 생명윤리 및 안전에 관한 내용을 담은 다른 법률을 제정하거나 개정할 경우에는 이 법에 부합하도록 하여야 한다.

제5조(국가와 지방자치단체의 책무)

① 국가와 지방자치단체는 생명윤리 및 안전에 관한 문제에 효율적으로 대처할 수 있도록 필요한 시책을 마련하여야 한다.

② 국가와 지방자치단체는 생명윤리 및 안전 관련 연구와 활동에 대한 행정적 · 재정적 지원방안을 마련하여야 한다.

③ 국가와 지방자치단체는 각급 교육기관 등에서 생명윤리 및 안전에 대한 교육을 할 수 있도록 하여야 하고, 교육 프로그램을 개발하는 등 교육 여건이 조성되도록 지원하여야 한다.

제6조(생명윤리정책연구센터의 지정)

① 보건복지부장관은 생명윤리정책에 관한 전문적인 조사, 연구 및 교육 등을 실시하기 위하여 해당 업무를 수행할 능력이 있다고 인정하는 기관 · 단체 또는 시설을 생명윤리정책연구센터로 지정할 수 있다.

② 제1항에 따른 생명윤리정책연구센터의 지정 및 운영 등에 필요한 사항은 보건복지부령으로 정한다.

제2장 국가생명윤리심의위원회 및 기관생명윤리위원회 등

제1절 국가생명윤리심의위원회

제7조(국가생명윤리심의위원회의 설치 및 기능)

① 생명윤리 및 안전에 관한 다음 각 호의 사항을 심의하기 위하여 대통령 소속으로 국가생명윤리심의위원회(이하 "국가위원회"라 한다)를 둔다.

1. 국가의 생명윤리 및 안전에 관한 기본 정책의 수립에 관한 사항
2. 제12조제1항제3호에 따른 공용기관생명윤리위원회의 업무에 관한 사항
3. 제15조제2항에 따른 인간대상연구의 심의 면제에 관한 사항
4. 제19조제3항에 따른 기록 · 보관 및 정보 공개에 관한 사항
5. 제29조제1항제3호에 따른 잔여배아를 이용할 수 있는 연구에 관한 사항
6. 제31조제2항에 따른 연구의 종류 · 대상 및 범위에 관한 사항
7. 제35조제1항제3호에 따른 배아줄기세포주를 이용할 수 있는 연구에 관한 사항
8. 제36조제2항에 따른 인체유래물연구의 심의 면제에 관한 사항
9. 제50조제1항에 따른 유전자검사의 제한에 관한 사항
10. 그 밖에 생명윤리 및 안전에 관하여 사회적으로 심각한 영향을 미칠 수 있다고 판단하여 국가위원회의 위원장이 회의에 부치는 사항

② 국가위원회의 위원장은 제1항제1호부터 제9호까지의 규정에 해당하는 사항으로서 재적위원 3분의 1 이상의 위원이 발의한 사항에 관하여는 국가위원회의 회의에 부쳐야 한다.

제8조(국가위원회의 구성)

① 국가위원회는 위원장 1명, 부위원장 1명을 포함한 16명 이상 20명 이하의 위원으로 구성한다. 〈개정 2013. 3. 23.〉

② 위원장은 위원 중에서 대통령이 임명하거나 위촉하고, 부위원장은 위원 중에서 호선(互選)한다.

③ 국가위원회의 위원은 다음 각 호의 사람이 된다. 〈개정 2013. 3. 23., 2014. 11. 19., 2017. 7. 26.〉

1. 교육부장관, 과학기술정보통신부장관, 법무부장관, 산업통상자원부장관, 보건복지부장관, 여성가족부장관
2. 생명과학 · 의과학(醫科學) · 사회과학 등의 연구 분야에 대한 전문지식과 경험이 풍부한 사람 중에서 대통령이 위촉하는 7명 이내의 사람
3. 종교계 · 윤리학계 · 법조계 · 시민단체(「비영리민간단체 지원법」 제2조에 따른 비영리민간단체를 말한다) 또는 여성계를 대표하는 사람 중에서 대통령이 위촉하는 7명 이내의 사람

④ 제3항제2호 및 제3호에 따른 위원의 임기는 3년으로 하되, 연임할 수 있다. 다만, 위원의 자리가 비게 된 경우에 새로 위촉된 위원의 임기는 전임자 임기의 남은 기간으로 한다.

⑤ 국가위원회에 간사위원 2명을 두되, 간사위원은 과학기술정보통신부장관과 보건복지부장관으로 하며, 수석 간사위원은 보건복지부장관으로 한다. 〈개정 2013. 3. 23., 2017. 7. 26.〉

⑥ 보건복지부장관은 국가위원회의 사무 처리 등 업무를 지원하기 위하여 보건복지부령으로 정하는 바에 따라 생명윤리 및 안전에 관련한 전문기관 중 하나를 지정하여 그 전문기관으로 하여금 사무국의 기능을 수행하게 할 수 있다. 〈신설 2014. 3. 18.〉

제9조(국가위원회의 운영)

① 국가위원회의 효율적인 운영을 위하여 국가위원회에 분야별 전문위원회를 둘 수 있다.

② 국가위원회의 사무는 수석 간사위원이 처리한다.

③v국가위원회의 회의 등 활동은 독립적이어야 하고, 공개를 원칙으로 한다.

④ 국가위원회는 필요한 경우에 관련 당사자의 출석, 의견 진술 및 자료 제출 등을 요구할 수 있다. 이 경우 해당 요구를 받은 자는 타당한 사유가 없으면 요구에 따라야 한다.

⑤ 이 법에서 정한 사항 외에 국가위원회 및 전문위원회의 구성 · 운영, 그 밖에 필요한 사항은 대통령령으로 정한다.

제2절 기관생명윤리위원회

제10조(기관생명윤리위원회의 설치 및 기능)

① 생명윤리 및 안전을 확보하기 위하여 다음 각 호의 기관은 기관생명윤리위원회(이하 "기관위원회"라 한다)를 설치하여야 한다.

1. 인간대상연구를 수행하는 자(이하 "인간대상연구자"라 한다)가 소속된 교육 · 연구 기관 또는 병원 등
2. 인체유래물연구를 수행하는 자(이하 "인체유래물연구자"라 한다)가 소속된 교육 · 연구 기관 또는 병원 등
3. 제22조제1항에 따라 지정된 배아생성의료기관
4. 제29조제2항에 따라 등록한 배아연구기관
5. 제31조제3항에 따라 등록한 체세포복제배아등의 연구기관
6. 제41조제1항에 따라 보건복지부장관의 허가를 받은 인체유래물은행
7. 그 밖에 생명윤리 및 안전에 관하여 사회적으로 심각한 영향을 미칠 수 있는 기관으로서 보건복지부령으로 정하는 기관

② 제1항에도 불구하고 보건복지부령으로 정하는 바에 따라 다른 기관의 기관위원회 또는 제12조제1항에 따른 공용기관생명윤리위원회와 제3항 및 제11조제4항에서 정한 기관위원회 업무의 수행을 위탁하기로 협약을 맺은 기관은 기관위원회를 설치한 것으로 본다.

③ 기관위원회는 다음 각 호의 업무를 수행한다.

1. 다음 각 목에 해당하는 사항의 심의
 가. 연구계획서의 윤리적 · 과학적 타당성
 나. 연구대상자등으로부터 적법한 절차에 따라 동의를 받았는지 여부
 다. 연구대상자등의 안전에 관한 사항
 라. 연구대상자등의 개인정보 보호 대책
 마. 그 밖에 기관에서의 생명윤리 및 안전에 관한 사항
2. 해당 기관에서 수행 중인 연구의 진행과정 및 결과에 대한 조사 · 감독
3. 그 밖에 생명윤리 및 안전을 위한 다음 각 목의 활동
 가. 해당 기관의 연구자 및 종사자 교육
 나. 취약한 연구대상자등의 보호 대책 수립
 다. 연구자를 위한 윤리지침 마련

④ 제1항에 따라 기관위원회를 설치한 기관은 보건복지부장관에게 그 기관위원회를 등록하여야 한다.

⑤ 제3항 및 제4항에 따른 기관위원회의 기능 및 등록 등에 필요한 사항은 보건복지부령으로 정한다.

제11조(기관위원회의 구성 및 운영 등)

① 기관위원회는 위원장 1명을 포함하여 5명 이상의 위원으로 구성하되, 하나의 성(性)으로만 구성할 수 없으며, 사회적 · 윤리적 타당성을 평가할 수 있는 경험과 지식을 갖춘 사람 1명 이상과 그 기관에 종사하지 아니하는 사람 1명 이상이 포함되어야 한다.

② 기관위원회의 위원은 제10조제1항 각 호의 기관의 장이 위촉하며, 위원장은 위원 중에서 호선한다.

③ 기관위원회의 심의대상인 연구 · 개발 또는 이용에 관여하는 위원은 해당 연구 · 개발 또는 이용과 관련된 심의에 참여하여서는 아니 된다.

④ 제10조제1항 각 호의 기관의 장은 해당 기관에서 수행하는 연구 등에서 생명윤리 또는 안전에 중대한 위해가 발생하거나 발생할 우려가 있는 경우에는 지체 없이 기관위원회를 소집하여 이를 심의하도록 하고, 그 결과를 보건복지부장관에게 보고하여야 한다.

⑤ 제10조제1항 각 호의 기관의 장은 기관위원회가 독립성을 유지할 수 있도록 하여야 하며, 행정적 · 재정적 지원을 하여야 한다.

⑥ 제10조제1항에 따라 둘 이상의 기관위원회를 설치한 기관은 보건복지부령으로 정하는 바에 따라 해당 기관위원회를 통합하여 운영할 수 있다.

⑦ 제1항부터 제6항까지에서 규정한 사항 외에 기관위원회의 구성 및 운영에 필요한 사항은 보건복지부령으로 정한다.

제12조(공용기관생명윤리위원회의 지정 및 기관위원회의 공동 운영)

① 보건복지부장관은 다음 각 호의 업무를 하게 하기 위하여 제10조제1항에 따라 설치된 기관위원회 중에서 기관 또는 연구자가 공동으로 이용할 수 있는 공용기관생명윤리위원회(이하 "공용위원회"라 한다)를 지정할 수 있다.

1. 제10조제2항에 따라 공용위원회와 협약을 맺은 기관이 위탁한 업무
2. 교육 · 연구 기관 또는 병원 등에 소속되지 아니한 인간대상연구자 또는 인체유래물연구자가 신청한 업무

3. 그 밖에 국가위원회의 심의를 거쳐 보건복지부령으로 정하는 업무

② 둘 이상의 기관이 공동으로 수행하는 연구로서 각각의 기관위원회에서 해당 연구를 심의하는 것이 적절하지 아니하는 경우에 수행 기관은 각각의 소관 기관위원회 중 하나의 기관위원회를 선정하여 해당 연구를 심의하게 할 수 있다.

③ 제1항 및 제2항에 따른 공용위원회의 지정, 기능, 운영 및 기관위원회의 공동 운영 등에 필요한 사항은 보건복지부령으로 정한다.

제13조(기관위원회의 지원 등)

① 보건복지부장관은 기관위원회의 운영을 적절하게 감독 · 지원하기 위하여 다음 각 호의 업무를 수행한다.

1. 기관위원회의 조사
2. 기관위원회 위원의 교육
3. 그 밖에 기관위원회의 감독 및 지원에 필요한 업무로서 보건복지부령으로 정하는 업무

② 기관위원회의 조사 및 교육 지원 등에 필요한 사항은 보건복지부령으로 정한다.

제14조(기관위원회의 평가 및 인증)

① 보건복지부장관은 기관위원회의 구성 및 운영실적 등을 정기적으로 평가하여 인증할 수 있다.

② 보건복지부장관은 제1항에 따라 인증을 받은 기관위원회의 인증 결과를 인터넷 홈페이지 등에 공표할 수 있다.

③ 중앙행정기관의 장은 제1항에 따른 인증 결과에 따라 그 기관에 예산 지원 및 국가 연구비 지원 제한 등의 조치를 할 수 있다.

④ 보건복지부장관은 제1항에 따라 인증을 받은 기관위원회가 다음 각 호의 어느 하나에 해당하면 그 인증을 취소할 수 있다. 다만, 제1호에 해당하는 경우에는 그 인증을 취소하여야 한다.

1. 거짓이나 부정한 방법으로 인증을 받은 경우
2. 기관위원회의 구성 및 운영에 중요한 변동사항이 발생하여 제5항에 따른 인증기준에 맞지 아니하는 경우

⑤ 제1항에 따른 인증의 기준 및 유효기간 등에 관하여 필요한 사항은 대통령령으로 정한다.

제3장 인간대상연구 및 연구대상자 보호

제15조(인간대상연구의 심의)

① 인간대상연구를 하려는 자는 인간대상연구를 하기 전에 연구계획서를 작성하여 기관위원회의 심의를 받아야 한다.

② 제1항에도 불구하고 연구대상자 및 공공에 미치는 위험이 미미한 경우로서 국가위원회의 심의를 거쳐 보건복지부령으로 정한 기준에 맞는 연구는 기관위원회의 심의를 면제할 수 있다.

제16조(인간대상연구의 동의)

① 인간대상연구자는 인간대상연구를 하기 전에 연구대상자로부터 다음 각 호의 사항이 포함된 서면동의(전자문서를 포함한다. 이하 같다)를 받아야 한다.

1. 인간대상연구의 목적
2. 연구대상자의 참여 기간, 절차 및 방법
3. 연구대상자에게 예상되는 위험 및 이득
4. 개인정보 보호에 관한 사항
5. 연구 참여에 따른 손실에 대한 보상
6. 개인정보 제공에 관한 사항
7. 동의의 철회에 관한 사항
8. 그 밖에 기관위원회가 필요하다고 인정하는 사항

② 제1항에도 불구하고 동의 능력이 없거나 불완전한 사람으로서 보건복지부령으로 정하는 연구대상자가 참여하는 연구의 경우에는 다음 각 호에서 정한 대리인의 서면동의를 받아야 한다. 이 경우 대리인의 동의는 연구대상자의 의사에 어긋나서는 아니 된다.

1. 법정대리인
2. 법정대리인이 없는 경우 배우자, 직계존속, 직계비속의 순으로 하되, 직계존속 또는 직계비속이 여러 사람일 경우 협의하여 정하고, 협의가 되지 아니하면 연장자가 대리인이 된다.

③ 제1항에도 불구하고 다음 각 호의 요건을 모두 갖춘 경우에는 기관위원회의 승인을 받아 연구대상자의 서면동의를 면제할 수 있다. 이 경우 제2항에 따른 대리인의 서면동의는 면제하지 아니한다.

1. 연구대상자의 동의를 받는 것이 연구 진행과정에서 현실적으로 불가능하거나 연구의 타당성에 심각한 영향을 미친다고 판단되는 경우
2. 연구대상자의 동의 거부를 추정할 만한 사유가 없고, 동의를 면제하여도 연구대상자에게 미치는 위험이 극히 낮은 경우

④ 인간대상연구자는 제1항 및 제2항에 따른 서면동의를 받기 전에 동의권자에게 제1항 각 호의 사항에 대하여 충분히 설명하여야 한다.

제17조(연구대상자에 대한 안전대책)

① 인간대상연구자는 사전에 연구 및 연구환경이 연구대상자에게 미칠 신체적 · 정신적 영향을 평가하고 안전대책을 마련하여야 하며, 수행 중인 연구가 개인 및 사회에 중대한 해악(害惡)을 초래할 가능성이 있을 때에는 이를 즉시 소속 기관의 장에게 보고하고 적절한 조치를 하여야 한다.

② 인간대상연구자는 질병의 진단이나 치료, 예방과 관련된 연구에서 연구대상자에게 의학적으로 필요한 치료를 지연하거나 진단 및 예방의 기회를 박탈하여서는 아니 된다.

제18조(개인정보의 제공)

① 인간대상연구자는 제16조제1항에 따라 연구대상자로부터 개인정보를 제공하는 것에 대하여 서면동의를 받은 경우에는 기관위원회의 심의를 거쳐 개인정보를 제3자에게 제공할 수 있다.

② 인간대상연구자가 제1항에 따라 개인정보를 제3자에게 제공하는 경우에는 익명화하여야 한다. 다만, 연구대상자가 개인식별정보를 포함하는 것에 동의한 경우에는 그러하지 아니하다.

제19조(기록의 유지와 정보의 공개)

① 인간대상연구자는 인간대상연구와 관련한 사항을 기록 · 보관하여야 한다.

② 연구대상자는 자신에 관한 정보의 공개를 청구할 수 있으며, 그 청구를 받은 인간대상연구자는 특별한 사유가 없으면 정보를 공개하여야 한다.

③ 제1항 및 제2항에 따른 기록 · 보관 및 정보 공개에 관한 구체적인 사항은 국가위원회의 심의를 거쳐 보건복지부령으로 정한다.

제4장 배아 등의 생성과 연구

제1절 인간 존엄과 정체성 보호

제20조(인간복제의 금지)

① 누구든지 체세포복제배아 및 단성생식배아(이하 "체세포복제배아등"이라 한다)를 인간 또는 동물의 자궁에 착상시켜서는 아니 되며, 착상된 상태를 유지하거나 출산하여서는 아니 된다.

② 누구든지 제1항에 따른 행위를 유인하거나 알선하여서는 아니 된다.

제21조(이종 간의 착상 등의 금지)

① 누구든지 인간의 배아를 동물의 자궁에 착상시키거나 동물의 배아를 인간의 자궁에 착상시키는 행위를 하여서는 아니 된다.

② 누구든지 다음 각 호의 행위를 하여서는 아니 된다.

1. 인간의 난자를 동물의 정자로 수정시키거나 동물의 난자를 인간의 정자로 수정시키는 행위. 다만, 의학적으로 인간의 정자의 활동성을 시험하기 위한 경우는 제외한다.
2. 핵이 제거된 인간의 난자에 동물의 체세포 핵을 이식하거나 핵이 제거된 동물의 난자에 인간의 체세포 핵을 이식하는 행위
3. 인간의 배아와 동물의 배아를 융합하는 행위
4. 다른 유전정보를 가진 인간의 배아를 융합하는 행위

③ 누구든지 제2항 각 호의 어느 하나에 해당하는 행위로부터 생성된 것을 인간 또는 동물의 자궁에 착상시키는 행위를 하여서는 아니 된다.

제2절 배아생성의료기관

제22조(배아생성의료기관의 지정 등)

① 체외수정을 위하여 난자 또는 정자를 채취 · 보존하거나 이를 수정시켜 배아를 생성하려는 의료기관은 보건복지부장관으로부터 배아생성의료기관으로 지정받아야 한다.

② 배아생성의료기관으로 지정받으려는 의료기관은 보건복지부령으로 정하는 시설 및 인력 등을 갖추어야 한다.

③ 배아생성의료기관의 지정 기준 및 절차 등에 관하여 필요한 사항은 보건복지부령으로 정한다.

④ 제1항에 따라 지정을 받은 배아생성의료기관(이하 "배아생성의료기관"이라 한다)이 보건복지부령으로 정하는 중요한 사항을 변경할 경우에는 보건복지부장관에게 그 변경사항을 신고하여야 한다.

⑤ 배아생성의료기관의 장은 휴업하거나 폐업하는 경우에는 보건복지부령으로 정하는 바에 따라 보건복지부장관에게 신고하여야 한다.

⑥ 배아생성의료기관의 장은 휴업하거나 폐업할 때에 보건복지부령으로 정하는 바에 따라 보관 중인 배아, 생식세포 및 관련 서류를 질병관리본부 또는 다른 배아생성의료기관으로 이관하여야 한다.

제23조(배아의 생성에 관한 준수사항)

① 누구든지 임신 외의 목적으로 배아를 생성하여서는 아니 된다.

② 누구든지 배아를 생성할 때 다음 각 호의 어느 하나에 해당하는 행위를 하여서는 아니 된다.

1. 특정의 성을 선택할 목적으로 난자와 정자를 선별하여 수정시키는 행위
2. 사망한 사람의 난자 또는 정자로 수정하는 행위
3. 미성년자의 난자 또는 정자로 수정하는 행위. 다만, 혼인한 미성년자가 그 자녀를 얻기 위하여 수정하는 경우는 제외한다.

③ 누구든지 금전, 재산상의 이익 또는 그 밖의 반대급부(反對給付)를 조건으로 배아나 난자 또는 정자를 제공 또는 이용하거나 이를 유인하거나 알선하여서는 아니 된다.

제24조(배아의 생성 등에 관한 동의)

① 배아생성의료기관은 배아를 생성하기 위하여 난자 또는 정자를 채취할 때에는 다음 각 호의 사항에 대하여 난자 기증자, 정자 기증자, 체외수정 시술대상자 및 해당 기증자 · 시술대상자의 배우자가 있는 경우 그 배우자(이하 "동의권자"라 한다)의 서면동의를 받아야 한다. 다만, 장애인의 경우는 그 특성에 맞게 동의를 구하여야 한다.

1. 배아생성의 목적에 관한 사항
2. 배아 · 난자 · 정자의 보존기간 및 그 밖에 보존에 관한 사항

3. 배아 · 난자 · 정자의 폐기에 관한 사항

4. 잔여배아 및 잔여난자를 연구 목적으로 이용하는 것에 관한 사항

5. 동의의 변경 및 철회에 관한 사항

6. 동의권자의 권리 및 정보 보호, 그 밖에 보건복지부령으로 정하는 사항

② 배아생성의료기관은 제1항에 따른 서면동의를 받기 전에 동의권자에게 제1항 각 호의 사항에 대하여 충분히 설명하여야 한다.

③ 제1항에 따른 서면동의를 위한 동의서의 서식 및 보관 등에 필요한 사항은 보건복지부령으로 정한다.

제25조(배아의 보존 및 폐기)

① 배아의 보존기간은 5년으로 한다. 다만, 동의권자가 보존기간을 5년 미만으로 정한 경우에는 이를 보존기간으로 한다.

② 제1항에도 불구하고 항암치료 등 보건복지부령으로 정하는 경우에는 동의권자가 보존기간을 5년 이상으로 정할 수 있다.

③ 배아생성의료기관은 제1항 또는 제2항에 따른 보존기간이 끝난 배아 중 제29조에 따른 연구의 목적으로 이용하지 아니할 배아는 폐기하여야 한다.

④ 배아생성의료기관은 배아의 폐기에 관한 사항을 기록 · 보관하여야 한다.

⑤ 제3항 및 제4항에 따른 배아의 폐기 절차 및 방법, 배아의 폐기에 관한 사항의 기록 · 보관에 필요한 사항은 보건복지부령으로 정한다.

제26조(잔여배아 및 잔여난자의 제공)

① 배아생성의료기관은 연구에 필요한 잔여배아를 제30조제1항에 따라 배아연구계획서의 승인을 받은 배아연구기관에 제공하거나 잔여난자를 제31조제4항에 따라 체세포복제배아등 연구계획서의 승인을 받은 체세포복제배아등의 연구기관에 제공하는 경우에는 무상으로 하여야 한다. 다만, 배아생성의료기관은 잔여배아 및 잔여난자의 보존 및 제공에 든 경비의 경우에는 보건복지부령으로 정하는 바에 따라 제공받는 연구기관에 대하여 경비지급을 요구할 수 있다.

② 제1항에 따른 잔여배아 및 잔여난자의 제공 절차, 경비의 산출, 그 밖에 필요한 사항은 보건복지부령으로 정한다.

③ 배아생성의료기관은 잔여배아 및 잔여난자의 보존 및 제공 등에 관한 사항을 보건복지부령으로 정하는 바에 따라 보건복지부장관에게 보고하여야 한다.

제27조(난자 기증자의 보호 등)

① 배아생성의료기관은 보건복지부령으로 정하는 바에 따라 난자를 채취하기 전에 난자 기증자에 대하여 건강검진을 하여야 한다.

② 배아생성의료기관은 보건복지부령으로 정하는 건강 기준에 미치지 못하는 사람으로부터 난자를 채취하여서는 아니 된다.

③ 배아생성의료기관은 동일한 난자 기증자로부터 대통령령으로 정하는 빈도 이상으로 난자를 채취하여서는 아니 된다.

④ 배아생성의료기관은 난자 기증에 필요한 시술 및 회복에 걸리는 시간에 따른 보상금 및 교통비 등 보건복지부령으로 정하는 항목에 관하여 보건복지부령으로 정하는 금액을 난자 기증자에게 지급할 수 있다.

제28조(배아생성의료기관의 준수사항 등)

① 배아생성의료기관은 다음 각 호의 사항을 준수하여야 한다. 〈개정 2015. 12. 29.〉

1. 제24조에 따른 동의서에 적힌 내용대로 배아 · 난자 및 정자를 취급할 것
2. 보건복지부령으로 정하는 바에 따라 잔여배아 및 잔여난자의 보존 · 취급 및 폐기 등의 관리를 철저히 할 것
3. 그 밖에 생명윤리 및 안전의 확보를 위하여 필요하다고 인정하여 보건복지부령으로 정하는 사항

② 보건복지부장관은 배아의 생성 등에 관한 동의 등을 적절하게 관리하기 위하여 배아생성의료기관에 관한 표준운영지침을 정하고 배아생성의료기관에게 그 준수를 권장하여야 한다. 〈신설 2015. 12. 29.〉

[제목개정 2015. 12. 29.]

제3절 잔여배아 연구 등

제29조(잔여배아 연구)

① 제25조에 따른 배아의 보존기간이 지난 잔여배아는 발생학적으로 원시선(原始線)이 나타나기 전까지만 체외에서 다음 각 호의 연구 목적으로 이용할 수 있다.

1. 난임치료법 및 피임기술의 개발을 위한 연구
2. 근이영양증(筋異營養症), 그 밖에 대통령령으로 정하는 희귀·난치병의 치료를 위한 연구
3. 그 밖에 국가위원회의 심의를 거쳐 대통령령으로 정하는 연구

② 제1항에 따라 잔여배아를 연구하려는 자는 보건복지부령으로 정하는 시설·인력 등을 갖추고 보건복지부장관에게 배아연구기관으로 등록하여야 한다.

③ 제2항에 따라 등록한 배아연구기관(이하 "배아연구기관"이라 한다)이 보건복지부령으로 정하는 중요한 사항을 변경하거나 폐업할 경우에는 보건복지부장관에게 신고하여야 한다.

제30조(배아연구계획서의 승인)

① 배아연구기관은 잔여배아의 연구를 하려면 미리 보건복지부장관에게 배아연구계획서를 제출하여 승인을 받아야 한다. 배아연구계획서의 내용 중 대통령령으로 정하는 중요한 사항을 변경하는 경우에도 또한 같다.

② 제1항에 따른 배아연구계획서에는 기관위원회의 심의 결과에 관한 서류가 첨부되어야 한다.

③ 보건복지부장관은 다른 중앙행정기관의 장이 연구비를 지원하는 배아연구기관으로부터 배아연구계획서를 제출받았을 때에는 승인 여부를 결정하기 전에 그 중앙행정기관의 장과 협의하여야 한다.

④ 배아연구계획서의 승인 기준 및 절차, 제출서류, 그 밖에 필요한 사항은 보건복지부령으로 정한다.

제31조(체세포복제배아등의 연구)

① 누구든지 제29조제1항제2호에 따른 희귀·난치병의 치료를 위한 연구 목적 외에는 체세포핵이식행위 또는 단성생식행위를 하여서는 아니 된다.

② 제1항에 따른 연구의 종류·대상 및 범위는 국가위원회의 심의를 거쳐 대통령령으로 정한다.

③ 체세포복제배아등을 생성하거나 연구하려는 자는 보건복지부령으로 정하는 시설 및 인력 등을 갖추고 보건복지부장관에게 등록하여야 한다.

④ 제3항에 따라 등록한 기관(이하 "체세포복제배아등의 연구기관"이라 한다)은 체세포복제배아등을 생성하거나 연구하려면 보건복지부령으로 정하는 바에 따라 미리 보건복지부장관에게 연구계획서(이하 "체세포복제배아등 연구계획서"라 한다)를 제출하여 승인을 받아야 한다.

⑤ 체세포복제배아등 연구계획서의 승인에 관하여는 제30조를 준용한다. 이 경우 "잔여배아"는 "체세포복제배아등"으로, "배아연구계획서"는 "체세포복제배아등 연구계획서"로 각각 본다.

제32조(배아연구기관 등의 준수사항)

① 배아연구기관 및 체세포복제배아등의 연구기관은 해당 기관에서 수행하는 연구로 인하여 생명윤리 또는 안전에 중대한 위해가 발생하거나 발생할 우려가 있는 경우에는 연구 중단 등 적절한 조치를 하여야 한다.

② 배아연구기관 및 체세포복제배아등의 연구기관이 잔여배아 및 잔여난자를 제공받은 후 이를 연구의 목적으로 이용하지 아니하려는 경우에는 제25조제3항부터 제5항까지의 규정을 준용한다. 이 경우 "배아"는 "잔여배아 및 잔여난자"로 본다.

③ 배아연구기관이 잔여배아를 관리하는 경우 및 체세포복제배아등의 연구기관이 잔여난자, 체세포복제배아등을 관리하는 경우에는 제28조를 준용한다.

제4절 배아줄기세포주

제33조(배아줄기세포주의 등록)

① 배아줄기세포주를 수립하거나 수입한 자는 그 배아줄기세포주를 제34조에 따라 제공하거나 제35조에 따라 이용하기 전에 보건복지부령으로 정하는 바에 따라 그 배아줄기세포주를 보건복지부장관에게 등록하여야 한다.

② 보건복지부장관은 배아줄기세포주의 등록을 신청한 자가 다른 중앙행정기관의 장으로부터 과학적 검증을 받은 경우에는 제1항에 따른 등록을 하는 데에 그 검증자료를 활용하여야 한다.

③ 보건복지부장관은 제1항에 따라 배아줄기세포주를 등록한 자에게 배아줄기세포주의 검증 등에 든 비용의 전부 또는 일부를 지원할 수 있다.

제34조(배아줄기세포주의 제공)

① 배아줄기세포주를 수립한 자가 그 배아줄기세포주를 타인에게 제공하려면 보건복지부령으로 정하는 바에 따라 기관위원회의 심의를 거쳐야 한다.

② 제1항에 따라 배아줄기세포주를 제공한 자는 보건복지부령으로 정하는 바에 따라 보건복지부장관에게 배아줄기세포주의 제공현황을 보고하여야 한다.

③ 제1항에 따라 배아줄기세포주를 제공하는 경우에는 무상으로 하여야 한다. 다만, 배아줄기세포주를 제공하는 자는 배아줄기세포주의 보존 및 제공에 든 경비의 경우에는 보건복지부령으로 정하는 바에 따라 이를 제공받는 자에 대하여 경비지급을 요구할 수 있다.

④ 제1항부터 제3항까지의 규정에 따른 배아줄기세포주의 제공 및 보고, 경비의 산출 방법 등에 관하여 필요한 사항은 보건복지부령으로 정한다.

제35조(배아줄기세포주의 이용)

① 제33조제1항에 따라 등록된 배아줄기세포주는 체외에서 다음 각 호의 연구 목적으로만 이용할 수 있다.

1. 질병의 진단 · 예방 또는 치료를 위한 연구
2. 줄기세포의 특성 및 분화에 관한 기초연구
3. 그 밖에 국가위원회의 심의를 거쳐 대통령령으로 정하는 연구

② 제1항에 따라 배아줄기세포주를 이용하려는 자는 해당 연구계획서에 대하여 보건복지부령으로 정하는 바에 따라 기관위원회의 심의를 거쳐 해당 기관의 장의 승인을 받아야 한다. 승인을 받은 연구계획서의 내용 중 대통령령으로 정하는 중요한 사항을 변경하는 경우에도 또한 같다.

③ 제2항에 따라 승인 또는 변경승인을 받은 자는 보건복지부령으로 정하는 바에 따라 그 사실을 보건복지부장관에게 보고하여야 한다.

④ 제2항에 따라 승인을 받은 자는 배아줄기세포주를 제공한 자에게 제공받은 배아줄기세포주의 이용계획서를 작성하여 제출하여야 한다.

⑤ 제2항에 따라 연구를 승인한 기관의 장은 연구를 하는 자가 연구계획에 적합하게 연구를 하도록 감독하여야 한다.

제5장 인체유래물연구 및 인체유래물은행

제1절 인체유래물연구

제36조(인체유래물연구의 심의)

① 인체유래물연구를 하려는 자는 인체유래물연구를 하기 전에 연구계획서에 대하여 기관위원회의 심의를 받아야 한다.

② 제1항에도 불구하고 인체유래물 기증자 및 공공에 미치는 위험이 미미한 경우로서 국가위원회의 심의를 거쳐 보건복지부령으로 정한 기준에 맞는 연구는 기관위원회의 심의를 면제할 수 있다.

제37조(인체유래물연구의 동의)

① 인체유래물연구자는 인체유래물연구를 하기 전에 인체유래물 기증자로부터 다음 각 호의 사항이 포함된 서면동의를 받아야 한다.

1. 인체유래물연구의 목적
2. 개인정보의 보호 및 처리에 관한 사항
3. 인체유래물의 보존 및 폐기 등에 관한 사항
4. 인체유래물과 그로부터 얻은 유전정보(이하 "인체유래물등"이라 한다)의 제공에 관한 사항
5. 동의의 철회, 동의 철회 시 인체유래물등의 처리, 인체유래물 기증자의 권리, 연구 목적의 변경, 그 밖에 보건복지부령으로 정하는 사항

② 인체유래물 기증자가 동의 능력이 없거나 불완전한 경우의 대리인 동의에 관하여는 제16조제2항을 준용한다. 이 경우 "연구대상자"는 "인체유래물 기증자"로 본다. 〈신설 2018. 12. 11.〉

③ 제1항 및 제2항에도 불구하고 인체유래물연구자가 아닌 인체유래물 채취자로부터 인체유래물을 제공받아 연구를 하는 인체유래물연구자의 경우에 그 인체유래물 채취자가 인체유래물 기증자(제2항에 따라 준용되는 제16조제2항에 따른 대리인을 포함한다. 이하 이 조 및 제38조에서 같다)로부터 제1항 각 호의 사항이 포함된 서면동의를 받았을 때에는 제1항에 따른 서면동의를 받은 것으로 본다. 〈개정 2018. 12. 11.〉

④ 인체유래물연구의 서면동의 면제에 관하여는 제16조제3항을 준용한다. 이 경우 "연구대상자"는 "인체유래물 기증자"로 본다. 〈개정 2018. 12. 11.〉

⑤ 인체유래물연구자는 제1항 및 제2항에 따른 서면동의를 받기 전에 인체유래물 기증자에게 제1항 각 호의 사항에 대하여 충분히 설명하여야 한다. 〈개정 2018. 12. 11.〉

⑥ 제1항 및 제2항에 따른 서면동의를 위한 동의서의 서식 등에 관하여 필요한 사항은 보건복지부령으로 정한다. 〈개정 2018. 12. 11.〉

제38조(인체유래물등의 제공)

① 인체유래물연구자는 제37조제1항 및 제2항에 따라 인체유래물 기증자로부터 인체유래물등을 제공하는 것에 대하여 서면동의를 받은 경우에는 기관위원회의 심의를 거쳐 인체유래물등을 인체유래물은행이나 다른 연구자에게 제공할 수 있다. 〈개정 2018. 12. 11.〉

② 인체유래물연구자가 제1항에 따라 인체유래물등을 다른 연구자에게 제공하는 경우에는 익명화하여야 한다. 다만, 인체유래물 기증자가 개인식별정보를 포함하는 것에 동의한 경우에는 그러하지 아니하다.

③ 제1항에 따라 인체유래물등을 제공할 경우 무상으로 하여야 한다. 다만, 인체유래물연구자가 소속된 기관은 인체유래물등의 보존 및 제공에 든 경비의 경우에는 보건복지부령으로 정하는 바에 따라 인체유래물등을 제공받아 연구하는 자에게 경비지급을 요구할 수 있다.

④ 인체유래물연구자는 제1항에 따라 인체유래물등을 제공하거나 제공받았을 때에는 보건복지부령으로 정하는 바에 따라 인체유래물등의 제공에 관한 기록을 작성 · 보관하여야 한다.

⑤ 인체유래물등의 제공 방법 및 절차, 경비의 산출, 그 밖에 필요한 사항은 보건복지부령으로 정한다.

제39조(인체유래물등의 보존 및 폐기)

① 인체유래물연구자는 동의서에 정한 기간이 지난 인체유래물등을 폐기하여야 한다. 다만, 인체유래물등을 보존하는 중에 인체유래물 기증자가 보존기간의 변경이나 폐기를 요청하는 경우에는 요청에 따라야 한다.

② 인체유래물연구자는 제1항에 따른 인체유래물등의 폐기에 관한 사항을 보건복지부령으로 정하는 바에 따라 기록 · 보관하여야 한다.

③ 인체유래물연구자가 부득이한 사정으로 인하여 인체유래물등을 보존할 수 없는 경우에는 기관위원회의 심의를 거쳐 인체유래물등을 처리하거나 이관하여야 한다.

④ 인체유래물등의 보존, 폐기, 처리 또는 이관 등에 필요한 사항은 보건복지부령으로 정한다.

제40조(인체유래물연구자의 준수사항)

인체유래물연구자의 인체유래물 기증자에 대한 안전대책 및 기록의 유지와 정보 공개에 관하여는 제17조 및 제19조를 각각 준용한다. 이 경우 "인간대상연구"는 "인체유래물연구"로, "연구대상자"는 "인체유래물 기증자"로 각각 본다.

제2절 인체유래물은행

제41조(인체유래물은행의 허가 및 신고)

① 인체유래물은행을 개설하려는 자는 대통령령으로 정하는 바에 따라 보건복지부장관의 허가를 받아야 한다. 다만, 국가기관이 직접 인체유래물은행을 개설하고자 하는 경우는 제외한다.

② 제1항에도 불구하고 다른 법령에 따라 중앙행정기관의 장으로부터 연구비 지원의 승인을 받아 인체유래물은행을 개설하려는 경우에는 그 중앙행정기관의 장으로부터 연구비 지원의 승인을 받은 후 보건복지부장관에게 신고하면 제1항에 따른 허가를 받은 것으로 본다. 이 경우 그 중앙행정기관의 장은 미리 보건복지부장관과 협의하여야 한다.

③ 제1항 및 제2항에 따라 개설된 인체유래물은행이 대통령령으로 정하는 중요한 사항을 변경하거나 휴업 또는 폐업하려는 경우에는 보건복지부장관에게 신고하여야 한다.

④ 인체유래물은행의 시설 · 장비 기준 및 허가 · 신고 절차, 그 밖에 필요한 사항은 대통령령으로 정한다.

제42조(인체유래물 채취 시의 동의)

① 인체유래물은행은 인체유래물연구에 쓰일 인체유래물을 직접 채취하거나 채취를 의뢰할 때에는 인체유래물을 채취하기 전에 인체유래물 기증자로부터 다음 각 호의 사항이 포함된 서면동의를 받아야 한다.

1. 인체유래물연구의 목적(인체유래물은행이 인체유래물연구를 직접 수행하는 경우만 해당한다)
2. 개인정보의 보호 및 처리에 관한 사항
3. 인체유래물등이 제공되는 연구자 및 기관의 범위에 관한 사항

4. 인체유래물등의 보존, 관리 및 폐기에 관한 사항

5. 동의의 철회, 동의의 철회 시 인체유래물등의 처리, 인체유래물 기증자의 권리나 그 밖에 보건복지부령으로 정하는 사항

② 인체유래물은행은 제1항에 따른 서면동의를 받기 전에 인체유래물 기증자에게 제1항 각 호의 사항에 대하여 충분히 설명하여야 한다.

③ 제1항에 따른 서면동의를 위한 동의서의 서식 등에 관하여 필요한 사항은 보건복지부령으로 정한다.

제42조의2(잔여검체의 제공 등)

① 제42조에도 불구하고 인체유래물은행은 의료기관(「의료법」에 따라 개설된 의료기관을 말한다. 이하 이 조에서 같다)으로부터 그 의료기관에서 치료 및 진단을 목적으로 사용하고 남은 인체유래물(이하 "잔여검체"라 한다)을 연구목적에 한정하여 제2항부터 제6항까지의 방법 및 절차에 따라 제공받을 수 있다. 이 경우 의료기관은 잔여검체를 제공할 목적으로 치료 및 진단에 필요한 정도를 초과하는 인체유래물을 채취하여서는 아니 된다.

② 잔여검체를 인체유래물은행에 제공하려는 의료기관은 제공 대상이 되는 인체유래물을 채취하기 전에 피채취자에게 다음 각 호의 사항을 서면으로 고지하여야 한다. 이 경우 제1호에 대한 사항은 구두로도 설명하여야 한다.

1. 피채취자가 거부의사를 표시하지 않으면 잔여검체가 인체유래물은행에 제공될 수 있다는 사실

2. 제1호에 따른 거부의사 표시 방법 및 절차

3. 잔여검체의 익명화 방법

4. 잔여검체의 보존, 관리, 폐기 및 이용 등에 관한 사항

5. 그 밖에 보건복지부령으로 정하는 사항

③ 제2항에 따른 고지를 받은 피채취자가 잔여검체의 제공을 거부하려는 경우에는 서명 또는 날인된 서면이나 그 밖에 보건복지부령으로 정하는 방법으로 거부의사를 표시하여야 한다. 이 경우 제2항에 따른 서면의 수령 거부는 전단에 따른 거부의사를 표시한 것으로 본다.

④ 의료기관은 제3항에 따라 피채취자가 거부의사를 표시한 잔여검체를 인체유래물은행에 제공하여서는 아니 된다.

⑤ 의료기관은 제1항에 따라 인체유래물은행에 잔여검체를 제공하기 전에 잔여검체 제공 목적 및 대상, 익명화의 방법 등을 정하여 미리 기관위원회의 승인을 받아야 한다.

⑥ 의료기관은 제1항에 따라 잔여검체를 인체유래물은행에 제공하는 경우에는 익명화하여야 한다.

⑦ 제1항에 따라 의료기관이 잔여검체를 제공할 경우 무상으로 하여야 한다. 다만, 의료기관은 잔여검체의 보존 및 제공에 든 경비의 경우에는 보건복지부령으로 정하는 바에 따라 인체유래물은행에 그 경비지급을 요구할 수 있다.

⑧ 의료기관은 잔여검체를 제공하였을 때에는 보건복지부령으로 정하는 바에 따라 잔여검체의 제공에 관한 기록을 작성 · 보관하여야 한다.

⑨ 인체유래물은행의 잔여검체 제공에 관하여는 제43조를 준용한다. 이 경우 "인체유래물등"은 "잔여검체"로 본다.

⑩ 제2항에 따른 서면고지의 방법 및 절차, 제3항에 따른 거부의사 표시 방법 및 절차, 제5항에 따른 기관위원회의 승인 항목 및 절차 등에 관하여 필요한 사항은 보건복지부령으로 정한다. [본조신설 2019. 4. 23.]

제42조의3(잔여검체의 관리)

① 인체유래물은행의 장 또는 그 종사자는 보존 중인 잔여검체를 정당한 이유 없이 사용, 폐기 또는 손상하여서는 아니 된다.

② 인체유래물은행의 잔여검체 보존 및 폐기에 관하여는 제39조를 준용한다. 이 경우 "인체유래물연구자"는 "인체유래물은행"으로, "인체유래물등"은 "잔여검체"로 본다.

③ 인체유래물은행이 제42조의2제1항에 따라 잔여검체를 제공받은 경우에는 익명화하여야 한다.

④ 인체유래물은행의 장은 보건복지부령으로 정하는 바에 따라 잔여검체의 익명화 방안이 포함된 개인정보 보호 지침을 마련하고, 개인정보 관리 및 보안을 담당하는 책임자를 지정하여야 한다.

[본조신설 2019. 4. 23.]

제43조(인체유래물등의 제공)

① 인체유래물은행의 장은 인체유래물등을 제공받으려는 자로부터 이용계획서를 제출받아 그 내용을 검토하여 제공 여부를 결정하여야 한다.

② 인체유래물은행의 장은 인체유래물등을 타인에게 제공하는 경우에는 익명화하여야 한다. 다만, 인체유래물 기증자가 개인식별정보를 포함하는 것에 동의한 경우에는 그러하지 아니하다.

③ 인체유래물은행의 장은 인체유래물등을 타인에게 제공하는 경우에는 무상으로 하여야 한다. 다만, 인체유래물등의 보존 및 제공에 든 경비를 보건복지부령으로 정하는 바에 따라 인체유래물등을 제공받는 자에게 요구할 수 있다.

④ 기관위원회는 인체유래물등의 제공에 필요한 지침을 마련하고, 지침에 따라 적정하게 제공되고 있는지 정기적으로 심의하여야 한다.

⑤ 인체유래물등 이용계획서의 기재내용 · 제출절차, 제공에 필요한 지침, 기관위원회의 심의, 그 밖에 인체유래물등의 제공 및 관리에 필요한 사항은 보건복지부령으로 정한다.

제44조(인체유래물은행의 준수사항)

① 인체유래물은행의 장 또는 그 종사자는 보존 중인 인체유래물등을 타당한 사유 없이 사용, 폐기, 손상하여서는 아니 된다.

② 인체유래물은행이 제38조제1항 및 제53조제1항에 따라 인체유래물등을 제공받은 경우에는 익명화하여야 한다.

③ 인체유래물은행의 인체유래물등의 보존 및 폐기에 관하여는 제39조를 준용한다.

④ 인체유래물은행의 장은 보건복지부령으로 정하는 바에 따라 인체유래물등의 익명화 방안이 포함된 개인정보 보호 지침을 마련하고, 개인정보 관리 및 보안을 담당하는 책임자를 지정하여야 한다.

제45조(인체유래물은행에 대한 지원))

국가나 지방자치단체는 예산의 범위에서 인체유래물은행의 운영에 필요한 비용을 지원할 수 있다.

제6장 유전자치료 및 검사 등

제46조(유전정보에 의한 차별 금지 등)

① 누구든지 유전정보를 이유로 교육 · 고용 · 승진 · 보험 등 사회활동에서 다른 사람을 차별하여서는 아니 된다.

② 다른 법률에 특별한 규정이 있는 경우를 제외하고는 누구든지 타인에게 유전자검사를 받도록 강요하거나 유전자검사의 결과를 제출하도록 강요하여서는 아니 된다.

③ 의료기관은 「의료법」 제21조제3항에 따라 환자 외의 자에게 제공하는 의무기록 및 진료기록 등에 유전정보를 포함시켜서는 아니 된다. 다만, 해당 환자와 동일한 질병의 진단 및 치료를 목적으로 다른 의료기관의 요청이 있고 개인정보 보호에 관한 조치를 한 경우에는 그러하지 아니하다. 〈개정 2016. 12. 20.〉

제47조(유전자치료)

① 인체 내에서 유전적 변이를 일으키는 일련의 행위에 해당하는 유전자 치료에 관한 연구는 다음 각 호의 모두에 해당하는 경우에만 할 수 있다. 〈개정 2015. 12. 29.〉

1. 유전질환, 암, 후천성면역결핍증, 그 밖에 생명을 위협하거나 심각한 장애를 불러일으키는 질병의 치료를 위한 연구
2. 현재 이용 가능한 치료법이 없거나 유전자치료의 효과가 다른 치료법과 비교하여 현저히 우수할 것으로 예측되는 치료를 위한 연구

② 유전물질 또는 유전물질이 도입된 세포를 인체로 전달하는 일련의 행위에 해당하는 유전자치료에 관한 연구는 제1항제1호 또는 제2호 중 어느 하나에 해당하는 경우에만 할 수 있다. 〈신설 2015. 12. 29.〉

③ 유전자치료는 배아, 난자, 정자 및 태아에 대하여 시행하여서는 아니 된다. 〈개정 2015. 12. 29.〉

제48조(유전자치료기관)

① 유전자치료를 하고자 하는 의료기관은 보건복지부장관에게 신고하여야 한다. 대통령령으로 정하는 중요한 사항을 변경하는 경우에도 또한 같다.

② 제1항에 따라 보건복지부장관에게 신고한 의료기관(이하 "유전자치료기관"이라 한다)은 유전자치료를 하고자 하는 환자에 대하여 다음 각 호의 사항에 관하여 미리 설명한 후 서면동의를 받아야 한다.

1. 치료의 목적
2. 예측되는 치료 결과 및 그 부작용
3. 그 밖에 보건복지부령으로 정하는 사항

③ 유전자치료기관의 신고 요건 및 절차, 동의서의 서식, 그 밖에 필요한 사항은 보건복지부령으로 정한다.

제49조(유전자검사기관)

① 유전자검사를 하려는 자는 유전자검사항목에 따라 보건복지부령으로 정하는 시설 및 인력 등을 갖추고 보건복지부장관에게 신고하여야 한다. 다만, 국가기관이 유전자검사를 하는 경우에는 그러하지 아니하다.

② 제1항에 따라 신고한 사항 중 대통령령으로 정하는 중요한 사항을 변경하는 경우에도 신고하여야 한다.

③ 보건복지부장관은 제1항에 따라 신고한 유전자검사기관(이하 "유전자검사기관"이라 한다)으로 하여금 보건복지부령으로 정하는 바에 따라 유전자검사의 정확도 평가를 받게 할 수 있고, 그 결과를 공개할 수 있다.

④ 유전자검사기관은 유전자검사의 업무를 휴업하거나 폐업하려는 경우에는 보건복지부령으로 정하는 바에 따라 보건복지부장관에게 신고하여야 한다.

⑤ 보건복지부장관은 유전자검사기관이 「부가가치세법」 제8조에 따라 관할 세무서장에게 폐업신고를 하거나 관할 세무서장이 사업자등록을 말소한 경우에는 신고 사항을 직권으로 말소할 수 있다. 〈개정 2017. 12. 12.〉

⑥ 보건복지부장관은 제5항의 직권말소를 위하여 필요한 경우 관할 세무서장에게 유전자검사기관의 폐업여부에 대한 정보 제공을 요청할 수 있다. 이 경우 요청을 받은 관할 세무서장은 「전자정부법」 제36조제1항에 따라 유전자검사기관의 폐업여부에 대한 정보를 제공하여야 한다. 〈신설 2017. 12. 12.〉

제50조(유전자검사의 제한 등)

① 유전자검사기관은 과학적 증명이 불확실하여 검사대상자를 오도(誤導)할 우려가 있는 신체 외관이나 성격에 관한 유전자검사 또는 그 밖에 국가위원회의 심의를 거쳐 대통령령으로 정하는 유전자검사를 하여서는 아니 된다.

② 유전자검사기관은 근이영양증이나 그 밖에 대통령령으로 정하는 유전질환을 진단하기 위한 목적으로만 배아 또는 태아를 대상으로 유전자검사를 할 수 있다.

③ 의료기관이 아닌 유전자검사기관에서는 다음 각 호를 제외한 경우에는 질병의 예방, 진단 및 치료와 관련한 유전자검사를 할 수 없다. 〈개정 2015. 12. 29.〉

1. 의료기관의 의뢰를 받은 경우
2. 질병의 예방과 관련된 유전자검사로 보건복지부장관이 필요하다고 인정하는 경우

④ 유전자검사기관은 유전자검사에 관하여 거짓표시 또는 과대광고를 하여서는 아니 된다. 이 경우 거짓표시 또는 과대광고의 판정 기준 및 절차, 그 밖에 필요한 사항은 보건복지부령으로 정한다.

제51조(유전자검사의 동의)

① 유전자검사기관이 유전자검사에 쓰일 검사대상물을 직접 채취하거나 채취를 의뢰할 때에는 검사대상물을 채취하기 전에 검사대상자로부터 다음 각 호의 사항에 대하여 서면동의를 받아야 한다. 다만, 장애인의 경우는 그 특성에 맞게 동의를 구하여야 한다.

1. 유전자검사의 목적
2. 검사대상물의 관리에 관한 사항
3. 동의의 철회, 검사대상자의 권리 및 정보보호, 그 밖에 보건복지부령으로 정하는 사항

② 유전자검사기관이 검사대상물을 인체유래물연구자나 인체유래물은행에 제공하기 위하여는 검사대상자로부터 다음 각 호의 사항이 포함된 서면동의를 제1항에 따른 동의와 별도로 받아야 한다.

1. 개인정보의 보호 및 처리에 대한 사항
2. 검사대상물의 보존, 관리 및 폐기에 관한 사항
3. 검사대상물의 제공에 관한 사항

4. 동의의 철회, 동의 철회 시 검사대상물의 처리, 검사대상자의 권리, 그 밖에 보건복지부령으로 정하는 사항

③ 유전자검사기관 외의 자가 검사대상물을 채취하여 유전자검사기관에 유전자검사를 의뢰하는 경우에는 제1항에 따라 검사대상자로부터 서면동의를 받아 첨부하여야 하며, 보건복지부령으로 정하는 바에 따라 개인정보를 보호하기 위한 조치를 하여야 한다.

④ 검사대상자가 동의 능력이 없거나 불완전한 경우의 대리인 동의에 관하여는 제16조제2항을 준용한다. 이 경우 "연구대상자"는 "검사대상자"로, "연구"는 "검사"로 각각 본다.

⑤ 다음 각 호의 어느 하나에 해당하는 경우에는 동의 없이 유전자검사를 할 수 있다.

1. 시체 또는 의식불명인 사람이 누구인지 식별하여야 할 긴급한 필요가 있거나 특별한 사유가 있는 경우
2. 다른 법률에 규정이 있는 경우

⑥ 제1항부터 제4항까지의 규정에 따라 서면동의를 받고자 하는 자는 미리 검사대상자 또는 법정대리인에게 유전자검사의 목적과 방법, 예측되는 유전자검사의 결과와 의미 등에 대하여 충분히 설명하여야 한다.

⑦ 유전자검사의 동의 방식, 동의 면제 사항, 그 밖에 필요한 사항은 보건복지부령으로 정한다.

제52조(기록 보관 및 정보의 공개)

① 유전자검사기관은 다음 각 호의 서류를 보건복지부령으로 정하는 바에 따라 기록 · 보관하여야 한다.

1. 제51조에 따른 동의서
2. 유전자검사 결과
3. 제53조제2항에 따른 검사대상물의 제공에 관한 기록

② 유전자검사기관은 검사대상자나 그의 법정대리인이 제1항에 따른 기록의 열람 또는 사본의 발급을 요청하는 경우에는 그 요청에 따라야 한다.

③ 제2항에 따른 기록의 열람 또는 사본의 발급에 관한 신청 절차 및 서식 등에 관하여 필요한 사항은 보건복지부령으로 정한다.

第53條(검사대상물의 제공과 폐기 등)

① 유전자검사기관은 제51조제2항에 따라 검사대상자로부터 검사대상물의 제공에 대한 서면동의를 받은 경우에는 인체유래물연구자나 인체유래물은행에 검사대상물을 제공할 수 있다.

② 제1항에 따른 검사대상물의 제공에 관하여는 제38조제2항부터 제5항까지의 규정을 준용한다. 이 경우 "인체유래물등"은 "검사대상물"로, "인체유래물 기증자"는 "검사대상자"로 각각 본다.

③ 유전자검사기관은 제1항에 따라 검사대상물을 제공하는 경우 외에는 검사대상물을 유전자검사 결과 획득 후 즉시 폐기하여야 한다.

④ 유전자검사기관은 검사대상물의 폐기에 관한 사항을 기록 · 보관하여야 한다.

⑤ 유전자검사기관은 휴업 또는 폐업이나 그 밖에 부득이한 사정으로 인하여 검사대상물을 보존할 수 없는 경우에는 보건복지부령으로 정하는 바에 따라 검사대상물을 처리하거나 이관하여야 한다.

⑥ 검사대상물의 폐기, 폐기에 관한 기록 · 보관 및 검사대상물의 처리 또는 이관에 필요한 사항은 보건복지부령으로 정한다.

제7장 감독

第54條(보고와 조사)

① 보건복지부장관은 생명윤리 및 안전의 확보와 관련하여 필요하다고 인정할 때에는 제10조제1항 각 호의 기관과 유전자검사기관(이하 "감독대상기관"이라 한다) 및 그 종사자에 대하여 보건복지부령으로 정하는 바에 따라 이 법의 시행에 필요한 보고 또는 자료의 제출을 명할 수 있고, 생명윤리 또는 안전에 중대한 위해가 발생하거나 발생할 우려가 있을 때에는 그 연구 및 연구 성과 이용의 중단을 명하거나 그 밖에 필요한 조치를 할 수 있다.

② 보건복지부장관은 이 법에서 정하고 있는 사항의 이행 또는 위반 여부의 확인을 위하여 필요하다고 인정할 때에는 관계 공무원으로 하여금 감독대상기관 또는 그 사무소 등에 출입하여 그 시설 또는 장비, 관계 장부나 서류, 그 밖의 물건을 검사하게 하거나 관계인에게 질문하게 할 수 있으며, 시험에 필요한 시료(試料)를 최소분량으로 수거하게 할 수 있다. 이 경우 관계 공무원은 그 권한을 표시하는 증표를 지니고 이를 관계인에게 보여주어야 한다.

③ 감독대상기관 또는 그 종사자는 제1항 및 제2항에 따른 명령 · 검사 · 질문 등에 대하여 타당한 사유가 없으면 응하여야 한다.

제55조(폐기 및 개선 명령)

① 보건복지부장관은 감독대상기관 또는 그 종사자와 제33조부터 제35조까지의 규정에 따라 배아줄기세포주를 등록 · 제공 또는 이용한 자에게 다음 각 호의 대상물을 폐기할 것을 명할 수 있다. 이 경우 폐기의 절차 및 방법에 관하여는 제25조제5항, 제39조제4항, 제53조제6항을 각각 준용한다.

1. 제22조제1항부터 제3항까지, 제23조, 제24조제1항, 제25조제3항(제32조제2항에서 준용하는 경우를 포함한다), 제26조제1항, 제27조제1항부터 제3항까지, 제29조제1항 · 제2항, 제30조제1항부터 제3항까지, 제31조제1항 · 제3항 · 제4항, 제33조제1항, 제34조제1항 · 제3항, 제35조제2항을 위반하여 채취 · 생성 · 보존 · 연구 또는 제공된 배아 · 체세포복제배아등 · 배아줄기세포주 또는 난자
2. 제39조제1항, 제41조제1항, 제43조제2항, 제49조제1항, 제50조제1항부터 제3항까지, 제51조제1항 · 제2항 · 제4항, 제53조제1항부터 제3항까지의 규정을 위반하여 채취 · 보존 또는 제공된 검사대상물 및 인체유래물

② 보건복지부장관은 감독대상기관의 시설 · 인력 등이 제22조제2항, 제29조제2항, 제31조제3항 또는 제41조제4항에서 정하는 기준 등에 맞지 아니하여 연구 · 채취 · 보존 또는 배아의 생성 등을 하는 경우에 생명윤리나 안전에 중대한 위해가 발생하거나 발생할 우려가 있다고 인정할 때에는 감독대상기관에 대하여 그 시설의 개선을 명하거나 그 시설의 전부 또는 일부의 사용을 금지할 것을 명할 수 있다.

제56조(등록 등의 취소와 업무의 정지)

① 보건복지부장관은 감독대상기관이 다음 각 호의 어느 하나에 해당할 때에는 그 지정 · 등록 또는 허가를 취소하거나 1년 이내의 기간을 정하여 그 업무의 전부 또는 일부의 정지를 명할 수 있다. 〈개정 2019. 4. 23.〉

1. 제10조제1항(같은 항 제1호 및 제2호에 해당하는 기관의 경우는 제외한다), 제20조, 제21조, 제22조제1항부터 제3항까지, 제23조, 제24조제1항 · 제2항, 제25조제3항 · 제4항(제32조

제2항에서 준용하는 경우를 포함한다), 제26조제1항 · 제3항, 제27조제1항부터 제3항까지, 제28조(제32조제3항에서 준용하는 경우를 포함한다), 제29조제2항, 제30조제1항, 제31조제1항, 제32조제1항, 제42조의3제1항, 제43조제2항, 제44조제1항, 제48조제1항 후단, 제48조제2항, 제50조, 제51조제1항부터 제4항까지, 제52조제1항 · 제2항 및 제53조제2항부터 제5항까지의 규정을 위반하였을 때

2. 제54조제1항 및 제55조에 따른 명령을 이행하지 아니하였을 때

3. 제54조제2항에 따른 검사 · 질문 · 수거에 응하지 아니하였을 때

② 제1항에 따른 행정처분의 세부 기준은 그 위반행위의 유형과 위반 정도 등을 고려하여 보건복지부령으로 정한다.

제57조(청문)

보건복지부장관은 제56조에 따라 기관의 지정 · 등록 또는 허가를 취소하려는 경우에는 청문을 하여야 한다.

제58조(과징금)

① 보건복지부장관은 감독대상기관이 다음 각 호의 어느 하나에 해당하여 업무정지처분을 하여야 할 경우로서 그 업무정지가 해당 사업의 이용자에게 심한 불편을 주거나 그 밖에 공익을 해칠 우려가 있을 때에는 대통령령으로 정하는 바에 따라 그 업무정지처분을 갈음하여 2억원 이하의 과징금을 부과할 수 있다.

1. 제22조제1항부터 제3항까지, 제24조제1항 · 제2항, 제25조제3항 · 제4항(제32조제2항에서 준용하는 경우를 포함한다) 및 제27조제1항부터 제3항까지의 규정을 위반하였을 때
2. 제28조(제32조제3항에서 준용하는 경우를 포함한다) 및 제32조제1항에 따른 준수사항을 위반하였을 때
3. 제54조제1항 및 제55조에 따른 명령을 이행하지 아니하였을 때
4. 제54조제2항에 따른 검사 · 질문 · 수거에 응하지 아니하였을 때

② 제1항에 따라 과징금을 부과하는 위반행위의 종류와 위반 정도 등에 따른 과징금의 금액이나 그 밖에 필요한 사항은 보건복지부령으로 정한다.

③ 보건복지부장관은 제1항에 따른 과징금을 내야 할 자가 납부기한까지 내지 아니하였을 때에는 국세 체납처분의 예에 따라 징수한다.

제59조(수수료)

보건복지부장관은 이 법의 규정에 따라 지정 · 허가 · 등록 · 승인을 받으려 하거나 신고를 하는 자 또는 그 내용을 변경하려는 자로 하여금 보건복지부령으로 정하는 바에 따라 수수료를 내게 할 수 있다.

제8장 보칙

제60조(국고 보조)

보건복지부장관은 이 법에 따른 생명윤리 및 안전의 확보에 이바지할 수 있는 연구사업 및 교육을 육성 · 지원하기 위하여 대통령령으로 정하는 바에 따라 해당 단체 · 기관 또는 종사자에게 필요한 비용의 전부 또는 일부를 지원할 수 있다.

제61조(위임 및 위탁 등)

① 보건복지부장관은 이 법에 따른 권한의 일부를 대통령령으로 정하는 바에 따라 소속 기관의 장에게 위임할 수 있다.

② 보건복지부장관은 대통령령으로 정하는 바에 따라 다음 각 호의 어느 하나에 해당하는 업무의 일부를 관계 전문기관 또는 단체에 위탁할 수 있다.

1. 제13조제1항제2호에 따른 기관위원회 위원의 교육에 관한 업무
2. 제14조에 따른 기관위원회의 평가 · 인증에 관한 업무
3. 제49조제3항에 따른 유전자검사의 정확도 평가에 관한 업무

③ 보건복지부장관은 제2항에 따라 관계 전문기관 또는 단체에 업무를 위탁한 경우에는 필요한 예산을 보조할 수 있다.

④ 제2항에 따른 관계 전문기관 또는 단체에 대한 예산 보조, 보조금 환수(還收), 지원 금지 등에 필요한 사항은 대통령령으로 정한다.

제62조(벌칙 적용 시의 공무원 의제)

보건복지부장관이 제61조에 따라 위탁한 업무에 종사하는 기관, 단체의 임직원은 「형법」 제129조부터 제132조까지의 규정을 적용할 때에는 공무원으로 본다.

제63조(비밀 누설 등의 금지)

감독대상기관 또는 그 종사자나 업무에 종사하였던 사람은 직무상 알게 된 개인정보 등의 비밀을 누설하거나 도용하여서는 아니 된다.

제9장 벌칙

제64조(벌칙)

① 제20조제1항을 위반하여 체세포복제배아등을 자궁에 착상시키거나 착상된 상태를 유지하거나 출산한 사람은 10년 이하의 징역에 처한다.

② 제1항의 경우 미수범도 처벌한다.

제65조(벌칙)

① 제21조제1항을 위반하여 인간의 배아를 동물의 자궁에 착상시키거나 동물의 배아를 인간의 자궁에 착상시킨 사람 또는 같은 조 제3항을 위반하여 같은 조 제2항 각 호의 어느 하나에 해당하는 행위로부터 생성된 것을 인간 또는 동물의 자궁에 착상시킨 사람은 5년 이하의 징역에 처한다.

② 제1항의 경우 미수범도 처벌한다.

제66조(벌칙)

① 다음 각 호의 어느 하나에 해당하는 사람은 3년 이하의 징역에 처한다.

1. 제20조제2항을 위반하여 체세포복제배아등을 자궁에 착상시키거나 착상된 상태를 유지 또는 출산하도록 유인하거나 알선한 사람
2. 제21조제2항 각 호의 어느 하나에 해당하는 행위를 한 사람

3. 제23조제1항을 위반하여 임신 외의 목적으로 배아를 생성한 사람

4. 제23조제3항을 위반하여 금전, 재산상의 이익 또는 그 밖의 반대급부를 조건으로 배아나 난자 또는 정자를 제공 또는 이용하거나 이를 유인하거나 알선한 사람

5. 제31조제1항을 위반하여 희귀·난치병의 치료를 위한 연구 목적 외의 용도로 체세포핵이식행위 또는 단성생식행위를 한 사람

6. 제63조를 위반하여 비밀을 누설하거나 도용한 사람

② 제29조제1항을 위반하여 잔여배아를 이용한 자는 3년 이하의 징역 또는 5천만원 이하의 벌금에 처한다.

③ 제1항제1호 및 제2호의 경우 미수범도 처벌한다.

제67조(벌칙)

① 다음 각 호의 어느 하나에 해당하는 자는 2년 이하의 징역 또는 3천만원 이하의 벌금에 처한다. 〈개정 2015. 12. 29.〉

1. 배아를 생성할 때 제23조제2항 각 호의 어느 하나에 해당하는 행위를 한 자

2. 제24조제1항을 위반하여 서면동의 없이 난자 또는 정자를 채취한 자

3. 제27조제1항을 위반하여 난자 기증자에 대하여 건강검진을 하지 아니한 자 또는 같은 조 제2항이나 제3항을 위반하여 난자를 채취한 자

4. 제46조제1항부터 제3항까지의 규정을 위반하여 유전정보를 이유로 다른 사람을 차별한 자, 유전자검사를 받도록 강요하거나 유전자검사 결과를 제출하도록 강요한 자 또는 환자 외의 자에게 제공하는 기록 등에 유전정보를 포함시킨 자

5. 제47조제1항부터 제3항까지를 위반하여 유전자치료에 관한 연구를 하거나 유전자치료를 시행한 자

6. 제50조제1항부터 제3항까지의 규정을 위반하여 유전자검사를 한 자

7. 제55조에 따른 폐기명령 또는 개선명령을 이행하지 아니한 자

② 제22조제6항을 위반하여 배아, 생식세포를 이관하지 아니한 자는 2년 이하의 징역 또는 1천만원 이하의 벌금에 처한다.

제68조(벌칙)

다음 각 호의 어느 하나에 해당하는 자는 1년 이하의 징역 또는 2천만원 이하의 벌금에 처한다. 〈개정 2019. 4. 23.〉

1. 제22조제1항부터 제3항까지의 규정을 위반하여 배아생성의료기관으로 지정받지 아니하고 인간의 난자 또는 정자를 채취 · 보존하거나 이를 수정시켜 배아를 생성한 자
2. 제25조제3항(제32조제2항에서 준용하는 경우를 포함한다)을 위반하여 배아를 폐기하지 아니한 자
3. 제26조제1항을 위반하여 유상(有償)으로 잔여배아 및 잔여난자를 제공한 자
4. 제26조제3항을 위반하여 보건복지부장관에게 보고하지 아니한 자
5. 제29조제2항을 위반하여 배아연구기관으로 등록하지 아니하고 잔여배아를 연구한 자
6. 제30조제1항을 위반하여(제31조제5항에서 준용하는 경우를 포함한다) 배아연구계획서의 승인을 받지 아니하고 배아연구를 한 자
7. 제31조제3항을 위반하여 보건복지부장관에게 등록하지 아니하고 체세포복제배아등을 생성하거나 연구한 자
8. 제41조제1항을 위반하여 허가를 받지 아니하고 인체유래물은행을 개설한 자
9. 제42조제1항을 위반하여 서면동의 없이 인체유래물을 직접 채취하거나 채취를 의뢰한 자

9의2. 제42조의2제2항에 따른 서면고지 없이 잔여검체를 인체유래물은행에 제공한 자

9의3. 제42조의2제4항을 위반하여 거부의사를 표시한 피채취자의 잔여검체를 인체유래물은행에 제공한 자

10. 제50조제4항을 위반하여 유전자검사에 관하여 거짓표시 또는 과대광고를 한 자
11. 제51조제1항 · 제2항 · 제4항을 위반하여 유전자검사에 관한 서면동의를 받지 아니하고 검사대상물을 채취한 자 또는 같은 조 제3항을 위반하여 서면동의서를 첨부하지 아니하거나 개인정보를 보호하기 위한 조치를 하지 아니하고 유전자검사를 의뢰한 자

제69조(양벌규정)

① 법인의 대표자나 법인 또는 개인의 대리인, 사용인, 그 밖의 종업원이 그 법인 또는 개인의 업무

에 관하여 제64조부터 제66조까지의 어느 하나에 해당하는 위반행위를 하면 그 행위자를 벌하는 외에 그 법인 또는 개인을 5천만원 이하의 벌금에 처한다. 다만, 법인 또는 개인이 그 위반행위를 방지하기 위하여 해당 업무에 관하여 상당한 주의와 감독을 게을리하지 아니한 경우에는 그러하지 아니하다.

② 법인의 대표자나 법인 또는 개인의 대리인, 사용인, 그 밖의 종업원이 그 법인 또는 개인의 업무에 관하여 제67조 또는 제68조의 위반행위를 하면 그 행위자를 벌하는 외에 그 법인 또는 개인에게도 해당 조문의 벌금형을 과(科)한다. 다만, 법인 또는 개인이 그 위반행위를 방지하기 위하여 해당 업무에 관하여 상당한 주의와 감독을 게을리하지 아니한 경우에는 그러하지 아니하다.

제70조(과태료)

① 다음 각 호의 어느 하나에 해당하는 자에게는 500만원 이하의 과태료를 부과한다. 〈개정 2019. 4. 23.〉

1. 제10조제1항을 위반하여 기관위원회를 설치하지 아니한 자
2. 제33조제1항을 위반하여 등록하지 아니하고 해당 배아줄기세포주를 제공하거나 이용한 자
3. 제35조제1항을 위반하여 배아줄기세포주를 이용한 자
4. 제38조제2항을 위반하여 인체유래물등을 익명화하지 아니하고 다른 연구자에게 제공한 자
5. 제39조제1항 본문 또는 제3항(제42조의3제2항 및 제44조제3항에서 준용하는 경우를 포함한다)에 따라 인체유래물을 폐기, 처리하거나 이관하지 아니한 자
6. 제41조제2항에 따른 신고를 하지 아니한 자

6의2. 제42조의2제6항을 위반하여 잔여검체를 익명화하지 아니하고 인체유래물은행에 제공한 자

6의3. 제42조의2제9항을 위반하여 잔여검체를 익명화하지 아니하고 타인에게 제공한 자

6의4. 제42조의3제4항을 위반하여 잔여검체의 익명화 방안이 포함된 개인정보 보호 지침을 마련하지 아니하거나 개인정보 관리 및 보안을 담당하는 책임자를 두지 아니한 자

7. 제44조제4항을 위반하여 인체유래물등의 익명화 방안이 포함된 개인정보 보호 지침을 마련하지 아니하거나 개인정보 관리 및 보안을 담당하는 책임자를 두지 아니한 자
8. 제48조제1항을 위반하여 신고하지 아니하고 유전자치료를 한 자

9. 제49조제1항 본문에 따른 신고를 하지 아니한 자

10. 제54조제3항을 위반하여 보건복지부장관의 명령 · 검사 · 질문 등에 대하여 타당한 사유 없이 응하지 아니한 감독대상기관 또는 그 종사자

② 다음 각 호의 어느 하나에 해당하는 자에게는 300만원 이하의 과태료를 부과한다.

1. 제22조제4항 또는 제5항, 제29조제3항을 위반하여 보건복지부장관에게 신고하지 아니한 자

2. 제22조제6항을 위반하여 관련 서류를 이관하지 아니한 자

③ 다음 각 호의 어느 하나에 해당하는 자에게는 200만원 이하의 과태료를 부과한다. 〈개정 2019. 4. 23.〉

1. 제10조제4항을 위반하여 보건복지부장관에게 등록하지 아니한 자

2. 제11조제4항을 위반하여 보건복지부장관에게 보고하지 아니한 자

3. 제34조제3항을 위반하여 유상으로 배아줄기세포주를 제공한 자

4. 제38조제3항을 위반하여 유상으로 인체유래물등을 제공한 자

5. 제41조제3항에 따른 신고를 하지 아니한 자

5의2. 제42조의2제7항을 위반하여 유상으로 잔여검체를 제공한 자

6. 제49조제2항 또는 제4항에 따른 신고를 하지 아니한 자

④ 제1항부터 제3항까지에 따른 과태료는 대통령령으로 정하는 바에 따라 보건복지부장관이 부과 · 징수한다.

부칙〈제11250호, 2012. 2. 1.〉

제1조(시행일)

이 법은 공포 후 1년이 경과한 날부터 시행한다.

제2조(인체유래물연구의 동의에 관한 경과조치)

이 법 시행 전에 유전자연구 외의 인체유래물연구에서 이미 사용되고 있는 인체유래물에 대하여는 제37조제1항에 따른 서면동의 없이 계속 연구에 사용할 수 있다. 다만, 이를 타인에게 제공할 경우에는 그러하지 아니하다.

제3조(인체유래물은행의 허가에 관한 경과조치)

이 법 시행 전에 종전의 규정에 따라 허가를 받은 유전자은행은 이 법에 따라 허가를 받은 인체유래물은행으로 본다.

제4조(행정처분에 관한 경과조치)

이 법 시행 전의 위반행위에 대한 행정처분(과징금 부과처분을 포함한다)에 관하여는 종전의 규정에 따른다.

제5조(과태료에 관한 경과조치)

이 법 시행 전의 행위에 대하여 과태료를 적용할 때에는 종전의 규정에 따른다.

제6조(다른 법률의 개정)

① 6 · 25 전사자유해의 발굴 등에 관한 법률 일부를 다음과 같이 개정한다.

제11조제2항 중 "「생명윤리 및 안전에 관한 법률」 제29조"를 "「생명윤리 및 안전에 관한 법률」 제52조"로 한다.

② 첨단의료복합단지 지정 및 지원에 관한 특별법 일부를 다음과 같이 개정한다.

제25조제3항 중 "「생명윤리 및 안전에 관한 법률」 제9조"를 "「생명윤리 및 안전에 관한 법률」 제10조"로, "기관생명윤리심의위원회"를 "기관생명윤리위원회"로 하고, 같은 조 제4항 중 "기관생명윤리심의위원회"를 "기관생명윤리위원회"로 한다.

제7조(다른 법령과의 관계)

이 법 시행 당시 다른 법령에서 종전의 「생명윤리 및 안전에 관한 법률」의 규정을 인용하고 있는 경우에 이 법 중 그에 해당하는 규정이 있으면 종전의 규정을 갈음하여 이 법의 해당 규정을 인용한 것으로 본다.

부칙〈제11690호, 2013. 3. 23.〉 (정부조직법)

제1조(시행일)

① 이 법은 공포한 날부터 시행한다.

② 생략

제2조부터 제5조까지 생략

제6조(다른 법률의 개정)

①부터 〈468〉까지 생략

〈469〉 생명윤리 및 안전에 관한 법률 일부를 다음과 같이 개정한다.

제8조제1항 중 "15명 이상 19명"을 "16명 이상 20명"으로 한다.

제8조제3항제1호 중 "교육과학기술부장관, 법무부장관, 지식경제부장관"을 "미래창조과학부장관, 교육부장관, 법무부장관, 산업통상자원부장관"으로 한다.

제8조제5항 중 "교육과학기술부장관"을 "미래창조과학부장관"으로 한다.

〈470〉부터 〈710〉까지 생략

제7조 생략

부칙〈제12447호, 2014. 3. 18.〉

이 법은 공포 후 3개월이 경과한 날부터 시행한다.

부칙〈제12844호, 2014. 11. 19.〉 (정부조직법)

제1조(시행일)

이 법은 공포한 날부터 시행한다. 다만, 부칙 제6조에 따라 개정되는 법률 중 이 법 시행 전에 공포되었으나 시행일이 도래하지 아니한 법률을 개정한 부분은 각각 해당 법률의 시행일부터 시행한다.

제6조(다른 법률의 개정)

①부터 〈193〉 생략

〈194〉 생명윤리 및 안전에 관한 법률 일부를 다음과 같이 개정한다.

제8조제3항제1호 중 "미래창조과학부장관, 교육부장관"을 "교육부장관, 미래창조과학부장관"으로 한다.

〈195〉부터 〈258〉까지 생략

제7조 생략

부칙〈제13651호, 2015. 12. 29.〉

이 법은 공포한 날부터 시행한다. 다만, 제28조제2항 및 제50조제3항제2호의 개정규정은 공포 후 6개월이 경과한 날부터 시행한다.

부칙〈제14438호, 2016. 12. 20.〉(의료법)

제1조(시행일)

이 법은 공포한 날부터 시행한다. 〈단서 생략〉

제2조부터 제4조까지 생략

제5조(다른 법률의 개정)

① 생략

② 생명윤리 및 안전에 관한 법률 일부를 다음과 같이 개정한다. 제46조제3항 본문 중 "「의료법」 제21조제2항"을 "「의료법」 제21조제3항"으로 한다.

부칙〈제14839호, 2017. 7. 26.〉(정부조직법)

제1조(시행일)

① 이 법은 공포한 날부터 시행한다. 다만, 부칙 제5조에 따라 개정되는 법률 중 이 법 시행 전에 공포되었으나 시행일이 도래하지 아니한 법률을 개정한 부분은 각각 해당 법률의 시행일부터 시행한다

제2조부터 제4조까지 생략

제5조(다른 법률의 개정)

① 부터 〈379〉까지 생략

〈380〉 생명윤리 및 안전에 관한 법률 일부를 다음과 같이 개정한다.

제8조제3항제1호 및 같은 조 제5항 중 "미래창조과학부장관"을 각각 "과학기술정보통신부장관"으로 한다.

〈381〉 및 〈382〉 생략

제6조 생략

부칙〈제15188호, 2017. 12. 12.〉

이 법은 공포한 날부터 시행한다.

부칙〈제15888호, 2018. 12. 11.〉

이 법은 공포 후 3개월이 경과한 날부터 시행한다.

부칙〈법률 제16372호, 2019. 4. 23.〉

이 법은 공포 후 6개월이 경과한 날부터 시행한다.

생명윤리 및 안전에 관한 법률 시행령
(약칭: 생명윤리법 시행령)

[시행 2019. 10. 24.] [대통령령 제30141호, 2019. 10. 22., 일부개정]

보건복지부(생명윤리정책과 - 총괄, 유전자, 배아) 044-202-2947
보건복지부(생명윤리정책과 - 인체유래물) 044-202-2944

제1장 총칙

제1조(목적)

이 영은 「생명윤리 및 안전에 관한 법률」에서 위임된 사항과 그 시행에 필요한 사항을 규정함을 목적으로 한다.

제2조(국가생명윤리심의위원회의 회의)

① 「생명윤리 및 안전에 관한 법률」(이하 "법"이라 한다) 제7조제1항에 따른 국가생명윤리심의위원회(이하 "국가위원회"라 한다)의 위원장은 다음 각 호의 어느 하나에 해당하는 때에 국가위원회의 회의를 소집한다.

1. 대통령이 소집을 요구할 때
2. 국가위원회의 재적위원 3분의 1 이상이 소집을 요구할 때
3. 그 밖에 국가위원회의 위원장이 필요하다고 인정할 때

② 국가위원회의 위원장이 회의를 소집하려면 회의의 일시 · 장소 및 안건 등을 회의 개최일 7일 전까지 국가위원회의 위원들에게 알려야 한다. 다만, 급박한 심의사항이 있는 등 부득이한 사유가 있는 경우에는 회의 개최 전날까지 국가위원회의 위원들에게 알릴 수 있다.

③ 국가위원회의 회의는 재적위원 과반수의 출석과 출석위원 과반수의 찬성으로 의결한다.

④ 국가위원회의 위원장은 심의를 위하여 필요하다고 판단한 경우에는 제3조에 따른 전문위원회의 위원장 또는 전문위원회의 위원의 출석을 요구할 수 있다.

제2조의2(국가위원회 위원의 해촉)

대통령은 법 제8조제3항제2호 및 제3호에 따른 위원이 다음 각 호의 어느 하나에 해당하는 경우에는 해당 위원을 해촉(解囑)할 수 있다.

1. 심신장애로 인하여 직무를 수행할 수 없게 된 경우
2. 직무와 관련된 비위사실이 있는 경우
3. 직무태만, 품위손상이나 그 밖의 사유로 인하여 위원으로 적합하지 아니하다고 인정되는 경우
4. 위원 스스로 직무를 수행하는 것이 곤란하다고 의사를 밝히는 경우

[본조신설 2015. 12. 10.]

제3조(전문위원회의 설치 및 기능)

① 법 제9조제1항에 따라 국가위원회에 분야별로 다음 각 호의 전문위원회를 둔다.

1. 생명윤리 · 안전정책전문위원회: 인간대상연구, 생명윤리 및 안전에 관한 정책 및 다른 전문위원회의 심의사항에 속하지 않은 사항의 심의
2. 배아전문위원회: 배아의 생성과 관리 및 잔여배아 · 잔여난자 · 체세포복제배아등(법 제20조제1항에 따른 체세포복제배아등을 말한다)의 이용 · 연구 또는 배아줄기세포주의 이용 등에 관한 사항의 심의
3. 인체유래물전문위원회: 인체유래물연구의 심의 · 심의의 면제 및 인체유래물은행에 관한 사항의 심의
4. 유전자전문위원회: 유전자검사 및 유전자치료 등에 관한 사항의 심의
5. 연구대상자보호전문위원회: 연구대상자 보호, 법 제10조제1항에 따른 기관생명윤리위원회(이하 "기관위원회"라 한다) 및 법 제12조에 따른 공용기관생명윤리위원회의 업무에 관한 사항의 심의
6. 특별전문위원회: 국가위원회의 위원장이 국가위원회의 의결을 거쳐 한시적으로 설치하여 특정한 분야에 관한 사항의 심의

② 전문위원회는 분야별로 국가위원회가 회의에 부치는 사항 또는 해당 전문위원회가 필요하다고 인정하는 사항에 대하여 심의하고, 전문위원회의 위원장은 심의 결과를 국가위원회에 보고하여야 한다.

제4조(전문위원회의 구성)

① 각 전문위원회는 위원장 1명과 부위원장 1명을 포함하여 5명 이상 7명 이하의 위원으로 구성한다.

② 각 전문위원회 위원은 다음 각 호에 해당하는 사람으로 하되, 각 전문위원회에는 다음 각 호에 해당하는 사람이 각각 1명 이상 포함되어야 한다. 〈개정 2013. 3. 23., 2014. 11. 19., 2017. 7. 26.〉

1. 교육부 · 과학기술정보통신부 · 법무부 · 산업통상자원부 · 보건복지부 · 여성가족부의 4급 이상 공무원 또는 고위공무원단에 속하는 일반직공무원으로서 해당 기관의 장의 추천을 받아 보건복지부장관이 임명한 사람
2. 생명과학 · 의과학 · 사회과학 분야의 전문지식과 연구경험이 풍부한 사람 중에서 보건복지부장관이 과학기술정보통신부장관과 협의하여 위촉한 사람
3. 법조계 · 윤리학계 · 종교계 · 시민단체(「비영리민간단체지원법」 제2조에 따른 비영리민간단체를 말한다) · 여성계에 종사하는 사람 중에서 보건복지부장관이 위촉한 사람

③ 각 전문위원회의 위원장은 해당 전문위원회의 위원 중에서 호선(互選)하고, 각 전문위원회의 부위원장은 각 전문위원회의 위원장이 지명한다.

④ 제2항에 따라 위촉된 위원의 임기는 3년으로 하며, 연임할 수 있다. 다만, 공무원인 위원의 임기는 그 재임 기간으로 한다.

⑤ 위원 중 결원이 생긴 경우에는 제2항에 따라 보궐위원을 위촉하여야 하며, 새로 위촉된 위원의 임기는 전임자 임기의 남은 기간으로 한다.

⑥ 각 전문위원회에 간사 1명을 두되, 간사는 보건복지부장관이 관계 공무원 중에서 지명한다.

제5조(전문위원회의 운영)

① 전문위원회의 회의는 다음 각 호의 어느 하나에 해당하는 때에 해당 전문위원회의 위원장이 소집한다.

1. 국가위원회 위원장이 소집을 요구할 때
2. 해당 전문위원회의 재적위원 3분의 1 이상이 소집을 요구할 때
3. 해당 전문위원회의 위원장이 필요하다고 인정할 때

② 전문위원회는 심의를 위하여 필요한 경우에는 관계 전문가 등을 전문위원회에 출석하게 하여 의견을 들을 수 있다.

제5조의2(전문위원회 위원의 해임 및 해촉)

보건복지부장관은 제4조제2항제1호부터 제3호까지의 규정에 따른 위원이 다음 각 호의 어느 하나에 해당하는 경우에는 해당 위원을 해임하거나 해촉할 수 있다.

1. 심신장애로 인하여 직무를 수행할 수 없게 된 경우
2. 직무와 관련된 비위사실이 있는 경우
3. 직무태만, 품위손상이나 그 밖의 사유로 인하여 위원으로 적합하지 아니하다고 인정되는 경우
4. 위원 스스로 직무를 수행하는 것이 곤란하다고 의사를 밝히는 경우

[본조신설 2015. 12. 10.]

제6조(수당 및 여비)

국가위원회의 위원, 전문위원회의 위원 및 각 위원회에 출석한 관계 전문가 등에게는 예산의 범위에서 수당 및 여비와 그 밖에 필요한 경비를 지급할 수 있다. 다만, 공무원이 그 소관 업무와 직접 관련하여 각 위원회에 출석하는 경우에는 그러하지 아니하다.

제7조(관계 기관 등에 대한 협조요청)

국가위원회 또는 전문위원회는 안건을 심의하기 위하여 필요한 경우에는 관계 기관 · 단체 등에 자료 또는 의견의 제출을 요청할 수 있다.

제8조(공청회의 개최 등)

국가위원회는 안건을 심의하기 위하여 필요한 경우에는 공청회 또는 토론회 등을 개최하거나, 관계 전문가 또는 관계 기관 · 단체 등에 조사 또는 연구를 의뢰할 수 있다.

제9조(운영 세칙)

이 영에서 규정한 것 외에 국가위원회와 전문위원회의 구성 및 운영에 관한 사항과 그 밖에 필요한 사항은 국가위원회의 의결을 거쳐 국가위원회의 위원장이 정한다.

제10조(기관위원회 평가 및 인증기준 등)

① 법 제14조제1항에 따른 기관위원회 인증의 기준에는 다음 각 호의 사항이 포함되어야 한다.

1. 법 제10조제3항제1호 각 목에 해당하는 사항에 대한 기관위원회 심의의 적절성
2. 법 제10조제3항제2호에 따른 해당 기관에서 수행 중인 연구의 진행과정 및 결과에 대한 조사ㆍ감독의 수행 체계의 적정성
3. 법 제10조제3항제3호가목에 따른 해당 기관 연구자ㆍ종사자 및 기관위원회 위원에 대한 교육의 적정성
4. 법 제10조제3항제3호나목에 따른 취약한 연구대상자등의 보호 대책의 수립 및 그 이행 여부
5. 법 제10조제3항제3호다목에 따른 연구자를 위한 윤리지침의 마련 및 그 적정성
6. 기관위원회의 원활한 운영을 위한 기관위원회 구성의 독립성과 운영지원인력의 전문성
7. 기관 내 기관위원회 표준운영지침의 마련 여부 및 그 적정성
8. 관련 기록 및 문서 관리의 체계 및 그 적정성

② 기관위원회 인증의 유효기간은 3년으로 하되, 평가 결과에 따라 1년만 연장할 수 있다.

③ 이 영에서 규정한 사항 외에 기관위원회의 평가ㆍ인증 기준의 세부사항, 평가ㆍ인증ㆍ인증 연장의 절차 및 방법, 인증마크의 도안 및 표시방법 등에 관하여 필요한 사항은 보건복지부령으로 정한다.

제11조(난자채취 빈도의 제한)

① 법 제27조제3항에 따른 난자채취의 빈도는 평생 3회로 하되, 6개월 이상의 기간을 두고 난자채취를 하여야 한다.

② 난자채취로 부작용이 발생한 경우에는 그 부작용이 완치된 후 6개월이 지나야 난자를 다시 채취할 수 있다.

제12조(잔여배아의 연구 대상인 희귀ㆍ난치병 등)

① 법 제29조제1항제2호에서 "대통령령으로 정하는 희귀ㆍ난치병"이란 다음 각 호에 해당하는 질병을 말한다. 〈개정 2017. 2. 28.〉

1. 희귀병

가. 다발경화증, 헌팅턴병(Huntington's disease), 유전성 운동실조, 근위축성 측삭경화증, 뇌성마비, 척수손상

나. 선천성면역결핍증, 무형성빈혈, 백혈병

다. 골연골 형성이상

라. 부신백질이영양증, 이염성백질이영양증, 크라베병

2. 난치병

가. 심근경색증

나. 간경화

다. 파킨슨병, 뇌졸중, 알츠하이머병, 시신경 손상

라. 당뇨병

마. 후천성면역결핍증

② 법 제29조제1항제3호에서 "대통령령으로 정하는 연구"란 공공보건상 잔여배아의 연구가 필요하다고 판단되는 것으로서 국가위원회의 심의를 거쳐 보건복지부장관이 정하여 고시하는 연구를 말한다.

제13조(배아연구계획서의 변경승인 사항)

① 법 제30조제1항 후단에서 "대통령령으로 정하는 중요한 사항"이란 다음 각 호의 어느 하나에 해당하는 사항을 말한다.

1. 연구의 목적 또는 기간

2. 연구에 필요한 잔여배아의 수량

3. 잔여배아를 제공하는 배아생성의료기관

4. 연구책임자

제14조(체세포핵이식행위 또는 단성생식행위의 제한)

① 법 제31조제2항에 따라 체세포핵이식행위 또는 단성생식행위(單性生殖行爲)를 할 수 있는 연구는 다음 각 호의 요건을 모두 충족하여야 한다. 〈개정 2019. 7. 2.〉

1. 체세포복제배아 또는 단성생식배아를 생성하고, 이를 이용하여 배아줄기세포주를 수립하는 연구
2. 다음 각 목의 어느 하나에 해당하는 난자를 이용하는 연구
   가. 배아생성을 위하여 동결 보존된 난자 중에 임신이 성공되는 등의 사유로 폐기할 예정인 난자
   나. 미성숙 난자 또는 비정상적인 난자로서 배아를 생성할 계획이 없어 폐기할 예정인 난자
   다. 체외수정시술에 사용된 난자로서 수정이 되지 아니하거나 수정을 포기하여 폐기될 예정인 난자
   라. 난임(難姙)치료를 목적으로 채취된 난자로서 적절한 수증자(受贈者)가 없어 폐기될 예정인 난자
   마. 적출된 난소에서 채취한 난자
3. 발생학적으로 원시선(原始線)이 나타나기 전까지의 체세포복제배아 또는 단성생식배아를 체외에서 이용하는 연구

② 배아생성의료기관은 제1항에 따른 연구를 하려는 사람에게 잔여난자를 제공하려면 사전에 난자기증자로부터 서면동의를 받아야 한다. 다만, 제1항제2호마목에 따른 난자를 제공하려면 해당 난자를 채취한 시술자가 난자기증자로부터 서면동의를 받아야 한다.

제15조(배아줄기세포주 이용을 위한 연구계획의 변경승인 사항)

법 제35조제2항 후단에서 "대통령령으로 정하는 중요한 사항"이란 다음 각 호의 어느 하나에 해당하는 사항을 말한다.

1. 연구의 목적 또는 기간
2. 연구책임자
3. 배아줄기세포주 이용 연구의 과학적 · 윤리적 타당성에 영향을 미치는 사항

제16조(인체유래물은행의 개설허가)

① 법 제41조제1항에 따라 인체유래물은행의 개설허가를 받으려는 자는 별표 1에 따른 시설 · 장비 및 인력을 갖추어야 한다.

② 인체유래물은행의 개설허가를 받으려는 자는 보건복지부령으로 정하는 바에 따라 인체유래물

은행 개설허가신청서에 보건복지부령으로 정하는 서류를 첨부하여 보건복지부장관에게 제출하여야 한다.

③ 보건복지부장관은 인체유래물은행의 개설허가를 하려는 경우 보건복지부령으로 정하는 바에 따라 허가증을 신청인에게 내주어야 한다.

제17조(인체유래물은행의 변경신고사항)

법 제41조제3항에서 "대통령령으로 정하는 중요한 사항"이란 다음 각 호의 어느 하나에 해당하는 사항을 말한다.

1. 인체유래물은행의 소재지
2. 기관장
3. 기관의 명칭
4. 인체유래물은행의 시설 · 장비 및 인력

제18조(유전자치료기관의 변경신고사항)

법 제48조제1항 후단에서 "대통령령으로 정하는 중요한 사항"이란 다음 각 호의 어느 하나에 해당하는 사항을 말한다.

1. 유전자치료기관의 소재지
2. 기관장
3. 기관의 명칭
4. 유전자치료 대상 질환 또는 치료 항목

제19조(유전자검사기관의 변경신고사항)

법 제49조제2항에서 "대통령령으로 정하는 중요한 사항"이란 다음 각 호의 어느 하나에 해당하는 사항을 말한다.

1. 유전자검사기관의 소재지
2. 기관장
3. 기관의 명칭

4. 유전자검사 항목

5. 유전자검사기관의 시설 및 인력

제20조(금지 또는 제한되는 유전자검사)

법 제50조제1항에서 "대통령령으로 정하는 유전자검사"란 별표 2의 검사를 말한다.

제21조(배아 또는 태아 대상의 유전자검사)

법 제50조제2항에서 "대통령령으로 정하는 유전질환"이란 별표 3의 질환을 말한다.

제22조(과징금의 부과 및 징수)

① 보건복지부장관은 법 제58조제1항에 따라 과징금을 부과하려는 경우에는 그 위반행위의 종류와 해당 과징금의 금액을 명시하여 이를 납부할 것을 서면으로 알려야 한다.

② 제1항에 따라 통지를 받은 자는 통지를 받은 날부터 20일 이내에 과징금을 보건복지부장관이 정하는 수납기관에 내야 한다. 다만, 천재지변이나 그 밖의 부득이한 사유로 그 기간 내에 낼 수 없는 때에는 그 사유가 해소된 날부터 7일 이내에 내야 한다.

③ 제2항에 따라 과징금을 납부받은 수납기관은 과징금을 낸 자에게 영수증을 내주고, 지체 없이 그 수납사실을 보건복지부장관에게 통보하여야 한다.

제23조(국고 보조)

법 제60조에 따라 연구비를 보조 받을 수 있는 기관, 단체 또는 종사자는 다음 각 호와 같다.

1. 생명윤리 및 안전의 확보에 관한 연구 · 교육활동을 수행 중인 기관 또는 단체
2. 법 제6조제1항에 따라 지정된 생명윤리정책연구센터
3. 제1호에 따른 기관 또는 단체에 종사하는 사람으로서 생명윤리 관련 분야 연구 · 교육에 5년 이상 종사한 사람

제24조(위임 및 위탁)

① 보건복지부장관은 법 제61조제1항에 따라 다음 각 호의 권한을 질병관리본부장에게 위임한다.

1. 법 제10조에 따른 기관위원회의 등록

2. 법 제22조제1항에 따른 배아생성의료기관의 지정, 같은 조 제4항에 따른 변경사항 신고 수리 및 같은 조 제5항에 따른 휴업 · 폐업 신고 수리
3. 법 제29조제2항에 따른 배아연구기관의 등록 및 같은 조 제3항에 따른 배아연구기관의 폐업 신고 수리
4. 법 제31조제3항에 따른 체세포복제배아등의 연구기관 등록
5. 법 제33조제1항에 따른 배아줄기세포주의 등록
6. 법 제34조제2항에 따른 배아줄기세포주의 제공현황 보고 접수
7. 법 제35조제3항에 따른 배아줄기세포주 이용의 승인 또는 변경승인 사실 보고 접수
8. 법 제41조제1항에 따른 인체유래물은행의 허가 및 같은 조 제3항에 따른 변경 · 휴업 또는 폐업의 신고 수리
9. 법 제48조제1항에 따른 유전자치료기관의 신고 및 변경신고 수리
10. 법 제49조제1항에 따른 유전자검사기관의 신고 수리, 같은 조 제2항에 따른 변경신고 수리 및 같은 조 제4항에 따른 휴업 · 폐업의 신고 수리
11. 법 제54조에 따른 명령이나 그 밖에 필요한 조치, 출입 검사, 질문 또는 수거
12. 법 제55조제1항에 따른 폐기명령
13. 법 제55조제2항에 따른 시설의 개선명령 또는 사용금지 명령
14. 법 제56조에 따른 등록 등의 취소 또는 업무의 정지명령
15. 법 제57조에 따른 청문의 실시
16. 법 제58조에 따른 과징금의 부과 · 징수
17. 법 제59조에 따른 수수료의 징수

② 보건복지부장관은 법 제61조제2항에 따라 법 제13조제1항제2호,제14조 및 제49조제3항의 업무를 다음 각 호의 구분에 따라 해당 기관 또는 단체에 위탁한다.

1. 법 제13조제1항제2호에 따른 기관위원회 위원의 교육에 관한 업무: 「민법」 제32조에 따른 비영리법인 중 기관위원회 위원의 교육 업무에 전문성이 있다고 인정되어 보건복지부장관이 지정 · 고시하는 기관 또는 단체

2. 법 제14조에 따른 기관위원회의 평가 및 인증에 관한 업무: 「민법」 제32조에 따른 비영리법인 중 기관위원회의 평가 · 인증 업무에 전문성이 있다고 인정되어 보건복지부장관이 지정 · 고시하는 기관 또는 단체
3. 법 제49조제3항에 따른 유전자검사의 정확도 평가에 관한 업무: 「민법」 제32조에 따른 비영리법인 중 유전자검사의 정확도 평가 업무에 전문성이 있다고 인정되어 보건복지부장관이 지정 · 고시하는 기관 또는 단체

제24조의2(규제의 재검토)

법보건복지부장관은 제25조 및 별표 4에 따른 과태료의 부과기준에 대하여 2014년 1월 1일을 기준으로 3년마다(매 3년이 되는 해의 1월 1일 전까지를 말한다) 그 타당성을 검토하여 개선 등의 조치를 하여야 한다.

[본조신설 2013. 12. 30.]

제25조(과태료의 부과기준)

법 제70조에 따른 과태료의 부과기준은 별표 4와 같다.

부칙〈제24329호, 2013. 1. 22.〉

제1조(시행일)

이 영은 2013년 2월 2일부터 시행한다.

제2조(다른 법령과의 관계)

이 영 시행 당시 다른 법령에서 종전의 「생명윤리 및 안전에 관한 법률 시행령」의 규정을 인용한 경우 이 영 가운데 그에 해당하는 규정이 있으면 종전의 규정을 갈음하여 이 법의 해당 조항을 인용한 것으로 본다.

제3조(과태료에 관한 경과조치)

이 영 시행 전의 행위에 대한 과태료의 적용은 종전의 규정에 따른다.

부칙〈제24454호, 2013. 3. 23.〉 (보건복지부와 그 소속기관 직제)

제1조(시행일)

이 영은 공포한 날부터 시행한다. 〈단서 생략〉

제2조 및 제3조 생략

제4조(다른 법령의 개정)

①부터 ⑬까지 생략

⑭ 생명윤리 및 안전에 관한 법률 시행령 일부를 다음과 같이 개정한다.

제4조제2항제1호 중 "교육과학기술부 · 법무부 · 지식경제부"를 "미래창조과학부 · 교육부 · 법무부 · 산업통상자원부"로 하고, 같은 항 제2호 중 "교육과학기술부장관"을 "미래창조과학부장관"으로 한다.

⑮부터 ㊴까지 생략

부칙〈제25050호, 2013. 12. 30.〉

(행정규제기본법 개정에 따른 규제 재검토기한 설정을 위한 주택법 시행령 등 일부개정령)

이 영은 2014년 1월 1일부터 시행한다. 〈단서 생략〉

부칙〈제25751호, 2014. 11. 19.〉 (행정자치부와 그 소속기관 직제)

제1조(시행일)

이 영은 공포한 날부터 시행한다. 다만, 부칙 제5조에 따라 개정되는 대통령령 중 이 영 시행 전에 공포되었으나 시행일이 도래하지 아니한 대통령령을 개정한 부분은 각각 해당 대통령령의 시행일부터 시행한다.

제2조 및 제4조 생략

제4조(다른 법령의 개정)

①부터 〈309〉까지 생략

〈310〉 생명윤리 및 안전에 관한 법률 시행령 일부를 다음과 같이 개정한다.

제4조제2항제1호 중 "미래창조과학부, 교육부"를 "교육부, 미래창조과학부"로 한다.

〈311〉부터 〈418〉까지 생략

부칙〈제25840호, 2014. 12. 9.〉

(규제 재검토기한 설정 등 규제정비를 위한 건축법 시행령 등 일부개정령)

제1조(시행일)

이 영은 2015년 1월 1일부터 시행한다.

제2조 및 제7조 생략

제8조(「생명윤리 및 안전에 관한 법률 시행령」의 개정에 관한 경과조치)

이 영 시행 전의 위반행위에 대하여 과태료의 부과기준을 적용할 때에는 「생명윤리 및 안전에 관한 법률 시행령」 별표 4 제2호가목 및 나목의 개정규정에도 불구하고 종전의 규정에 따른다.

제9조 및 제16조 생략

부칙〈제26703호, 2015. 12. 10.〉

(행정기관 소속 위원회 운영의 공정성 및 책임성 강화를 위한 광업법 시행령 등 일부개정령)

이 영은 공포한 날부터 시행한다.

부칙〈제27751호, 2016. 12. 30.〉

(규제 재검토기한 설정 등을 위한 가맹사업거래의 공정화에 관한 법률 시행령 등 일부개정령)

제1조(시행일)

이 영은 2017년 1월 1일부터 시행한다. 〈단서 생략〉

제2조 및 제8조 생략

제8조(「생명윤리 및 안전에 관한 법률 시행령」의 개정에 관한 경과조치)

이 영 시행 전의 위반행위에 대하여 과태료의 부과기준을 적용하는 때

제10조 및 제12조 생략

부칙〈제27918호, 2017. 2. 28.〉

이 영은 공포한 날부터 시행한다.

부칙〈제28211호, 2017. 7. 26.〉 (행정안전부와 그 소속기관 직제)

제1조(시행일)

이 영은 공포한 날부터 시행한다. 다만, 부칙 제8조에 따라 개정되는 대통령령 중 이 영 시행 전에 공포되었으나 시행일이 도래하지 아니한 대통령령을 개정한 부분은 각각 해당 대통령령의 시행일부터 시행한다.

제2조 및 제7조 생략

제8조(다른 법령의 개정)

①부터 〈228〉까지 생략

〈229〉 생명윤리 및 안전에 관한 법률 시행령 일부를 다음과 같이 개정한다.

제4조제2항제1호 중 "교육부, 미래창조과학부"를 "교육부 · 과학기술정보통신부"로 하고, 같은 항 제2호 중 "미래창조과학부장관"을 "과학기술정보통신부장관"으로 한다.

〈230〉부터 〈388〉까지 생략

부칙〈제29950호, 2019. 7. 2.〉

(어려운 법령용어 정비를 위한 210개 법령의 일부개정에 관한 대통령령)

이 영은 공포한 날부터 시행한다. 〈단서 생략〉

부칙〈대통령령 제30141호, 2019. 10. 22.〉

이 영은 2019년 10월 24일부터 시행한다.

제4부

장기등 이식에 관한 법률

(약칭: 장기이식법)

장기등 이식에 관한 법률
(약칭: 장기이식법)

[시행 2019. 7. 16.] [법률 제16256호, 2019. 1. 15, 일부개정]

보건복지부(생명윤리정책과) 044-202-2945

제1장 총칙

제1조(목적)

이 법은 장기등의 기증에 관한 사항과 사람의 장기등을 다른 사람의 장기등의 기능회복을 위하여 적출(摘出)하고 이식(移植)하는 데에 필요한 사항을 규정하여 장기등의 적출 및 이식을 적정하게 하고 국민보건을 향상시키는 데에 이바지하는 것을 목적으로 한다.

제2조(기본이념)

① 장기등의 적출 및 이식은 인도적 정신에 따라 이루어져야 한다.

② 장기등을 기증하려는 사람이 자신의 장기 등의 기증에 관하여 표시한 의사는 존중되어야 한다. 이 경우 장기등을 기증하려는 사람의 의사는 자발적인 것이어야 한다.

③ 장기등을 이식받을 기회는 장기등의 이식이 필요한 모든 사람에게 공평하게 주어져야 한다.

④ 장기등의 적출 및 이식은 윤리적으로 타당하고 의학적으로 인정된 방법으로 이루어져야 한다.

제3조(장기등기증자의 존중)

① 장기등기증자의 이웃 사랑과 희생정신은 언제나 존중되어야 한다.

② 누구든지 장기등 기증을 이유로 장기등기증자를 차별대우하여서는 아니 된다.

③ 국가 또는 지방자치단체는 제2항을 위반하여 장기등기증자에게 불이익을 주거나 차별대우를 한 것으로 인정되는 자에 대하여 시정을 요구할 수 있다.

제4조(정의)

이 법에서 사용하는 용어의 뜻은 다음과 같다. 〈개정 2019. 1. 15., 2020. 4. 7.〉

1. "장기등"이란 사람의 내장이나 그 밖에 손상되거나 정지된 기능을 회복하기 위하여 이식이 필요한 조직으로서 다음 각 목의 어느 하나에 해당하는 것을 말한다.

가. 신장 · 간장 · 췌장 · 심장 · 폐

나. 말초혈(조혈모세포를 이식할 목적으로 채취하는 경우에 한정한다) · 골수 · 안구

다. 뼈 · 피부 · 근육 · 신경 · 혈관 등으로 구성된 복합조직으로서의 손 · 팔 또는 발 · 다리

라. 제8조제2항제4호에 따라 장기등이식윤리위원회의 심의를 거쳐 보건복지부장관이 결정 · 고시한 것

마. 그 밖에 사람의 내장 또는 조직 중 기능회복을 위하여 적출 · 이식할 수 있는 것으로서 대통령령으로 정하는 것

2. "장기등기증자"란 다른 사람의 장기등의 기능회복을 위하여 대가 없이 자신의 특정한 장기등을 제공하는 사람으로서 제14조에 따라 등록한 사람을 말한다.

3. "장기등기증희망자"란 본인이 장래에 뇌사 또는 사망할 때(말초혈 또는 골수의 경우에는 살아있을 때를 포함한다) 장기등을 기증하겠다는 의사표시를 한 사람으로서 제15조에 따라 등록한 사람을 말한다.

4. "장기등이식대기자"란 자신의 장기등의 기능회복을 목적으로 다른 사람의 장기등을 이식받기 위하여 제14조에 따라 등록한 사람을 말한다.

5. "살아있는 사람"이란 사람 중에서 뇌사자를 제외한 사람을 말하고, "뇌사자"란 이 법에 따른 뇌사판정기준 및 뇌사판정절차에 따라 뇌 전체의 기능이 되살아날 수 없는 상태로 정지되었다고 판정된 사람을 말한다.

6. "가족" 또는 "유족"이란 살아있는 사람 · 뇌사자 또는 사망한 자의 다음 각 목의 어느 하나에 해당하는 사람을 말한다. 다만, 14세 미만인 사람은 제외한다.

가. 배우자

나. 직계비속

다. 직계존속

라. 형제자매

마. 가목부터 라목까지에 해당하는 가족 또는 유족이 없는 경우에는 4촌 이내의 친족

[시행일 : 2020. 10. 8.] 제4조

제5조(적용범위)

이 법은 다른 사람의 장기등의 기능회복을 위하여 이식할 목적으로 살아있는 사람 등으로부터 적출 · 이식되는 장기등에 적용한다.

제6조(국가 및 지방자치단체의 의무)

① 국가와 지방자치단체는 장기등의 이식이 필요한 모든 사람에게 이식받을 기회를 공평하게 보장하여야 하고, 장기등의 적출 · 이식이 적정하게 이루어지도록 하여야 한다.

② 국가와 지방자치단체는 장기등의 기증 · 이식을 활성화하기 위하여 예산의 범위에서 다음 각 호의 사업을 하여야 한다. 〈개정 2013. 7. 30.〉

1. 운전면허증 등 국가와 지방자치단체가 발행하는 증명서에 장기등기증희망자임을 표시(제15조에 따라 장기등기증희망자로 등록한 사람 중 원하는 사람에 한정한다)
2. 장기등의 기증 및 이식에 대한 각종 홍보 및 홍보사업에 대한 지원
3. 장기등기증자에 대한 지원정책의 마련 및 추진
4. 의료인 및 의료기관 종사자를 대상으로 한 장기등의 기증 · 이식 관련 교육

제6조의2(생명나눔 주간 지정 및 공원 조성 등)

① 장기등기증자의 이웃사랑과 희생정신을 기리고, 생명나눔문화를 확산하기 위하여 매년 9월 중 두 번째 월요일부터 1주간을 생명나눔 주간으로 한다.

② 국가와 지방자치단체는 생명나눔 주간의 취지에 적합한 기념행사를 실시할 수 있다.

③ 국가와 지방자치단체는 장기등기증자의 이웃사랑과 희생정신을 기리고, 생명나눔문화 확산을 위한 교육의 장으로 활용하기 위하여 공원을 조성하거나 조형물을 건립할 수 있다.

[본조신설 2017. 10. 24.]

제7조(장기등의 매매행위 등 금지)

① 누구든지 금전 또는 재산상의 이익, 그 밖의 반대급부를 주고 받거나 주고 받을 것을 약속하고 다음 각 호의 어느 하나에 해당하는 행위를 하여서는 아니 된다.

1. 다른 사람의 장기등을 제3자에게 주거나 제3자에게 주기 위하여 받는 행위 또는 이를 약속하는 행위

2. 자신의 장기등을 다른 사람에게 주거나 다른 사람의 장기등을 자신에게 이식하기 위하여 받는 행위 또는 이를 약속하는 행위

3. 제1호 또는 제2호의 행위를 교사 · 알선 · 방조하는 행위

② 누구든지 제1항제1호 또는 제2호의 행위를 교사 · 알선 · 방조하여서는 아니 된다.

③ 누구든지 제1항 또는 제2항을 위반하는 행위가 있음을 알게 된 경우에는 그 행위와 관련되는 장기등을 적출하거나 이식하여서는 아니 된다.

제2장 장기등이식윤리위원회 및 장기이식관리기관

제8조(장기등이식윤리위원회)

① 장기등의 적출 및 이식과 뇌사판정 등에 관한 주요사항을 심의하기 위하여 보건복지부에 장기등이식윤리위원회(이하 "위원회"라 한다)를 둔다. 〈개정 2019. 1. 15.〉

② 위원회는 다음 각 호의 사항을 심의한다. 〈개정 2019. 1. 15.〉

1. 뇌사판정 기준에 관한 사항

2. 장기등을 이식받을 사람(이하 "이식대상자"라 한다)의 선정기준에 관한 사항

3. 제13조제1항에 따른 장기이식등록기관, 제19조제1항에 따른 뇌사판정대상자관리전문기관, 제20조제1항에 따른 장기구득기관 및 제25조제1항에 따른 장기이식의료기관의 지정기준에 관한 사항

4. 장기등의 범위에 관한 사항

5. 그 밖에 장기등의 적출 및 이식 등에 관하여 보건복지부장관이 회의에 부치는 사항

제9조(위원회의 구성과 운영)

① 위원회는 위원장을 포함한 15명 이상 20명 이하의 위원으로 구성하고, 위원은 의사 또는 변호사 자격을 가진 사람, 판사, 검사, 공무원, 그 밖에 학식과 사회적 덕망이 풍부한 사람 중에서 보건복지부장관이 임명하거나 위촉한다. 이 경우 공무원이 아닌 위원이 전체 위원의 과반수가 되도록 하여야 한다. 〈개정 2018. 12. 11.〉

② 위원장은 위원 중에서 호선한다.

③ 위원회는 위원회를 효율적으로 운영하기 위하여 분야별로 전문위원회를 둘 수 있다.

④ 위원회와 전문위원회의 구성 및 운영 등에 관하여 필요한 사항은 대통령령으로 정한다.

제10조(국립장기이식관리기관)

① 장기등의 이식에 관한 사항을 적정하게 관리하기 위하여 장기이식관리기관(이하 "국립장기이식관리기관"이라 한다)을 두되, 국립장기이식관리기관은 보건복지부 소속 기관 중에서 보건복지부령으로 정하는 기관으로 한다.

② 국립장기이식관리기관의 업무는 다음 각 호와 같다.

1. 이식대상자의 선정
2. 장기등기증희망자의 등록 및 관리, 장기등기증자 및 장기등이식대기자의 인적사항과 신체검사 결과에 관한 자료의 관리
3. 제13조에 따른 장기이식등록기관, 제16조에 따른 뇌사판정기관, 제19조에 따른 뇌사판정대상자관리전문기관, 제20조에 따른 장기구득기관 및 제25조에 따른 장기이식의료기관에 대한 지도 · 감독
4. 장기등의 적출 및 이식에 관한 조사 · 연구, 정보 · 통계의 관리 및 홍보
5. 그 밖에 장기등의 적출 및 이식에 관하여 대통령령으로 정하는 업무

③ 국립장기이식관리기관의 운영 등에 필요한 사항은 대통령령으로 정한다.

제3장 장기등의 적출 및 이식 등

제1절 통칙

제11조(장기등의 적출 · 이식의 금지 등)

① 다음 각 호의 어느 하나에 해당하는 장기등은 이를 적출하거나 이식하여서는 아니 된다.

1. 장기등을 이식하기에 적합하지 아니한 감염성병원체에 감염된 장기등
2. 암세포가 침범한 장기등
3. 그 밖에 이식대상자의 생명 · 신체에 위해를 가할 우려가 있는 것으로서 대통령령으로 정하는 장기등

② 이식대상자가 정하여지지 아니한 경우에는 장기등을 적출하여서는 아니 된다. 다만, 안구 등 상당한 기간이 지난 후에도 이식이 가능한 장기등으로서 대통령령으로 정하는 장기등의 경우에는 그러하지 아니하다.

③ 살아있는 사람으로서 다음 각 호의 어느 하나에 해당하는 사람의 장기등은 적출하여서는 아니 된다. 다만, 제1호에 해당하는 사람의 경우에는 말초혈과 골수에 한정하여 적출할 수 있다. 〈개정 2011. 8. 4., 2020. 4. 7.〉

1. 16세 미만인 사람
2. 임신한 여성 또는 해산한 날부터 3개월이 지나지 아니한 사람
3. 정신질환자 · 지적(知的)장애인. 다만, 정신건강의학과전문의가 본인 동의 능력을 갖춘 것으로 인정하는 사람은 그러하지 아니하다.
4. 마약 · 대마 또는 향정신성 의약품에 중독된 사람

④ 살아있는 사람으로서 16세 이상인 미성년자의 장기등(말초혈과 골수는 제외한다)은 배우자 · 직계존비속 · 형제자매 또는 4촌 이내의 친족에게 이식하는 경우가 아니면 적출할 수 없다. 〈개정 2020. 4. 7.〉

⑤ 살아있는 사람으로부터 적출할 수 있는 장기등은 다음 각 호의 것에 한정한다. 〈개정 2019. 1. 15., 2020. 4. 7.〉

1. 신장은 정상인 것 2개 중 1개
2. 간장 · 말초혈 · 골수 · 폐 및 대통령령으로 정하는 장기등은 의학적으로 인정되는 범위에서 그 일부

[시행일 : 2020. 10. 8.] 제11조

제12조(장기등의 기증에 관한 동의)

① 이 법에 따른 장기등기증자 · 장기등기증희망자 본인 및 가족 · 유족의 장기등의 기증에 관한 동의는 다음 각 호에 따른 것이어야 한다.

1. 본인의 동의: 본인이 서명한 문서에 의한 동의 또는 「민법」의 유언에 관한 규정에 따른 유언의 방식으로 한 동의
2. 가족 또는 유족의 동의: 제4조제6호 각 목에 따른 가족 또는 유족의 순서에 따른 선순위자 1명

의 서면 동의. 다만, 선순위자 1명이 미성년자이면 그 미성년자와 미성년자가 아닌 다음 순서의 가족 또는 유족 1명이 함께 동의한 것이어야 하고, 선순위자가 행방불명이거나 그 밖에 대통령령으로 정하는 부득이한 사유로 동의를 할 수 없으면 그 다음 순위자가 동의할 수 있다.

② 제22조제3항제1호 단서에 따른 뇌사자 또는 사망한 자의 장기등의 적출에 관한 그 가족 또는 유족의 거부의 의사표시는 제4조제6호 각 목에 따른 가족 또는 유족의 순위에 따른 선순위자 1명이 하여야 한다.

③ 제1항제2호 및 제2항에 따른 선순위자 1명을 확정할 때 선순위자에 포함되는 사람이 2명 이상이면 그중 촌수 · 연장자순(촌수가 우선한다)에 따른 1명으로 한다.

제2절 장기등기증희망자 · 장기등기증자 및 장기등이식대기자의 등록

제13조(장기이식등록기관)

① 장기등기증자, 장기등기증희망자, 장기등이식대기자의 등록에 관한 업무를 수행하려는 자는 대통령령으로 정하는 시설 · 인력 등을 갖추고 보건복지부장관으로부터 장기이식등록기관(이하 "등록기관"이라 한다)으로 지정받아야 한다. 이 경우 보건복지부장관은 대통령령으로 정하는 바에 따라 해당 등록기관이 등록받을 수 있는 장기등의 종류를 정하여 지정할 수 있다.

② 등록기관으로 지정받을 수 있는 자는 다음 각 호와 같다.

1. 국가 또는 지방자치단체
2. 「대한적십자사 조직법」에 따라 설립된 대한적십자사
3. 「의료법」 제3조에 따른 의료기관(이하 "의료기관"이라 한다)
4. 장기등의 기증 및 이식에 관련된 사업을 주된 목적으로 설립한 비영리법인
5. 「공공기관의 운영에 관한 법률」 제4조에 따른 공공기관(이하 "공공기관"이라 한다)

③ 등록기관의 업무는 다음 각 호와 같다. 다만, 장기등이식대기자의 등록에 관한 업무는 제25조에 따른 이식의료기관에서 수행한다. 〈개정 2017. 10. 24.〉

1. 장기등기증희망자 · 장기등기증자 또는 장기등이식대기자의 접수 및 등록에 관한 업무
2. 장기등기증자 또는 장기등이식대기자로 등록하려는 사람의 신체검사에 관한 업무
3. 장기등기증희망자 · 장기등기증자 또는 장기등이식대기자의 접수 · 등록 결과를 국립장기이식

관리기관에 통보하는 업무

4. 장기등의 기증 활성화를 위한 홍보 및 상담

5. 그 밖에 제1항에 따른 접수 · 등록에 관하여 대통령령으로 정하는 업무

④ 등록에 관한 서식 및 보존에 관한 사항은 보건복지부령으로 정한다.

제14조(장기등기증자 등의 등록)

① 장기등기증자 또는 장기등이식대기자로 등록하려는 사람은 보건복지부령으로 정하는 바에 따라 등록기관에 등록을 신청하여야 한다. 다만, 장기등기증자가 뇌사자 또는 사망한 자의 경우에는 그 가족 또는 유족 중 1명이 등록을 신청할 수 있다.

② 등록기관의 장은 제1항에 따른 신청을 받으면 다음 각 호의 기준에 따라 등록 여부를 결정하여야 한다.

1. 장기등기증자의 경우: 제12조 및 제22조에 따른 본인이나 가족 또는 유족의 동의 여부와 등록기관의 장이 실시하는 신체검사(등록기관이 의료기관이 아닌 경우에는 등록기관의 장이 지정하는 의료기관에서 실시하는 신체검사를 말한다. 이하 같다) 결과 장기등기증자로 적합한지 여부. 다만, 장기등기증자로 적합한지 확인할 수 있는 신체검사 결과가 있으면 신체검사를 생략할 수 있다.

2. 장기등이식대기자의 경우: 등록기관의 장이 실시하는 신체검사 결과 장기등이식대기자로 적합한지 여부

③ 등록기관의 장은 제2항에 따라 등록을 결정하면 그 등록을 하고, 지체 없이 그 결과를 신청인 및 국립장기이식관리기관의 장에게 알려야 한다.

④ 제2항에 따른 신체검사의 항목 및 방법, 그 밖에 신체검사의 실시에 관하여 필요한 사항은 국립장기이식관리기관의 장이 보건복지부장관의 승인을 받아 정한다.

⑤ 등록기관의 장은 등록한 사람이 장기등의 기증 등에 관한 의사표시를 철회하면 즉시 그 등록을 말소하여야 한다.

제15조(장기등기증희망자의 등록)

① 본인이 뇌사 또는 사망할 때(말초혈 또는 골수를 기증하려는 사람의 경우에는 살아있을 때를 포

함한다) 장기등을 기증하려는 사람은 보건복지부령으로 정하는 바에 따라 등록기관에 장기등기증희망등록신청을 할 수 있다. 〈개정 2020. 4. 7.〉

② 등록기관의 장은 제1항에 따라 장기등기증희망등록신청을 받은 경우에는 본인 동의 여부를 확인한 후 그 등록을 하고 지체 없이 그 결과를 신청인 및 국립장기이식관리기관의 장에게 알려야 한다.

③ 등록기관 중 국가, 지방자치단체 또는 공공기관은 보건복지부령으로 정하는 바에 따라 장기등기증희망자 등록에 관한 신청만을 접수하고, 그 밖의 장기등기증희망자 등록 및 사후관리 등에 관한 업무는 국립장기이식관리기관의 장이 수행하도록 할 수 있다.

④ 제3항에 따라 국립장기이식관리기관의 장이 장기등기증희망자의 등록 및 사후관리 등에 관한 업무를 수행하도록 하려는 경우 국가, 지방자치단체 및 공공기관은 신청 접수 결과를 보건복지부령으로 정하는 바에 따라 국립장기이식관리기관의 장에게 알려야 한다.

⑤ 국립장기이식관리기관의 장은 제4항에 따라 접수 결과를 통보받고 그 등록을 한 경우에는 지체 없이 등록 결과를 신청인에게 알려야 한다.

⑥ 등록기관 또는 국립장기이식관리기관의 장은 제2항 및 제5항에 따라 등록한 사람이 장기등기증희망등록에 관한 의사표시를 철회하면 즉시 그 등록을 말소하여야 한다.

[시행일 : 2020. 10. 8.] 제15조

제3절 뇌사의 판정

제16조(뇌사판정의료기관 및 뇌사판정위원회)

① 장장기등의 적출 및 이식을 위한 뇌사판정업무를 하려는 의료기관은 보건복지부령으로 정하는 바에 따라 국립장기이식관리기관의 장에게 알려야 한다.

② 뇌사판정업무를 하려는 의료기관은 제1항에 따른 통보 전까지 보건복지부령으로 정하는 시설 · 장비 · 인력 등을 갖추고, 해당 의료기관에 뇌사판정위원회를 설치하여야 한다.

③ 제2항에 따른 뇌사판정위원회는 대통령령으로 정하는 바에 따라 전문의사 2명 이상과 「의료법」 제2조제1항에 따른 의료인(이하 "의료인"이라 한다)이 아닌 위원 1명 이상을 포함한 4명 이상 6명 이하의 위원으로 구성한다.

④ 제1항에 따라 통보한 의료기관(이하 "뇌사판정기관"이라 한다)이 아니면 장기등의 적출 및 이식을 위한 뇌사판정업무를 할 수 없다. 다만, 뇌사판정기관이 아닌 의료기관에서 뇌사판정을 수행하고자 할 때는 제2항에 따른 뇌사판정위원회를 활용하여 업무를 수행할 수 있다.

⑤ 제4항 단서에 따라 뇌사판정기관이 아닌 의료기관에서 뇌사판정을 수행하기 위하여 제2항에 따른 뇌사판정위원회를 활용하는 경우 뇌사조사서 작성 및 뇌사판정서, 회의록 제출 등 뇌사판정 절차에 관한 구체적 사항은 대통령령으로 정한다.

⑥ 뇌사판정위원회의 운영 등에 관하여 필요한 사항은 대통령령으로 정한다.

제17조(뇌사추정자의 신고 및 뇌사판정의 신청)

① 뇌사로 추정되는 사람(이하 "뇌사추정자"라 한다)을 진료한 의료기관의 장은 제20조에 따른 장기구득기관의 장에게 알려야 하고, 통보를 받은 장기구득기관의 장은 국립장기이식관리기관의 장에게 그 사실을 신고하여야 한다.

② 뇌사추정자의 장기등을 기증하기 위하여 뇌사판정을 받으려는 사람은 보건복지부령으로 정하는 바에 따라 뇌사추정자의 검사기록 및 진료담당의사의 소견서를 첨부하여 뇌사판정기관의 장에게 뇌사판정 신청을 하여야 한다.

③ 제2항에 따라 뇌사판정을 신청할 수 있는 사람은 다음 각 호의 어느 하나에 해당하는 사람으로 한다.

1. 뇌사추정자의 가족
2. 뇌사추정자의 가족이 없는 경우에는 법정대리인 또는 진료담당의사. 이 경우 뇌사추정자가 제15조의 장기등기증희망자인 경우로 한정한다.

④ 제1항에 따라 통보하여야 하는 뇌사추정자의 기준 및 장기구득기관의 장이 국립장기이식관리기관의 장에게 신고하는 데 필요한 절차 및 방법 등은 보건복지부령으로 정한다.

제18조(뇌사판정 등)

① 뇌사판정기관의 장은 제17조제2항에 따른 뇌사판정 신청을 받으면 지체 없이 현장에 출동하여 뇌사판정 신청이 된 뇌사추정자(이하 "뇌사판정대상자"라 한다)의 상태를 파악한 후 보건복지부령으로 정하는 바에 따라 전문의사 2명 이상과 진료담당의사가 함께 작성한 뇌사조사서를 첨부하여 뇌사판정위원회에 뇌사판정을 요청하여야 한다.

② 제1항에 따라 뇌사판정의 요청을 받은 뇌사판정위원회는 전문의사인 위원 2명 이상과 의료인이 아닌 위원 1명 이상을 포함한 과반수의 출석과 출석위원 전원의 찬성으로 뇌사판정을 한다. 이 경우 뇌사판정의 기준은 대통령령으로 정한다.

③ 뇌사판정위원회는 뇌사판정을 위하여 필요하다고 인정하면 뇌사조사서를 작성한 전문의사와 진료담당의사를 뇌사판정위원회에 출석시켜 의견을 진술하게 할 수 있다.

④ 뇌사판정위원회는 제2항에 따라 뇌사판정을 한 경우에는 대통령령으로 정하는 바에 따라 출석위원 전원이 서명하거나 기명날인한 뇌사판정서 및 회의록을 작성하여 뇌사판정기관의 장에게 제출하여야 한다.

⑤ 뇌사판정기관의 장은 제4항에 따라 뇌사판정서 및 회의록을 제출받으면 그 사본과 보건복지부령으로 정하는 자료를 국립장기이식관리기관의 장에게 보내야 하고, 뇌사판정 신청자에게는 뇌사판정서 사본을 보내야 한다.

제19조(뇌사판정대상자관리전문기관)

① 국립장기이식관리기관의 장은 뇌사판정대상자에 대하여 장기등 기증, 뇌사판정, 장기등 적출 · 이식 등에 관한 일련의 업무를 통합하여 수행할 수 있는 뇌사판정대상자관리전문기관을 지정할 수 있다.

② 제1항에 따라 뇌사판정대상자관리전문기관으로 지정될 수 있는 기관은 다음 각 호의 요건을 모두 갖추어야 한다.

1. 제13조제1항에 따라 지정된 등록기관일 것
2. 제16조에 따라 통보된 뇌사판정기관일 것
3. 제25조에 따라 지정된 장기이식의료기관일 것
4. 보건복지부령으로 정하는 시설 · 장비 및 인력 등을 갖출 것

③ 뇌사판정대상자관리전문기관의 지정 절차 · 업무, 그 밖에 필요한 사항은 보건복지부령으로 정한다.

제20조(장기구득기관)

① 보건복지부장관은 뇌사추정자 및 뇌사판정대상자의 파악과 관리, 뇌사판정 및 장기 적출 절차의

진행 지원, 장기등 기증 설득 및 장기등기증자에 대한 지원 등의 업무를 수행하는 장기구득기관을 지정할 수 있다.

② 장기구득기관으로 지정받을 수 있는 기관은 다음 각 호와 같다.

1. 의료기관
2. 장기등의 기증 및 이식에 관련된 사업을 주된 목적으로 설립된 비영리법인

③ 장기구득기관은 다음 각 호의 사항을 준수하여야 한다.

1. 뇌사추정자 통보를 받으면 신속하게 현장에 출동하는 등 장기구득을 위한 적절한 조치를 취할 것
2. 장기등 기증을 유도하기 위하여 뇌사자의 가족에게 거짓된 사실을 알리거나 장기등 기증을 강요하지 아니할 것
3. 그 밖에 보건복지부령으로 정하는 사항

④ 장기구득기관은 관할 지역이 설정되어야 하고, 해당 관할 지역의 뇌사판정기관과 잠재 뇌사자를 발굴하기 위하여 협약을 맺어야 한다. 이 경우 장기구득기관의 관할 지역은 보건복지부령으로 정한다.

⑤ 장기구득기관은 뇌사판정대상자를 관리할 수 있는 장기구득 전문 의료인을 두어야 한다. 이 경우 장기구득 전문 의료인의 자격 등에 관한 내용은 대통령령으로 정한다.

⑥ 제5항에 따른 장기구득 전문 의료인은 제17조제1항에 따라 통보받은 뇌사추정자 및 뇌사판정대상자에 한하여 의무기록을 열람하고 대통령령으로 정하는 검사와 처치 업무를 수행할 수 있다.

⑦ 장기구득기관으로 지정받으려는 자는 대통령령으로 정하는 시설 · 장비 및 인력 등을 갖추어야 한다.

⑧ 장기구득기관의 지정 절차, 업무, 그 밖에 필요한 사항은 보건복지부령으로 정한다.

제21조(뇌사자의 사망원인 및 사망시각)

① 뇌사자가 이 법에 따른 장기등의 적출로 사망한 경우에는 뇌사의 원인이 된 질병 또는 행위로 인하여 사망한 것으로 본다.

② 뇌사자의 사망시각은 뇌사판정위원회가 제18조제2항에 따라 뇌사판정을 한 시각으로 한다.

제4절 장기등의 적출 및 이식

제22조(장기등의 적출 요건)

① 살아있는 사람의 장기등은 본인이 동의한 경우에만 적출할 수 있다. 다만, 16세 이상인 미성년자의 장기등과 16세 미만인 미성년자의 말초혈 또는 골수를 적출하려는 경우에는 본인과 그 부모(부모가 없고 형제자매에게 말초혈 또는 골수를 이식하기 위하여 적출하려는 경우에는 법정대리인)의 동의를 함께 받아야 한다. 〈개정 2020. 4. 7.〉

② 제1항 단서의 경우 부모 중 1명이 행방불명, 그 밖에 대통령령으로 정하는 부득이한 사유로 동의할 수 없으면 부모 중 나머지 1명과 제4조제6호 각 목에 따른 가족 또는 유족의 순서에 따른 선순위자 1명의 동의를 받아야 한다.

③ 뇌사자와 사망한 자의 장기등은 다음 각 호의 어느 하나에 해당하는 경우에만 적출할 수 있다.

1. 본인이 뇌사 또는 사망하기 전에 장기등의 적출에 동의한 경우. 다만, 그 가족 또는 유족이 장기등의 적출을 명시적으로 거부하는 경우는 제외한다.
2. 본인이 뇌사 또는 사망하기 전에 장기등의 적출에 동의하거나 반대한 사실이 확인되지 아니한 경우로서 그 가족 또는 유족이 장기등의 적출에 동의한 경우. 다만, 본인이 16세 미만의 미성년자인 경우에는 그 부모(부모 중 1명이 사망 · 행방불명, 그 밖에 대통령령으로 정하는 부득이한 사유로 동의할 수 없으면 부모 중 나머지 1명)가 장기등의 적출에 동의한 경우로 한정한다.

④ 제1항부터 제3항까지에 따라 동의한 사람은 장기등을 적출하기 위한 수술이 시작되기 전까지는 언제든지 장기등의 적출에 관한 동의의 의사표시를 철회할 수 있다.

[시행일 : 2020. 10. 8.] 제22조

제23조(장기등의 적출 시 준수사항)

장기등을 적출하려는 의사는 다음 각 호의 사항을 준수하여야 한다.

1. 제22조에 따른 동의 및 제26조제3항 후단에 따른 승인 사실을 확인할 것
2. 장기등기증자가 살아있는 사람인 경우에는 본인 여부를 확인하고 본인과 그 가족에게 다음 각 목의 사항을 충분히 설명할 것

가. 장기등기증자의 건강상태

나. 장기등 적출수술의 내용과 건강에 미치는 영향

다. 장기등을 적출한 후의 치료계획

라. 그 밖에 장기등기증자가 장기등의 적출과 관련하여 미리 알아야 할 사항

제24조(해부 또는 검시의 우선)

「형사소송법」 또는 「검역법」에 따라 해부 또는 검시를 하여야 하는 경우에는 그 해부 또는 검시를 하기 전에는 이식을 위하여 장기등을 적출할 수 없다. 다만, 진료담당의사가 적출할 장기등이 사망원인과 상관관계가 없고 해부 또는 검시가 끝날 때까지 기다리면 적출 시기를 놓칠 우려가 있다고 판단하는 경우에는 관할 지방검찰청 또는 지방검찰청지청의 검사, 관할 검역소장의 승인과 유족의 동의를 받아 장기등을 적출할 수 있다.

제25조(장기이식의료기관)

① 장기등의 이식을 위하여 장기등을 적출하거나 이식하려는 의료기관은 보건복지부장관으로부터 장기이식의료기관(이하 "이식의료기관"이라 한다)으로 지정받아야 한다.

② 이식의료기관으로 지정받으려는 의료기관은 대통령령으로 정하는 시설 · 장비 · 인력 등을 갖추어야 한다.

③ 이식의료기관이 아니면 장기등의 이식을 위하여 장기등을 적출하거나 이식할 수 없다. 다만, 이식의료기관이 아닌 의료기관에서도 보건복지부령으로 정하는 시설 · 인력 · 장비 등을 갖춘 경우에는 장기등을 적출할 수 있다.

제26조(이식대상자 선정 등)

① 국립장기이식관리기관의 장은 제14조제3항에 따라 장기등기증자의 등록결과를 통보받으면 대통령령으로 정하는 장기등 이식대상자의 선정기준에 따라 장기등이식대기자 중에서 이식대상자를 선정하여야 한다. 이 경우 국립장기이식관리기관의 장은 이를 장기등기증자 또는 이식대상자가 등록된 등록기관의 장에게 알려야 하고 등록기관의 장은 선정사실을 등록된 장기등기증자 또는 이식대상자와 그 가족 · 유족에게 즉시 알려야 한다.

② 제1항에도 불구하고 안구 및 제4조제1호라목의 경우와 이식대상자의 선정을 기다리면 이식 시기를 놓칠 현저한 우려가 있는 경우 등 대통령령으로 정하는 부득이한 사유가 있으면 이식의료

기관의 장이 이식대상자를 선정할 수 있다. 이 경우 이식의료기관의 장은 선정한 사유 및 선정결과를 국립장기이식관리기관의 장에게 알리고, 등록기관의 장 · 장기등기증자 · 이식대상자와 그 가족 · 유족에게 선정결과를 알려야 한다. 〈개정 2019. 1. 15.〉

③ 제1항에도 불구하고 살아있는 사람으로서 제11조제4항에 따른 16세 이상의 장기등기증자와 20세 미만인 사람 중 말초혈 또는 골수를 기증하려는 사람은 자신의 장기등의 이식대상자를 선정할 수 있다. 이 경우 본인 또는 배우자의 가족에게 말초혈 또는 골수를 기증하려는 경우 외에는 보건복지부령으로 정하는 기준과 절차에 따라 미리 국립장기이식관리기관의 장의 승인을 받아야 한다. 〈개정 2020. 4. 7.〉

④ 이식대상자 선정은 제2항 및 제3항과 제11조제4항에 해당되는 경우 외에는 제1항에 따라 국립장기이식관리기관의 이식대상자 선정절차를 거쳐야 한다.

[시행일 : 2020. 10. 8.] 제26조

제27조의2(국외 장기등 이식자에 대한 관리)

국외에서 장기등을 이식받은 사람은 귀국 후 30일 이내에 이식받은 의료기관 등 보건복지부령으로 정하는 사항이 기재된 서류를 국립장기이식관리기관에 제출하여야 한다.

[본조신설 2020. 4. 7.]

[시행일 : 2020. 10. 8.] 제27조의2

제5절 기록의 작성 및 열람 등

제28조(기록의 작성 및 장기등의 적출사실 통보 등)

① 장기등을 적출하거나 이식한 의사는 보건복지부령으로 정하는 바에 따라 적출 · 이식 및 장기등을 이식받은 사람의 사후 경과에 관한 기록을 작성하여 해당 장기등을 적출하거나 이식한 의료기관의 장에게 제출하여야 한다.

② 제1항에 따라 기록을 제출받은 의료기관의 장은 보건복지부령으로 정하는 바에 따라 그 내용을 이식 후 1년이 경과하기 전에는 6개월마다, 1년이 경과한 후에는 매년 국립장기이식관리기관의 장에게 제출하여야 한다. 다만, 진료 거부 등 기록 작성 및 제출이 어려운 경우로서 보건복지부령으로 정하는 경우에는 그러하지 아니하다.

③ 뇌사자의 장기등을 적출한 의료기관의 장은 그 사실을 지체 없이 관할 지방검찰청 또는 지방검찰청지청의 장에게 서면으로 알려야 한다.

제29조(기록의 보존)

① 뇌사판정기관의 장은 제18조제4항에 따른 뇌사판정서 및 회의록, 그 밖에 보건복지부령으로 정하는 뇌사판정에 관련된 자료를 15년 동안 보존하여야 한다.

② 의료기관의 장은 제28조제1항에 따른 장기등의 적출 · 이식 및 장기등을 이식받은 사람의 사후경과에 관한 기록을 보건복지부령으로 정하는 바에 따라 보존하여야 한다.

③ 국립장기이식관리기관의 장은 데이터베이스를 구축하여 제28조제2항에 따라 제출받은 기록을 체계적으로 관리하여야 한다.

제30조(기록의 열람 등)

의료기관의 장은 다음 각 호의 어느 하나에 해당하는 경우에는 장기등의 적출 또는 이식에 관한 기록을 열람하게 하거나 사본을 내주어야 한다. 다만, 진료담당의사가 장기등을 기증하거나 이식받은 사람 본인이 그 기록의 내용을 알게 되면 그의 치료 또는 회복에 현저한 지장을 초래할 우려가 있다고 판단하는 경우에는 이를 거부할 수 있다.

1. 장기등을 기증한 사람 또는 그 가족 · 유족이 해당 장기등의 적출에 관한 기록의 열람 또는 사본의 제공을 요구하는 경우
2. 장기등을 이식받은 사람 또는 그 가족이 해당 장기등의 이식에 관한 기록의 열람 또는 사본의 제공을 요구하는 경우

제30조의2(장기등 기증 · 적출 · 이식 통계의 작성 · 관리)

① 보건복지부장관은 장기등의 기증 · 적출 및 이식 등에 관한 자료를 지속적 · 체계적으로 수집 · 분석하여 통계를 작성 · 관리하여야 한다. 이 경우 통계 자료의 수집 및 통계의 작성 등에 관하여는 「통계법」을 준용하며, 통계의 산출을 위하여 처리되는 개인정보는 「개인정보 보호법」 제58조제1항제1호를 적용한다.

② 보건복지부장관은 다음 각 호의 자에 대하여 보건복지부령으로 정하는 바에 따라 제1항에 따른 통계의 작성 · 관리에 필요한 자료의 제출이나 의견의 진술 등을 요구할 수 있다. 이 경우 자료의

제출이나 의견의 진술을 요구받은 자는 정당한 사유가 없으면 이에 따라야 한다.

1. 장기등을 적출 · 이식하는 의료인 또는 의료기관
2. 「국민건강보험법」에 따른 국민건강보험공단 또는 건강보험심사평가원
3. 등록기관 · 뇌사판정기관 · 뇌사판정대상자관리전문기관 또는 장기구득기관
4. 그 밖에 장기등의 기증 · 적출 또는 이식에 관한 사업을 하는 법인 · 기관 또는 단체

[본조신설 2019. 1. 15.]

제31조(비밀의 유지)

① 국립장기이식관리기관 · 등록기관 · 뇌사판정기관(제16조제5항에 따른 의료기관을 포함한다) · 이식의료기관(제25조제3항 단서에 따른 의료기관을 포함한다) · 뇌사판정대상자관리전문기관 · 장기구득기관에 종사하는 사람으로서 대통령령으로 정하는 사람은 이 법에서 특별히 규정한 경우 외에는 해당 장기등기증자 등의 등록, 뇌사판정대상자 관리, 장기구득 또는 장기등의 적출 · 이식과 관련된 업무를 담당하는 사람 외의 사람에게 다음 각 호의 어느 하나에 해당하는 행위를 하여서는 아니 된다.

1. 장기등기증자와 적출한 장기등에 관한 사항을 알려주는 행위
2. 이식대상자와 이식한 장기등에 관한 사항을 알려주는 행위
3. 장기등기증희망자 및 장기등이식대기자에 관한 사항을 알려주는 행위

② 다음 각 호의 어느 하나에 해당하는 경우에는 제1항을 적용하지 아니한다.

1. 범죄수사를 위하여 수사기관이 장기등의 적출 또는 이식에 관련된 자료를 요청한 경우
2. 재판과 관련하여 법관이 장기등의 적출 또는 이식과 관련된 자료의 제출명령을 한 경우
3. 제6조제2항제1호에 따라 장기등기증희망자임을 표시하기 위하여 해당 증명서의 발급기관에 장기등기증희망자의 명단을 제공하는 경우
4. 장기기증 홍보사업 등 공익 목적을 위하여 장기등기증자 또는 장기등이식대기자 본인이 정보제공에 동의한 경우

제4장 장기등기증자 등에 대한 지원

제32조(장기등기증자 등에 대한 지원 등)

① 국가는 다음 각 호의 어느 하나에 해당하는 자에게 예산의 범위에서 장제비 · 진료비 등을 지급할 수 있다. 〈개정 2017. 10. 24.〉

1. 장기등기증자
2. 장기등기증자의 가족 또는 유족
3. 장기등기증자인 근로자(「근로기준법」 제2조제1항제1호에 따른 근로자를 말한다. 이하 이 조에서 같다)의 사용자

② 근로자인 장기등기증자가 장기등을 기증하기 위한 신체검사 또는 적출 등에 필요한 입원기간에 대하여는 공무원인 근로자의 소속 기관의 장은 그 기간을 병가로 처리하고, 공무원 외의 근로자의 사용자는 그 기간을 유급휴가로 처리하여야 한다. 〈개정 2013. 7. 30.〉

③ 국가는 장기등기증자 및 그 유족에 대한 추모 및 예우 사업을 실시할 수 있다. 〈신설 2017. 10. 24.〉

④ 국립장기이식관리기관의 장은 장기등기증자인 뇌사자 또는 사망한 자에 대한 장례지원 방법 · 절차, 가족 또는 유족에 대한 상담 등 가족관리, 사후 행정처리 지원 등에 관한 표준지침을 마련하고 이를 뇌사판정대상자관리전문기관, 장기구득기관, 이식의료기관 등 관련 기관이 따르도록 권고할 수 있다. 〈신설 2018. 12. 11.〉

⑤ 제1항에 따른 지급의 범위 및 절차, 제3항에 따른 사업의 내용 등에 관하여 필요한 사항은 보건복지부령으로 정한다. 〈개정 2017. 10. 24., 2018. 12. 11.〉

제33조(국립장기이식관리기관 등에 대한 지원)

국가나 지방자치단체는 국립장기이식관리기관 · 등록기관 · 뇌사판정기관 · 뇌사판정대상자관리전문기관 · 장기구득기관 및 이식의료기관에 대하여 필요한 예산 등을 지원할 수 있다.

제5장 감독

제34조(보고 · 조사 등)

① 보건복지부장관 또는 국립장기이식관리기관의 장은 장기등의 기증 · 적출 또는 이식 등과 관련하여 필요하다고 인정하면 등록기관 · 뇌사판정기관 · 뇌사판정대상자관리전문기관 · 장기구득기관 또는 이식의료기관의 장 및 그 종사자에게 그 업무에 관하여 필요한 명령을 하거나, 보고 또는 관계 서류의 제출을 명할 수 있다.

② 보건복지부장관 또는 국립장기이식관리기관의 장은 제1항에 따라 등록기관 등의 관계 서류 등을 관계 공무원에게 조사하게 할 수 있다. 이 경우 조사를 담당하는 관계 공무원은 그 권한을 표시하는 증표를 지니고 이를 내보여야 한다.

③ 제1항 및 제2항의 경우에 등록기관 · 뇌사판정기관 · 뇌사판정대상자관리전문기관 · 장기구득기관 또는 이식의료기관의 장 및 그 종사자는 정당한 사유가 없으면 이에 따라야 한다.

제35조(시정명령)

보건복지부장관 또는 국립장기이식관리기관의 장은 등록기관 · 뇌사판정기관 · 뇌사판정대상자관리전문기관 · 장기구득기관 또는 이식의료기관의 장 및 그 종사자가 다음 각 호의 어느 하나에 해당하면 3개월의 범위에서 일정한 기간을 정하여 해당 기관의 장에게 위반된 사항을 시정할 것을 명할 수 있다. 〈개정 2019. 1. 15.〉

1. 제14조제3항에 따라 장기등기증자 등의 등록결과를 알리지 아니한 경우
2. 제15조제2항 및 제4항에 따라 장기등기증희망자 등록 및 접수 결과를 알리지 아니한 경우
3. 제18조제1항에 따라 지체 없이 현장에 출동하여 뇌사판정대상자의 상태를 파악하지 아니한 경우
4. 제18조제5항에 따라 뇌사판정서 및 회의록의 사본 등을 국립장기이식관리기관의 장에게 보내지 아니한 경우
5. 제20조제3항에 따른 준수사항을 지키지 아니한 경우
6. 제28조제1항에 따라 장기등의 적출 · 이식 및 장기등을 이식받은 사람의 사후 경과에 관한 기록을 작성하지 아니한 경우
7. 제28조제2항 또는 제3항에 따른 통보를 하지 아니한 경우

제36조(지정취소 등)

① 보건복지부장관은 등록기관, 장기구득기관 또는 이식의료기관이 다음 각 호의 어느 하나에 해당하면 그 지정을 취소하거나 1년 이내의 기간을 정하여 장기등기증자 · 장기등기증희망자 등의 등록업무, 장기구득에 관한 업무, 장기등의 적출 또는 이식에 관한 업무의 정지를 명할 수 있다.

1. 제13조제1항 전단, 제20조제7항 또는 제25조제2항에 따른 시설 · 장비 · 인력 등을 갖추지 아니한 경우
2. 제13조제1항 후단에 따라 등록받을 수 있는 장기등이 아닌 장기등에 대한 등록업무를 한 경우
3. 제34조제1항에 따른 명령을 이행하지 아니하거나 같은 조 제2항에 따른 조사에 응하지 아니한 경우

② 국립장기이식관리기관의 장은 뇌사판정기관이 다음 각 호의 어느 하나에 해당하면 3년 이내의 기간을 정하여 뇌사판정업무의 정지를 명할 수 있다. 〈개정 2018. 12. 11.〉

1. 제16조제2항에 따른 시설 · 장비 · 인력 등을 갖추지 아니한 경우
2. 제16조제2항에 따른 뇌사판정위원회를 설치하지 아니한 경우
3. 제18조를 위반하여 뇌사판정업무를 한 경우
4. 제34조제1항에 따른 명령을 이행하지 아니하거나 같은 조 제2항에 따른 조사에 응하지 아니한 경우
5. 제35조에 따른 시정명령을 이행하지 아니한 경우
6. 제37조제3항에 따른 뇌사판정업무 종료 통보를 하지 아니한 경우
7. 그 밖에 이 법 또는 이 법에 따른 명령을 위반한 경우

③ 국립장기이식관리기관의 장은 뇌사판정대상자관리전문기관이 다음 각 호의 어느 하나에 해당하면 그 지정을 취소하거나 1년 이내의 기간을 정하여 뇌사판정대상자 관리업무의 정지를 명할 수 있다.

1. 제19조제2항에 따른 요건을 갖추지 못한 경우
2. 제34조제1항에 따른 명령을 이행하지 아니하거나 같은 조 제2항에 따른 조사에 응하지 아니한 경우
3. 제35조에 따른 시정명령을 이행하지 아니한 경우

4. 제37조제1항에 따른 폐업신고 또는 업무종료 신고를 하지 아니한 경우

④ 보건복지부장관 또는 국립장기이식관리기관의 장은 등록기관 · 뇌사판정대상자관리전문기관 · 장기구득기관 또는 이식의료기관이 제1항 또는 제3항에 따른 업무정지명령을 위반하여 업무를 하면 그 지정을 취소할 수 있다.

⑤ 제1항 · 제3항 및 제4항에 따라 지정이 취소된 등록기관 · 뇌사판정대상자관리전문기관 · 장기구득기관 또는 이식의료기관은 그 지정이 취소된 날부터 1년 이내에 등록기관 · 뇌사판정대상자관리전문기관 · 장기구득기관 또는 이식의료기관으로 지정받을 수 없다.

제37조(폐업 등의 신고 · 통보 및 자료이관)

① 등록기관 · 뇌사판정대상자관리전문기관 · 장기구득기관 또는 이식의료기관이 폐업하려 하거나 장기등기증자 · 장기등기증희망자 등의 등록업무, 뇌사판정대상자 관리업무, 장기구득에 관한 업무 또는 장기등의 적출 · 이식 업무를 끝내려고 하는 경우에는 보건복지부령으로 정하는 바에 따라 보건복지부장관 또는 국립장기이식관리기관의 장에게 신고하여야 한다.

② 보건복지부장관 또는 국립장기이식관리기관의 장은 제1항에 따른 신고를 받은 경우 그 내용을 검토하여 이 법에 적합하면 신고를 수리하여야 한다. 〈신설 2018. 12. 11.〉

③ 뇌사판정기관이 뇌사판정업무를 끝내려면 그 사실을 국립장기이식관리기관의 장에게 알려야 한다. 〈개정 2018. 12. 11.〉

④ 제1항 및 제3항에 따라 폐업하거나 업무를 끝내려는 등록기관 · 뇌사판정기관 · 뇌사판정대상자관리전문기관 · 장기구득기관 또는 이식의료기관의 장, 제36조에 따라 업무정지명령을 받거나 지정이 취소된 등록기관 · 뇌사판정기관 · 뇌사판정대상자관리전문기관 · 장기구득기관의 장은 대통령령으로 정하는 바에 따라 관련 자료를 국립장기이식관리기관의 장에게 이관하여야 한다. 〈개정 2018. 12. 11.〉

제6장 보칙

제38조(협조의무)

보건복지부장관 또는 국립장기이식관리기관의 장은 장기등을 안전하고 신속하게 적출 · 운반하거

나 이식하기 위하여 필요한 조치를 관계 기관의 장에게 요청할 수 있다. 이 경우 관계 기관의 장은 정당한 사유가 없으면 요청에 따라야 한다.

제39조(국립장기이식관리기관 등의 명칭 사용금지)

이 법에 따른 국립장기이식관리기관, 등록기관, 뇌사판정기관, 뇌사판정대상자관리전문기관, 장기구득기관 또는 이식의료기관이 아니면 각각 해당 명칭을 사용하지 못한다.

제40조(권한의 위임)

이 법에 따른 보건복지부장관의 권한은 그 일부를 대통령령으로 정하는 바에 따라 소속 기관의 장이나 특별시장ㆍ광역시장ㆍ도지사ㆍ특별자치도지사 또는 시장ㆍ군수ㆍ구청장(자치구의 구청장을 말한다. 이하 같다)에게 위임할 수 있다.

제41조(청문)

보건복지부장관 또는 국립장기이식관리기관의 장은 제36조제1항ㆍ제3항 및 제4항에 따른 취소처분을 하려면 청문을 하여야 한다.

제42조(장기등의 적출ㆍ이식 비용의 부담 등)

① 장기등의 적출 및 이식에 드는 비용은 해당 장기등을 이식받은 사람이 부담한다. 다만, 이식받은 사람이 부담하는 비용에 대하여 다른 법령에서 따로 정하는 경우에는 해당 법령에서 정하는 바에 따른다.

② 제1항에 따른 비용은 「국민건강보험법」에서 정하는 바에 따라 산출한다. 다만, 「국민건강보험법」에서 규정하지 아니한 비용은 보건복지부령으로 정하는 바에 따라 산출한다.

제43조(수수료)

① 장기등이식대기자로 등록하려는 사람은 등록기관의 장에게 수수료를 내야 한다.

② 제1항에 따른 수수료의 금액 등에 관하여 필요한 사항은 보건복지부령으로 정한다.

제7장 벌칙

제44조(벌칙)

① 다음 각 호의 어느 하나에 해당하는 자는 무기징역 또는 2년 이상의 유기징역에 처한다.

1. 제11조제1항을 위반하여 감염성병원체에 감염된 장기등, 암세포가 침범한 장기등 또는 이식대상자의 생명 · 신체에 위해를 줄 우려가 있는 장기등을 적출하거나 이식한 자
2. 제11조제2항을 위반하여 이식대상자가 정하여지지 아니한 장기등을 적출한 자
3. 제11조제3항을 위반하여 같은 항 각 호의 어느 하나에 해당하는 사람으로부터 장기등을 적출한 자
4. 제11조제4항을 위반하여 16세 이상인 미성년자의 장기등을 적출한 자
5. 제11조제5항을 위반하여 살아있는 사람으로부터 적출할 수 없는 장기등을 적출한 자
6. 제18조에 따른 뇌사판정을 받지 아니한 뇌사추정자의 장기등을 적출한 자
7. 제18조제2항을 위반하여 뇌사판정을 한 자
8. 제22조제1항 또는 제2항을 위반하여 본인 등의 동의를 받지 아니하고 장기등을 적출한 자
9. 제22조제3항을 위반하여 뇌사자로부터 장기등을 적출한 자

② 제1항 각 호의 어느 하나를 위반하여 사람을 사망에 이르게 한 자는 사형 · 무기징역 또는 5년 이상의 유기징역에 처한다.

제45조(벌칙)

① 제7조제1항제1호 또는 제3호를 위반하여 장기등을 주고 받거나 주고 받을 것을 약속하거나, 이를 교사 · 알선 · 방조하는 자 또는 같은 조 제3항을 위반하여 장기등을 적출하거나 이식한 자는 2년 이상의 유기징역에 처한다.

② 제7조제1항제2호를 위반하여 장기등을 주고 받거나 주고 받을 것을 약속하거나, 같은 조 제2항을 위반하여 같은 조 제1항제1호 및 제2호의 행위를 교사 · 알선 · 방조하는 자는 10년 이하의 징역 또는 1억원 이하의 벌금에 처한다. 이 경우 징역과 벌금은 병과(倂科)할 수 있다. 〈개정 2017. 10. 24.〉

③ 제26조제1항부터 제3항까지의 규정에 따른 이식대상자의 선정 또는 선정 승인과 관련하여 금

전, 재산상의 이익, 그 밖의 대가적 급부를 받은 자는 7년 이하의 징역 또는 7천만원 이하의 벌금에 처한다. 이 경우 징역과 벌금은 병과할 수 있다. 〈개정 2017. 10. 24.〉

④ 제1항부터 제3항까지의 죄를 범하여 얻은 금전이나 재산상의 이익은 몰수한다. 다만, 몰수할 수 없으면 그 가액(價額)을 추징한다.

제46조(벌칙)

① 제18조제1항에 따른 전문의사 또는 진료담당의사가 뇌사조사서를 거짓으로 작성하여 뇌사자가 아닌 사람에게 뇌사판정을 하게 한 경우에는 1년 이상의 유기징역에 처한다.

② 제1항의 죄를 범하여 사람을 상해(傷害)에 이르게 한 경우에는 2년 이상의 유기징역에 처한다.

③ 제1항의 죄를 범하여 사람을 사망에 이르게 한 경우에는 사형 · 무기징역 또는 5년 이상의 유기징역에 처한다.

제47조(벌칙)

① 제18조제1항에 따른 전문의사 또는 진료담당의사가 업무상 과실로 뇌사조사서를 사실과 다르게 작성하여 뇌사자가 아닌 사람에게 뇌사판정을 하게 한 경우에는 5년 이하의 금고 또는 5천만원 이하의 벌금에 처한다. 〈개정 2017. 10. 24.〉

② 제1항의 죄를 범하여 사람을 상해에 이르게 한 경우에는 7년 이하의 금고 또는 7천만원 이하의 벌금에 처한다. 〈개정 2017. 10. 24.〉

③ 제1항의 죄를 범하여 사람을 사망에 이르게 한 경우에는 10년 이하의 금고 또는 1억원 이하의 벌금에 처한다. 〈개정 2017. 10. 24.〉

제48조(벌칙)

다음 각 호의 어느 하나에 해당하는 자는 5년 이하의 징역 또는 5천만원 이하의 벌금에 처한다. 〈개정 2017. 10. 24.〉

1. 제16조제1항을 위반하여 국립장기이식관리기관의 장에게 알리지 아니하고 뇌사판정업무를 하거나 제36조제2항에 따른 뇌사판정업무의 정지기간 중에 뇌사판정업무를 한 의료기관의 장
2. 제16조제2항 및 제3항에 따른 시설 · 장비 · 인력 등을 갖추지 아니하거나 뇌사판정위원회를 설치하지 아니하고 뇌사판정업무를 한 의료기관의 장. 다만, 뇌사판정기관에 설치된 뇌사판정

위원회가 제16조제4항 단서에 따라 뇌사판정업무를 하는 경우는 제외한다.

3. 제22조제3항을 위반하여 사망한 자로부터 장기등을 적출한 자
4. 제25조제3항을 위반하여 장기등을 적출하거나 이식한 자
5. 제26조제1항 전단을 위반하여 이식대상자의 선정기준에 따르지 아니하고 이식대상자를 선정한 자
6. 제26조제4항을 위반하여 이식대상자를 선정하거나 그 장기등을 이식한 자
7. 제27조를 위반하여 뇌사자의 장기등의 적출 또는 이식수술에 참여한 자

제49조(벌칙)

다음 각 호의 어느 하나에 해당하는 자는 3년 이하의 징역 또는 3천만원 이하의 벌금에 처한다. 〈개정 2017. 10. 24.〉

1. 제26조제2항 후단을 위반하여 이식대상자를 선정한 사유 및 선정결과를 국립장기이식관리기관의 장에게 알리지 아니한 자
2. 제28조제3항을 위반하여 뇌사자의 장기등을 적출한 사실을 관할 지방검찰청 또는 지방검찰청 지청의 장에게 서면으로 알리지 아니한 자
3. 제31조를 위반하여 같은 조 제1항 각 호의 어느 하나에 해당하는 행위를 한 자

제50조(벌칙)

다음 각 호의 어느 하나에 해당하는 자는 2년 이하의 징역 또는 2천만원 이하의 벌금에 처한다. 〈개정 2017. 10. 24.〉

1. 업무상 과실로 제11조제1항을 위반하여 감염성병원체에 감염된 장기등, 암세포가 침범한 장기등 또는 이식에 적합하지 아니한 장기등을 적출하거나 이식한 자
2. 제13조제1항을 위반하여 등록기관으로 지정받지 아니하고 장기등기증자 등의 등록업무를 수행한 자
3. 제18조제5항을 위반하여 뇌사판정서 및 회의록의 사본과 해당 자료를 국립장기이식관리기관의 장에게 보내지 아니한 자
4. 제24조를 위반하여 장기등을 적출한 자

5. 제26조제3항을 위반하여 국립장기이식관리기관의 장의 승인을 받지 아니하고 이식대상자를 선정하여 장기등을 기증한 자
6. 제28조제1항을 위반하여 장기등의 적출 · 이식에 관한 기록을 작성하지 아니하거나 거짓으로 작성한 자
7. 제29조제1항을 위반하여 뇌사판정서 등 뇌사판정에 관련된 자료를 15년 동안 보존하지 아니한 자
8. 제29조제2항을 위반하여 장기등의 적출 · 이식에 관한 기록을 보존하지 아니한 자

제51조(자격정지의 병과)

이 법을 위반한 자를 유기징역에 처할 경우에는 10년 이하의 자격정지를 병과할 수 있다.

제52조(양벌규정)

법인의 대표자나 법인 또는 개인의 대리인, 사용인, 그 밖의 종업원이 그 법인 또는 개인의 업무에 관하여 제45조제2항 · 제3항, 제47조부터 제50조까지의 어느 하나에 해당하는 위반행위를 하면 그 행위자를 벌하는 외에 그 법인 또는 개인에게도 해당 조문의 벌금형을 과(科)한다. 다만, 법인 또는 개인이 그 위반행위를 방지하기 위하여 해당 업무에 관하여 상당한 주의와 감독을 게을리하지 아니한 경우에는 그러하지 아니하다.

제53조(과태료)

① 다음 각 호의 어느 하나에 해당하는 자에게는 500만원 이하의 과태료를 부과한다.

1. 제3조제3항을 위반하여 시정요구를 따르지 아니한 자
2. 제28조제1항을 위반하여 사후 경과에 관한 기록을 작성하지 아니하거나 거짓으로 작성한 자
3. 제29조제2항을 위반하여 사후 경과에 관한 기록을 보존하지 아니한 자

② 다음 각 호의 어느 하나에 해당하는 자에게는 300만원 이하의 과태료를 부과한다. 〈개정 2018. 12. 11.〉

1. 제14조제3항, 제15조제2항을 위반하여 등록결과를 국립장기이식관리기관의 장에게 알리지 아니한 자

2. 제17조제1항을 위반하여 뇌사추정자를 알리지 아니하거나 신고하지 아니한 자

3. 제23조를 위반하여 동의 및 승인 사실 또는 본인 여부를 확인하지 아니하거나 필요한 설명을 하지 아니한 자

4. 제26조제1항 후단 또는 제2항 후단을 위반하여 이식대상자의 선정사실을 장기등기증자, 이식대상자와 그 가족 · 유족에게 알리지 아니한 자

5. 제37조제4항을 위반하여 국립장기이식관리기관의 장에게 관련 자료를 이관하지 아니한 자

③ 다음 각 호의 어느 하나에 해당하는 자에게는 200만원 이하의 과태료를 부과한다.

1. 제34조제1항에 따른 명령을 이행하지 아니하거나 같은 조 제2항에 따른 조사를 거부 · 방해 또는 기피한 자

2. 제39조를 위반하여 국립장기이식관리기관 · 등록기관 · 뇌사판정기관 · 뇌사판정대상자관리전문기관 · 장기구득기관 또는 이식의료기관이라는 명칭을 사용한 자

④ 다음 각 호의 어느 하나에 해당하는 자에게는 100만원 이하의 과태료를 부과한다. 〈개정 2018. 12. 11.〉

1. 제14조제5항 또는 제15조제6항을 위반하여 등록을 말소하지 아니한 자

2. 제30조를 위반하여 기록의 열람 또는 사본의 제공 요구에 따르지 아니한 자

3. 제37조제1항 또는 제3항에 따른 신고 또는 통보를 하지 아니한 자

제54조(과태료의 부과 · 징수절차)

제53조에 따른 과태료는 대통령령으로 정하는 바에 따라 보건복지부장관 또는 그 소속 기관의 장이 부과 · 징수한다.

부칙〈제11005호, 2011. 8. 4.〉 (의료법)

제1조(시행일)

이 법은 공포 후 1년이 경과한 날부터 시행한다. 다만, … 〈생략〉 … 부칙 제4조는 공포한 날부터 시행하고, … 〈생략〉 … 시행한다.

제2조 및 제3조 생략

제4조(다른 법률의 개정)

①부터 ⑧까지 생략

⑨ 장기등 이식에 관한 법률 일부를 다음과 같이 개정한다.

제11조제3항제3호 단서 중 "정신과전문의"를 "정신건강의학과전문의"로 한다.

⑩부터 ⑭까지 생략

부칙〈제11976호, 2013. 7. 30.〉

이 법은 공포 후 6개월이 경과한 날부터 시행한다.

부칙〈제14928호, 2017. 10. 24.〉

이 법은 공포 후 6개월이 경과한 날부터 시행한다.

부칙〈제15900호, 2018. 12. 11.〉

제1조(시행일)

이 법은 공포한 날부터 시행한다. 다만, 제9조제1항 후단의 개정규정은 공포 후 3개월이 경과한 날부터 시행한다.

제2조(장기등이식윤리위원회의 위원 구성에 관한 경과조치)

① 이 법 시행 후 위원을 임명 또는 위촉할 당시 제9조제1항 후단의 개정규정을 충족하지 못하는 경우에는 해당 개정규정의 요건이 충족될 때까지는 공무원이 아닌 위원을 위촉하여야 한다.

② 장기등이식윤리위원회의 위원 구성에 관하여는 제1항에 따라 제9조제1항 후단의 개정규정을 충족할 때까지는 종전의 규정에 따른다.

부칙〈제16256호, 2019. 1. 15.〉

이 법은 공포한 날부터 시행한다. 다만, 제30조의2의 개정규정은 공포 후 6개월이 경과한 날부터 시행한다.

■ 인체조직안전 및 관리 등에 관한 법률 시행규칙 [별지 제1호서식]

장기등 및 조직 기증자 등록신청서

※ [ ]에는 해당되는 곳에 √표를 합니다.
※ 바탕색이 어두운 란은 신청인이 작성하지 않습니다.

접수번호	접수일자	처리기간 즉시

장기등, 조직 기증자	성명	주민등록번호
	주소 (전화번호:)	

신청 내용	기증자의 유형	[ ] 전체	[ ]살아있는 사람 [ ]뇌사자 [ ]사망한 사람
	기증할 장기등	[ ] 전체	[ ]신장 [ ]간장 [ ]췌장 [ ]췌도 [ ]심장 [ ]폐 [ ]소장(동시에 이식하는 경우 [ ]위장 [ ]십지이지장 [ ]대장 [ ]비장) [ ]손 [ ]팔 [ ]안구 [ ]골수 [ ]말초혈
	기증할 조직	[ ] 전체	[ ]뼈 [ ]연골 [ ]근막 [ ]피부 [ ]양막 [ ]인대 [ ]건 [ ]심장판막 [ ]혈관 [ ]신경 [ ]심낭

「장기등 이식에 관한 법률」 제14조제1항 및 같은 법 시행규칙 제5조와 「인체조직안전 및 관리 등에 관한 법률」 제7조의2제1항 및 같은 법 시행규칙 제3조제1항에 따라 위와 같이 신청합니다.

년 월 일

신청인 (서명 또는 인)
주민등록번호
기증자와의 관계

OOO 등록기관장 귀하

첨부 서류	장기등 기증 시	1. 「장기등 이식에 관한 법률」 제12조 및 같은 법 제22조에 따른 장기등의 기증 및 적출에 대한 동의를 확인할 수 있는 서류 2. 「장기등 이식에 관한 법률」 제14조제1항 단서에 따라 뇌사자 또는 사망한 사람의 가족 또는 유족이 등록을 신청하는 경우에는 가족 또는 유족임을 확인할 수 있는 서류 **※ 살아있는 사람이 기증자로 등록을 신청하는 경우에는 본인이 신청해야 합니다.**	수수료 없음
	조직 기증 시	1. 「인체조직안전 및 관리 등에 관한 법률」 제7조 및 같은 법 제8조에 따른 조직의 기증 및 채취에 관한 동의를 확인할 수 있는 서류 2. 「인체조직안전 및 관리 등에 관한 법률」 제7조의2제1항 단서에 따라 뇌사자 또는 사망한 사람의 가족 또는 유족이 등록을 신청하는 경우에는 가족 또는 유족임을 확인할 수 있는 서류 **※ 살아있는 사람이 기증자로 등록을 신청하는 경우에는 본인이 신청해야 합니다.**	

210㎜×297㎜[백상지 80g/㎡(재활용품)]

■ 인체조직안전 및 관리 등에 관한 법률 시행규칙 [별지 제2호서식]

장기등 및 조직 기증희망자 등록신청서

※ [ ]에는 해당되는 곳에 √표를 합니다.
※ 바탕색이 어두운 란은 신청인이 작성하지 않습니다.

접수번호	접수일자	처리기간 즉시

신청인	성명		주민등록번호
	전화번호		전자우편주소
	주소		
	정보수신 여부	[ ]전자우편 [ ]이동전화 문자메시지 [ ]우편물	
신청내용	기증 형태 (중복 선택 가능)	[ ] 장기등(신장, 간장, 췌장, 췌도, 심장, 폐, 소장, 안구, 손, 팔 등) 기증 [ ] 조직(뼈, 연골, 근막, 피부, 양막, 인대, 건, 심장판막, 혈관 등) 기증 [ ] 안구(각막) 기증	
	기증희망자 표시 여부	운전면허증에 기증희망자라는 사실을 표시하기를 원하십니까? [ ]예 [ ]아니오 ※ 운전면허증 신규발급, 갱신, 재발급 시 표시할 수 있습니다.	
	법정대리인의 동의 (미성년자의 경우)	성명	주민등록번호
		관계	서명

「장기등 이식에 관한 법률」 제15조제1항 및 같은 법 시행규칙 제7조와 「인체조직안전 및 관리 등에 관한 법률」 제7조의2제1항 및 같은 법 시행규칙 제3조제2항에 따라 위와 같이 신청합니다.

년 월 일

신청인 (서명 또는 인)

OOO 등록기관장 귀하

첨부서류	1. 신청인이 미성년자인 경우: 기증에 동의하는 사람이 법정대리인임을 확인할 수 있는 서류 2. 신청인이 「정신보건법」 제3조제1호에 따른 정신질환자나 「장애인복지법 시행령」 별표 1 제6호에 따른 지적장애인인 경우: 정신건강의학과 전문의가 기증하는 본인이 동의 능력을 갖추었다고 인정하는 소견서 **※ 신청인 본인의 서명이 없는 경우에는 등록이 되지 않습니다.**	수수료 없음

210㎜×297㎜[일반용지 60g/㎡(재활용품)]

■ 인체조직안전 및 관리 등에 관한 법률 시행규칙 [별지 제1호서식]

장기등 및 조직 기증자 등록신청서

※ 색상이 어두운 란은 신청인이 작성하지 않으며, [ ]에는 해당되는 곳에 √표를 합니다.

접수번호	접수일자	처리기간 즉시

장기등 및 조직 기증자	성명		주민등록번호
	주소		(전화번호:)
신청 내용	기증자의 유형	[ ] 전체	[ ]살아있는 사람 [ ]뇌사자 [ ]사망한 사람
	기증할 장기등	[ ] 전체	[ ]신장 [ ]간장 [ ]췌장 [ ]췌도 [ ]심장 [ ]폐 [ ]소장(동시에 이식하는 경우 [ ]위장 [ ]십지이지장 [ ]대장 [ ]비장) [ ]손 [ ]팔 [ ]발 [ ]다리 [ ]안구 [ ]골수 [ ]말초혈
	기증할 조직	[ ] 전체	[ ]뼈 [ ]연골 [ ]근막 [ ]피부 [ ]양막 [ ]인대 [ ]건 [ ]심장판막 [ ]혈관 [ ]신경 [ ]심낭

「장기등 이식에 관한 법률」 제14조제1항 및 같은 법 시행규칙 제5조와 「인체조직안전 및 관리 등에 관한 법률」 제7조의2제1항 및 같은 법 시행규칙 제3조제1항에 따라 위와 같이 신청합니다.

년 월 일

신청인 (서명 또는 인)

주민등록번호

기증자와의 관계

OOO 등록기관장 귀하

첨부 서류	장기등 기증 시	1. 「장기등 이식에 관한 법률」 제12조 및 같은 법 제22조에 따른 장기등의 기증 및 적출에 대한 동의를 확인할 수 있는 서류 2. 「장기등 이식에 관한 법률」 제14조제1항 단서에 따라 뇌사자 또는 사망한 사람의 가족 또는 유족이 등록을 신청하는 경우에는 가족 또는 유족임을 확인할 수 있는 서류 **※ 살아있는 사람이 기증자로 등록을 신청하는 경우에는 본인이 신청해야 합니다.**	수수료 없음
	조직 기증 시	1. 「인체조직안전 및 관리 등에 관한 법률」 제7조 및 같은 법 제8조에 따른 조직의 기증 및 채취에 관한 동의를 확인할 수 있는 서류 2 「인체조직안전 및 관리 등에 관한 법률」 제7조의2제1항 단서에 따라 뇌사자 또는 사망한 사람의 가족 또는 유족이 등록을 신청하는 경우에는 가족 또는 유족임을 확인할 수 있는 서류 **※ 살아있는 사람이 기증자로 등록을 신청하는 경우에는 본인이 신청해야 합니다.**	

210㎜×297㎜[백상지 80g/㎡(재활용품)]

■ 인체조직안전 및 관리 등에 관한 법률 시행규칙 [별지 제2호서식]

장기등 및 조직 기증희망자 등록신청서

※ 색상이 어두운 란은 신청인이 작성하지 않으며, [ ]에는 해당되는 곳에 √표를 합니다.

접수번호	접수일자	처리기간 즉시

신청인	성명		주민등록번호
	전화번호		전자우편주소
	주소		
	정보수신 여부	[ ]전자우편 [ ]휴대전화 문자메시지 [ ]우편물	
신청내용	기증 형태 (중복 선택 가능)	[ ] 장기등(신장, 간장, 췌장, 췌도, 심장, 폐, 소장, 안구, 손, 팔 등) 기증 [ ] 조직(뼈, 연골, 근막, 피부, 양막, 인대, 건, 심장판막, 혈관 등) 기증 [ ] 안구(각막) 기증	
	기증희망자 표시 여부	운전면허증에 기증희망자라는 사실을 표시하기를 원하십니까? [ ]예 [ ]아니오 ※ 운전면허증 신규발급, 갱신, 재발급 시 표시할 수 있습니다.	
	법정대리인의 동의 (신청인이 16세 미만인 경우)	성명	주민등록번호
		관계	서명

「장기등 이식에 관한 법률」 제15조제1항 및 같은 법 시행규칙 제7조와 「인체조직안전 및 관리 등에 관한 법률」 제7조의2제1항 및 같은 법 시행규칙 제3조제2항에 따라 위와 같이 신청합니다.

년 월 일

신청인 (서명 또는 인)

OOO 등록기관장 귀하

첨부서류	1. 신청인이 16세 미만인 경우: 기증에 동의하는 사람이 법정대리인임을 확인할 수 있는 서류 2. 신청인이 「정신건강증진 및 정신질환자 복지서비스 지원에 관한 법률」 제3조제1호에 따른 정신질환자나 「장애인복지법 시행령」 별표 1 제6호에 따른 지적장애인인 경우: 정신건강의학과 전문의가 기증하는 본인이 동의 능력을 갖추었다고 인정하는 소견서 **※ 신청인 본인의 서명이 없는 경우에는 등록이 되지 않습니다.**	수수료 없음

210㎜×297㎜[일반용지 60g/㎡(재활용품)]

제 호

장기이식등록기관 지정서

1. 명칭: (전화번호:)
2. 소재지:
3. 대표자 성명:
4. 등록받을 장기등:

「장기등 이식에 관한 법률」 제13조제1항과 같은 법 시행규칙 제3조제3항에 따라 장기이식등록기관으로 지정합니다.

월 일

보건복지부장관 [ ]

210㎜×297㎜[보존용지(1종) 120g/㎡]

■ 장기등 이식에 관한 법률 시행규칙 [별지 제3호서식] <개정 2019. 7. 16.>

장기이식등록기관 지정사항 변경신청서

※ 색상이 어두운 란은 신청인이 작성하지 않으며, [ ]에는 해당되는 곳에 √표를 합니다.

접수번호	접수일	처리기간 15일

( )	기관 명칭			
	소재지			
	대표자 성명		전화번호	

변경신청 내 용	변경사항	변 경 전	변 경 후
	기관 명칭		
	소재지		
	대표자 성명		
	등록받을 장기등	[ ]신장 [ ]간장 [ ]췌장 [ ]췌도 [ ]심장 [ ]폐 [ ]소장 [ ]손·팔 [ ]발·다리 [ ]안구 [ ]골수 [ ]말초혈	[ ]신장 [ ]간장 [ ]췌장 [ ]췌도 [ ]심장 [ ]폐 [ ]소장 [ ]손·팔 [ ]발·다리 [ ]안구 [ ]골수 [ ]말초혈

「장기등 이식에 관한 법률」 제13조제1항 및 같은 법 시행규칙 제3조제4항에 따라 위와 같이 신청합니다.

월 일

(서명 또는 인)

귀하

첨부서류	1. 장기이식등록기관 지정서 2. 변경사항을 확인할 수 있는 서류 1부	수수료 없음

처리절차

신청서 작성	→	접 수	→	검 토	→	결 재	→	지정서 발급
신청인		처리기관 (보건복지부)		처리기관 (보건복지부)		처리기관 (보건복지부)		처리기관 (보건복지부)

210㎜×297㎜[일반용지 60g/㎡(재활용품)]

■ 장기등 이식에 관한 법률 시행규칙 [별지 제4호서식] <개정 2019. 9. 27.>

장기등 및 조직 기증자 등록신청서

※ 색상이 어두운 란은 신청인이 작성하지 않으며, [ ]에는 해당되는 곳에 √표를 합니다.

접수번호	접수일자	처리기간 즉시

및 조직 기증자		주민등록번호	
	주소 (전화번호:)		
신청 내용	기증자의 유형	[ ]	[ ]살아있는 사람 [ ]뇌사자 [ ]사망한 사람
	기증할 장기등	[ ] 전체	[ ]신장 [ ]간장 [ ]췌장 [ ]췌도 [ ]심장 [ ]폐 [ ]소장(동시에 이식하는 경우 [ ]위장 [ ]십지이지장 [ ]대장 [ ]비장) [ ]손 [ ]팔 [ ]발 [ ]다리 [ ]안구 [ ]골수 [ ]말초혈
	기증할 조직	[ ] 전체	[ ]뼈 [ ]연골 [ ]근막 [ ]피부 [ ]양막 [ ]인대 [ ]힘줄 [ ]심장판막 [ ]혈관 [ ]신경 [ ]심낭

「장기등 이식에 관한 법률」 제14조제1항 및 같은 법 시행규칙 제5조와 「인체조직안전 및 관리 등에 관한 법률」 제7조의2제1항 및 같은 법 시행규칙 제3조제1항에 따라 위와 같이 신청합니다.

월 일

(서명 또는 인)

주민등록번호

기증자와의 관계

OO 등록기관장 귀하

첨부 서류	장기등 기증 시	1. 「장기등 이식에 관한 법률」 제12조 및 같은 법 제22조에 따른 장기등의 기증 및 적출에 대한 동의를 확인할 수 있는 서류 2. 「장기등 이식에 관한 법률」 제14조제1항 단서에 따라 뇌사자 또는 사망한 사람의 가족 또는 유족이 등록을 신청하는 경우에는 가족 또는 유족임을 확인할 수 있는 서류 **※ 살아있는 사람이 기증자로 등록을 신청하는 경우에는 본인이 신청해야 합니다.**	수수료 없음
	조직 기증 시	1. 「인체조직안전 및 관리 등에 관한 법률」 제7조 및 같은 법 제8조에 따른 조직의 기증 및 채취에 관한 동의를 확인할 수 있는 서류 2. 「인체조직안전 및 관리 등에 관한 법률」 제7조의2제1항 단서에 따라 뇌사자 또는 사망한 사람의 가족 또는 유족이 등록을 신청하는 경우에는 가족 또는 유족임을 확인할 수 있는 서류 **※ 살아있는 사람이 기증자로 등록을 신청하는 경우에는 본인이 신청해야 합니다.**	

210㎜×297㎜[백상지 80g/㎡(재활용품)]

■ 장기등 이식에 관한 법률 시행규칙 [별지 제5호서식] <개정 2019. 7. 16.>

장기등이식대기자 등록신청서

※ [ ]에는 해당되는 곳에 √표시를 합니다.

대기자	성명		호	
	주소	(:)		

신청내용	이식이 필요한 장기등	[ ]신장(좌, 우)	[ ]간장(좌엽, 우엽)	[ ]췌장(전체, 부분)
		[ ]췌도	[ ]심장	[ ]폐(좌, 우)
		[ ]소장	[ ]손(좌, 우)	[ ]팔(좌, 우)
		[ ]발(좌, 우)	[ ]다리(좌, 우)	[ ]안구(좌, 우)
		[ ]골수	[ ]말초혈	

「장기등 이식에 관한 법률」 제14조제1항 및 같은 법 시행규칙 제6조에 따라 위와 같이 신청합니다.

월 일

(서명 또는 인)

주민등록번호

이식대기자와의 관계

OO 등록기관장 귀하

첨부서류	다음의 사항이 포함된 의사의 소견서 또는 진료의뢰서 1부 1. 질병명 및 상태 2. 장기등 이식이 불가피한 사유 3. 이식이 필요한 장기등의 명칭	수수료 「장기등 이식에 관한 법률 시행규칙」 제30조에 따라 장기이식등록기관의 장이 정하는 수수료

210㎜×297㎜[일반용지 60g/㎡(재활용품)]

■ 장기등 이식에 관한 법률 시행규칙 [별지 제6호서식] <개정 2019. 9. 27.>

장기등 및 조직 기증희망자 등록신청서

※ 색상이 어두운 란은 신청인이 작성하지 않으며, [ ]에는 해당되는 곳에 √표를 합니다.

접수번호	접수일자	처리기간 즉시

		주민등록번호	
	전화번호	전자우편주소	
	주소		
	정보수신 여부	[ ] [ ]휴대전화 문자메시지 [ ]우편물	

신청내용	기증 형태 (선택 가능)	[ ] 장기등(신장, 간장, 췌장, 췌도, 심장, 폐, 소장, 안구, 손, 팔 등) 기증 [ ] 조직(뼈, 연골, 근막, 피부, 양막, 인대, 힘줄, 심장판막, 혈관 등) 기증 [ ] 안구(각막) 기증	
	기증희망자 표시 여부	운전면허증에 기증희망자라는 사실을 표시하기를 원하십니까? [ ]예 [ ]아니오 ※ 운전면허증 신규발급, 갱신, 재발급 시 표시할 수 있습니다.	
	법정대리인의 동의 (신청인이 16세 미만인 경우)	성명	주민등록번호
		관계	서명

「장기등 이식에 관한 법률」 제15조제1항 및 같은 법 시행규칙 제7조와 「인체조직안전 및 관리 등에 관한 법률」 제7조의2제1항 및 같은 법 시행규칙 제3조제2항에 따라 위와 같이 신청합니다.

월 일

(서명 또는 인)

OO 등록기관장 귀하

첨부서류	1. 신청인이 16세 미만인 경우: 기증에 동의하는 사람이 법정대리인임을 확인할 수 있는 서류 2. 신청인이 「정신건강증진 및 정신질환자 복지서비스 지원에 관한 법률」 제3조제1호에 따른 정신질환자나 「장애인복지법 시행령」 별표 1 제6호에 따른 지적장애인인 경우: 정신건강의학과 전문의가 기증하는 본인이 동의 능력을 갖추었다고 인정하는 소견서 **※ 신청인 본인의 서명이 없는 경우에는 등록이 되지 않습니다.**	수수료 없음

210㎜×297㎜[일반용지 60g/㎡(재활용품)]

■ 장기등 이식에 관한 법률 시행규칙 [별지 제7호서식] <개정 2014.2.17>

뇌사판정의료기관 통보서

<table>
<tr><td rowspan="4">의료기관</td><td></td><td></td><td>전 화 번 호</td><td></td></tr>
<tr><td>주 소</td><td colspan="3"></td></tr>
<tr><td>설 립 연 도</td><td colspan="3">월 일</td></tr>
<tr><td>담당자 성명</td><td></td><td>전 화 번 호</td><td></td></tr>
</table>

바탕색이 어두운 란은 신청인이 작성하지 않습니다.

<table>
<tr><td rowspan="5">인력</td><td></td><td>성 명</td><td>주민등록번호</td><td>전문과목</td><td>면허번호</td></tr>
<tr><td>신경과 전문의</td><td></td><td></td><td></td><td></td></tr>
<tr><td>간호사</td><td></td><td></td><td></td><td></td></tr>
<tr><td>사회복지사</td><td></td><td></td><td></td><td></td></tr>
<tr><td>임상병리사</td><td></td><td></td><td></td><td></td></tr>
</table>

<table>
<tr><td rowspan="7">시설 • 장비</td><td colspan="2" rowspan="2">시설 • 장비명</td><td colspan="2">보유 여부</td></tr>
<tr><td>있다(○)</td><td>없다(×)</td></tr>
<tr><td rowspan="2">중환자실</td><td>인공호흡기</td><td></td><td></td></tr>
<tr><td>감시기</td><td></td><td></td></tr>
<tr><td colspan="2">뇌파측정기(EEG)</td><td></td><td></td></tr>
<tr><td colspan="2">뇌혈류측정기</td><td></td><td></td></tr>
<tr><td colspan="2">혈액가스검사기(ABGA)</td><td></td><td></td></tr>
</table>

「장기등 이식에 관한 법률」 제16조제1항 및 같은 법 시행규칙 제9조에 따라 위와 같이 알립니다.

월 일

(서명 또는 인)

귀하

<table>
<tr><td>첨부서류</td><td>1. 의료기관 개설허가증 또는 의료기관 개설신고증명서 사본 1부
2. 「장기등 이식에 관한 법률 시행규칙」 제10조에 따른 시설 • 장비 및 인력을 갖추었음을 확인할 수 있는 서류 각 1부
3. 뇌사판정위원회 위원 명단 1부</td><td>수수료
없음</td></tr>
</table>

210mm×297mm[일반용지 60g/㎡(재활용품)]

■ 장기등 이식에 관한 법률 시행규칙 [별지 제8호서식]

뇌사판정신청서

			주민등록번호	
	주 소			
뇌사 추정자	성 명		주민등록번호	
	주 소			
신청인과 뇌사 추정자의 관계				

「장기등 이식에 관한 법률」 제17조제2항 및 같은 법 시행규칙 제12조에 따라 위와 같이 신청합니다.

월 일

(서명 또는 인)

연락처

뇌사판정의료기관장 귀하

첨부서류	1. 뇌사추정자의 검사기록 사본 1부 2. 진료담당의사의 소견서 1부 3. 신청인과 뇌사추정자의 관계를 확인할 수 있는 서류 1부	수수료 없음

210㎜×297㎜[일반용지 60g/㎡(재활용품)]

뇌 사 조 사 서

( )

대 상 자			주민등록번호	
	주 소			

뇌사 판정기관	명 칭		전 화 번 호	
	소 재 지			

	성 명	주민등록번호	전문과목	전문의 자격 인정번호	서명 또는 날인
뇌사조사 전 문 의					
진료 담당의사					

선행 조건의 조사 항목	조사 결과	
	(O)	아니다(×)
① 원인질환이 확실한가? ※ 원인질환 명시:		
② 치료될 가능성이 없는 기질적인 뇌병변이 있는가?		
③ 깊은 혼수상태로서 자발호흡이 없고 인공호흡기로 호흡이 유지되고 있는가?		
④ 치료 가능한 약물중독(마취제, 수면제, 진정제, 근육이완제, 독극물 등으로 인한 중독)의 가능성이 있는가?		
⑤ 치료 가능한 대사성 장애 또는 내분비성 장애(간성혼수, 요독성혼수, 저혈당성뇌증 등)의 가능성이 있는가?		
⑥ 저체온상태(직장온도가 섭씨 32° 이하인 상태)인가? ※ 체온 명시: ________ ℃		
⑦ 쇼크상태인가?		

210㎜×297㎜[일반용지 60g/㎡(재활용품)]

■ 장기등 이식에 관한 법률 시행규칙 [별지 제10호서식]

뇌사판정대상자관리전문기관 지정신청서

바탕색이 어두운 란은 신청인이 작성하지 않습니다.

접수번호	접수일	처리 기간 25일

명칭			
		FAX	
소 재 지			
대표자 성명			

「장기등 이식에 관한 법률」 제19조제1항 및 같은 법 시행규칙 제16조제1항에 따라 위와 같이 신청합니다.

월 일

(서명 또는 인)

귀하

첨부서류	1. 장기이식등록기관 지정서 사본 1부 2. 뇌사판정의료기관 통보서 사본 1부 3. 장기이식의료기관 지정서 사본 1부 4. 「장기등 이식에 관한 법률 시행규칙」 제15조제1항에 따른 시설·장비 및 인력 등을 갖추었음을 확인할 수 있는 서류 각 1부	수수료 없음

처 리 절 차

신청서 작성	→	접 수	→	지정 여부 결정	→	지정서 작성	→	지정서 발급
신청인		처 리 기 관 (국립장기이식관리기관)		처 리 기 관 (국립장기이식관리기관)		처 리 기 관 (국립장기이식관리기관)		

210mm×297mm[일반용지 60g/㎡(재활용품)]

노희선(盧熙善)

교육학박사

현) 청암대학교 간호학과 교수

가정폭력상담사 · 성폭력상담사 · 이혼상담사

저 · 역서 - 인간행동과 사회환경(공저, 2011)

- 현대사회와 정신건강(공저, 2013)
- 간호의료인을 위한 심리학의 이해(공역, 2017)
- 알기쉬운 교육심리학(공저, 2019) 외 다수

쉽게 풀어쓴 생명윤리의 이해

2021년 08월 25일 인쇄
2021년 09월 1일 2쇄 발행

저 자 노희선
발 행 인 홍성용

발 행 처 도서출판 대광의학

등록번호 제2015-000013호
주 소 인천광역시 연수구 송도미래로 30 송도 스마트밸리 D동 2006호
Tel. 02) 6737-2000 Fax. 02) 6737-2001
홈페이지 www.dkbooks.net
E - mail dkmd@daum.net
정 가 20,000원

I S B N 979-11-88705-14-6 93190

• 본 교재의 수익금 일부는 월드비전에 기부되어 어린이 교육사업에 사용됩니다.
• 파본이나 낙장은 교환해 드립니다.

The LORD is my shepherd, I shall not be in want. - Psalm 23 : 1

"은혜와 진리를 나누는 기업 – 대광의학"